全国高等职业教育康复治疗技术专业"十三五"规划教材

U0265557

中国传统康复治疗技术

（供康复治疗技术专业使用）

主　　编　张光宇

副 主 编　汪海英　邢孝民　尹浣姝　王文龙

编　　者　（以姓氏笔画为序）

王文龙（江苏省南通卫生高等职业技术学校）

王智星（江苏医药职业学院）

韦世娥（毕节医学高等专科学校）

尹浣姝（天津生物工程职业技术学院）

邢孝民（山东第一医科大学第二附属医院）

何华香（广州卫生职业技术学院）

汪海英（青海卫生职业技术学院）

张光宇（重庆三峡医药高等专科学校）

陈　琳（山东医学高等专科学校）

袁　园（昆明卫生职业学院）

唐　娟（成都中医药大学附属医院针灸学校）

谢　寒（重庆三峡医药高等专科学校附属医院）

编写秘书　程　妍（重庆三峡医药高等专科学校）

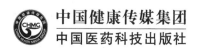

中国健康传媒集团

中国医药科技出版社

内 容 提 要

　　本教材为"全国高等职业教育康复治疗技术专业'十三五'规划教材"之一，系根据本套教材的编写指导思想和原则要求，结合专业培养目标和本课程的教学目标、内容与任务要求编写而成。本教材具有专业针对性强、紧密结合新时代行业要求和社会用人需求的特点；内容主要包括中国传统康复的基础理论、治疗技术、常见病的传统康复治疗等。本教材为书网融合教材，即纸质教材有机融合电子教材、教学配套资源（PPT、微课、视频、图片等）、题库系统、数字化教学服务（在线教学、在线作业、在线考试）。

　　本教材主要供康复治疗技术专业师生使用，也可作为职业培训教材。

图书在版编目（CIP）数据

　　中国传统康复治疗技术 / 张光宇主编. —北京：中国医药科技出版社，2019.12（2024.7重印）
　　全国高等职业教育康复治疗技术专业"十三五"规划教材
　　ISBN 978-7-5214-1435-6

　　Ⅰ. ①中…　Ⅱ. ①张…　Ⅲ. ①中医学–康复医学–高等职业教育–教材　Ⅳ. ①R247.9

　　中国版本图书馆 CIP 数据核字（2019）第 266966 号

美术编辑　陈君杞
版式设计　易维鑫

出版　**中国健康传媒集团** | 中国医药科技出版社
地址　北京市海淀区文慧园北路甲 22 号
邮编　100082
电话　发行：010-62227427　邮购：010-62236938
网址　www.cmstp.com
规格　889×1194mm　$\frac{1}{16}$
印张　20
字数　433 千字
版次　2019 年 12 月第 1 版
印次　2024 年 7 月第 3 次印刷
印刷　北京侨友印刷有限公司
经销　全国各地新华书店
书号　ISBN 978-7-5214-1435-6
定价　**59.00 元**

获取新书信息、投稿、为图书纠错，请扫码联系我们。

数字化教材编委会

主　　编　张光宇

副 主 编　汪海英　邢孝民　尹浣姝　王文龙

编　　者　（以姓氏笔画为序）

王文龙（江苏省南通卫生高等职业技术学校）

王智星（江苏医药职业学院）

韦世娥（毕节医学高等专科学校）

尹浣姝（天津生物工程职业技术学院）

邢孝民（山东第一医科大学第二附属医院）

何华香（广州卫生职业技术学院）

汪海英（青海卫生职业技术学院）

张光宇（重庆三峡医药高等专科学校）

陈　琳（山东医学高等专科学校）

袁　园（昆明卫生职业学院）

唐　娟（成都中医药大学附属医院针灸学校）

谢　寒（重庆三峡医药高等专科学校附属医院）

编写秘书　程　妍（重庆三峡医药高等专科学校）

全国高等职业教育康复治疗技术专业"十三五"规划教材

出版说明

为深入贯彻《现代职业教育体系建设规划（2014－2020 年）》以及《医药卫生中长期人才发展规划（2011－2020 年）》文件的精神，满足高职高专康复治疗技术专业培养目标和其主要职业能力的要求，不断提升人才培养水平和教育教学质量，在教育部、国家卫生健康委员会及国家药品监督管理局的领导和指导下，在全国卫生职业教育教学指导委员会康复治疗技术专业委员会有关专家的大力支持和组织下，在本套教材建设指导委员会主任委员江苏医药职业学院陈国忠教授等专家的指导和顶层设计下，中国医药科技出版社有限公司组织全国 80 余所高职高专院校及其附属医疗机构近 150 名专家、教师历时 1 年精心编撰了"全国高等职业教育康复治疗技术专业'十三五'规划教材"，该套教材即将付梓出版。

本套教材包括高等职业教育康复治疗技术专业理论课程主干教材共计 13 门，主要供全国高等职业教育康复治疗技术专业教学使用。

本套教材定位清晰、特色鲜明，主要体现在以下方面。

一、紧扣培养目标，满足职业标准和岗位要求

本套教材的编写，始终坚持"去学科、从目标"的指导思想，淡化学科意识，遵从高等职业教育康复治疗技术专业培养目标要求，对接职业标准和岗位要求，培养能胜任基层医疗与康复机构的康复治疗或相关岗位，具备康复治疗基本理论、基本知识，掌握康复评定和康复治疗的基本技术及其应用能力，以及人际沟通、团队合作和利用社会康复资源能力的高端技能型康复治疗技术专门人才，教材内容从理论知识的深度、广度和技术操作、技能训练等方面充分体现了上述要求，特色鲜明。

二、体现专业特色，整体优化，紧跟学科发展步伐

本套教材的编写特色体现在专业思想、专业知识、专业工作方法和技能上。同时，基础课、专业基础课教材的内容与专业课教材内容对接，专业课教材内容与岗位对接，教材内容着重强调符合基层岗位需求。教材内容真正体现康复治疗工作实际，紧跟学科和临床发展步伐，具有科学性和先进性。强调全套教材内容的整体优化，并注重不同教材内容的联系与衔接，避免了遗漏和不必要的交叉重复。

三、对接考纲，满足康复（士）资格考试要求

本套教材中，涉及康复医学治疗技术初级（士）资格考试相关课程教材的内容紧密对接《康复医学治疗技术初级（士）资格考试大纲》，并在教材中插入康复医学治疗技术初级（士）资格考试"考点提示"，有助于学生复习考试，提升考试通过率。

四、书网融合，使教与学更便捷更轻松

全套教材为书网融合教材，即纸质教材与数字教材、配套教学资源、题库系统、数字化教学服务有机融合。通过"一书一码"的强关联，为读者提供全免费增值服务。按教材封底的提示激活教材后，读者可通过 PC、手机阅读电子教材和配套课程资源（PPT、微课、视频等），并可在线进行同步练习，实时反馈答案和解析。同时，读者也可以直接扫描书中二维码，阅读与教材内容关联的课程资源，从而丰富学习体验，使学习更便捷。教师可通过 PC 在线创建课程，与学生互动，开展在线课程内容定制、布置和批改作业、在线组织考试、讨论与答疑等教学活动，学生通过 PC、手机均可实现在线作业、在线考试，提升学习效率，使教与学更轻松。此外，平台尚有数据分析、教学诊断等功能，可为教学研究与管理提供技术和数据支撑。

编写出版本套高质量教材，得到了全国知名专家的精心指导和各有关院校领导与编者的大力支持，在此一并表示衷心感谢。出版发行本套教材，希望受到广大师生欢迎，并在教学中积极使用本套教材和提出宝贵意见，以便修订完善，共同打造精品教材，为促进我国高等职业教育康复治疗技术专业教育教学改革和人才培养做出积极贡献。

中国医药科技出版社

2019 年 11 月

全国高等职业教育康复治疗技术专业"十三五"规划教材

建设指导委员会

前 言
Foreword

　　《中国传统康复治疗技术》依据全国高等学校康复治疗技术专业教学标准，紧扣康复治疗技术专业人才培养目标和康复治疗师职业岗位能力需要，由全国12所院校教学和临床一线的专业人员悉心编写而成。

　　《中国传统康复治疗技术》系康复治疗技术专业的专业基础课教材。通过本课程教材的学习，使学生具备操作和运用传统康复治疗技术的能力和素质，为后续学习常见疾病康复、社区康复等课程、从事职业工作奠定知识和技能基础。

　　教材内容分为上中下三篇，上篇包括概论、阴阳五行、藏象、精气血津液、经络与腧穴、病因、诊法与辨证等中医基础理论；中篇包括针灸、推拿、传统运动康复、中药外治等常用传统康复治疗技术；下篇包括神经系统、运动系统、内科等临床常见疾病的传统康复治疗。本教材主要供高职高专院校康复治疗技术专业师生使用，也可用于其他相关专业和行业从业人员的教学和培训。

　　本教材遵循"三基、五性、三特定"的基本规律，以岗位能力需求为导向，围绕中国传统康复技术的基本理论和实用技术，优化教材内容；增加了必要的中医基础理论内容，使知识体系结构更趋完善，以弥补本专业学生中医知识的不足，同时为相关技术的康复运用提供理论基础。本教材为书网融合教材，即纸质教材有机融合电子教材、教学配套资源（PPT、微课、视频、图片等）、题库系统、数字化教学服务（在线教学、在线作业、在线考试）。

　　教材编写分工如下：第一章、第十一章由汪海英编写，第二章、第四章由陈琳编写，第三章、第六章由王智星编写，第五章由何华香编写，第七章由王文龙编写，第八章由韦世娥、唐娟编写，第九章、第十章由张光宇编写，第十二章由邢孝民、袁园编写，第十三章由谢寒编写，第十四章由尹浣姝编写。另外，重庆三峡医药高等专科学校谭家华、陈春梅，重庆万州技师学院毛洪英为部分稿件和插图的修改、制作做了大量工作。

　　教材编写是个艰辛的过程，感谢各位编委的付出和各参编院校的大力支持。同时，本教材借鉴了部分相关教材和著作的成果。在此，一并表示衷心的感谢！

　　传统中医治疗和现代康复的融合是一个研究中的课题，而我们自身水平十分有限，难免会有错漏不足之处，恳请使用教材的广大师生和同道多提宝贵意见，以便进一步修订、完善。

编　者

2019 年 11 月

目 录
Contents

上篇 基础篇

中篇 技术篇

下篇 临 床 篇

上篇

基础篇

第一章

概　　论

学习目标

1. **掌握**　中国传统康复医学的基本观点。
2. **熟悉**　中国传统康复技术的特色和优势。
3. **了解**　中国传统康复技术的发展历史。
4. 具有整体康复和辨证康复的临床康复思维。
5. 树立综合运用现代和传统康复技术指导帮助患者进行功能康复的观念。

扫码"学一学"

案例讨论

【案例】

　　患者，女，42岁。今晨起床后，颈项僵硬、剧烈疼痛、不能转动。医生诊断为"落枕"，在患者手上取后溪穴给予针刺，不间断行针，同时嘱患者缓缓活动颈部，约5分钟后患者颈部疼痛得以缓解。

【讨论】

　　1. 此案例中的治疗体现了中国传统康复治疗的哪些观点？

　　2. 除了针刺治疗本病之外，还能用到哪些传统康复治疗技术？

第一节　概　　述

　　中国传统康复治疗技术（Chinese traditional rehabilitation technique）是以中医理论为指导、以功能康复为目的的传统中医药技术的总称，包括推拿、针灸、功法、中药外治法等，被广泛运用于现代康复实践的各个领域。

　　康复（rehabilitation）一词的原意为"复原"，有"恢复正常的、良好的功能状态""重新获得能力"等含义。在医学领域中，康复是指综合协调地运用各种措施，尽可能地恢复病伤残者的功能，消除或减轻各种功能障碍的影响，使病伤残者最大限度的实现生活自理、回归社会。康复医学是现代医学"四位一体"模式的重要组成部分，康复医学区别于临床医学的是主要着眼于解决功能障碍问题，而非病理和疾病问题。

"中国传统康复医学"的概念是在二十世纪八十年代现代康复医学在我国普及与发展之后，在"现代康复医学"理论体系的影响下而提出的。尽管中国传统医学中并没有形成独立的康复医学及技术体系，但传统中医药技术的康复实践历史悠久，我国康复的思想、方法可追溯至先秦时期。"康复"一词，最早见于明朝龚廷贤《万病回春·后序》所载"……旬日康复如初"。不过，我国古代的"康复"与现代医学的"康复"的概念与内涵有一定差异。

康复是传统中医药技术的重要应用领域之一，以针灸、推拿、功法、中药外治法为代表的中国传统康复治疗技术及其运用，是传统医学的重要组成部分，理论、技术和方法独特，内容丰富、疗效显著，对各类病伤残者的康复有着良好的效果。传统康复治疗技术的认可度和接受度高、受众面广。在临床康复治疗中，现代康复与传统康复相结合的应用，形成了独具中国特色的康复实践模式。

第二节　发展简史

中国传统康复治疗技术是随着中国传统医学的发展而发展的，其发展过程大体可分为以下几个时期。

一、春秋战国时期

传统康复技术是人类在生产劳动和与疾病抗争过程中，为了自身的生存和繁衍逐渐产生的。早期人类在采集植物与狩猎以获取食物的生产与生活实践过程中逐渐认识了传统药物。远古时期，随着火的发明，逐渐衍生了热熨法和灸法等传统康复方法。新石器时代，人类开始制作各种生产工具，大约与此同时也开始出现砭石、石针、骨针等可以用于治疗与康复的针刺工具。伴随着各种祭祀、庆祝活动的出现，逐渐产生与发展了如音乐，舞蹈、导引、按跷等古代运动康复方法。

我国早期的文字记载了早期人们的医疗康复活动。如甲骨文记载有疾首疾目、疾腹等按部位命名的疾病 20 余种。《山海经》中已有瘕、痹等 38 种病名，同时开始有除虫、洗澡、洗脸等卫生保健活动知识。

春秋战国时期，中国古代哲学思想的繁荣促进了中国传统医学理论的丰富与发展，推动了医学实践的发展进步。如《左传》中有折肱、伤疾、佝偻等疾病名称，同时用"阴阳、风雨、晦明"解释病因，说明当时已开始用中国古代朴素的哲学思想解释医学现象。《周礼·天官》记载有周朝的医事制度和食养、药物、酒剂、针刺、火灸等康复治疗手段，疾病与治疗的概念与手段进一步丰富。《庄子·刻意》载："吹呴呼吸，吐故纳新，熊经鸟申，为寿而已矣。此道引之士，养形之人，彭祖寿考者之所好也。"说明当时人们就开始运用吐纳、引导等气功或运动疗法进行养生和康复。据史载，扁鹊是中国传统医学诊断基础方法的创立者，同时也是擅长使用针刺和艾灸用于患者治疗与康复的名医。《管子·入国》："入国四旬，五行九惠之教。一曰，老老；二曰，慈幼；三曰，恤孤；四曰，养疾……所谓养疾者，凡国、都皆有掌养疾，聋、盲、喑、哑、跛躄、偏枯、握递、不耐自生者，上收而养之疾官，而衣食之。殊身而后止。"说明当时诸侯各国中已有将对病伤残者之康复纳入国家管理的思想和做法。

据帛书《五十二病方》记载"内外妇儿，药砭灸等。无五行之印痕，少阴阳之踪迹。"《五十二病方》最早记载了拔罐的应用。《黄帝内经》以阴阳学说和五行学说作为传统医学的两大哲学基础，在此基础上建构与发展了传统医学的理论体系，从而奠定了中国传统医学的理论基础。《黄帝内经》不仅提出了中国传统康复的理论依据与治疗原则，而且记载了许多慢性疾病的具体康复方法。在论述瘫痪、麻木、肌肉挛缩等病症的治疗时提出运用针灸、导引、按摩、热熨等物理方法进行功能康复。《素问·五常政大论》载："无代化，无违时，必养必和，待其来复"，反映了传统康复重视扶护人体正气，调养机体自我康复能力的思想。《神农本草经》是现存最早的完整的中药学著作，总结了当时的用药经验，共载药物 365 种，对药性、功能等已有概述。由此可见，早在 2000 多年前，我国古代就已经出现有关康复医学的思想、功能康复的概念和康复治疗方法。

二、汉晋南北朝时期

东汉时期，我国医学大家张仲景所著的《伤寒杂病论》奠定了中医学辨证论治体系。《黄帝岐伯按摩十卷》《神农黄帝食禁》《食经》等传统康复治疗著作也出现于这一时期。马王堆出土的帛书《医经方》中有关于关节运动功能障碍中的关节强直采用针灸治疗的方法，帛书《引导图》中绘有多种医疗体操，并注明了各种体操的名称及其主要治疗的疾病。三国时期的名医华佗，不仅开创了中药麻醉法，而且创立了五禽戏，被认为是中国传统运动康复疗法的奠基人。以上这一切都说明了在当时的中国，传统康复技术已相当丰富，并且得到了比较广泛的应用。

在魏晋时期，传统医学家在倡导药物康复治疗的同时，发展了许多非药物的康复技术，如针灸、饮食、气功、熨疗、导引、按跷、按摩等，相关康复治疗著作相继出现。晋代皇甫谧著《针灸甲乙经》是现存最早的针灸疗法专著，归纳总结了晋之前有关针灸、按跷、导引的经验，并进一步扩大了它的使用范围。葛洪的《肘后备急方》是我国第一部临床急救手册，其中也记载了饮食康复与药物康复的许多内容。南北朝时期的陶弘景著《养性延命录》载："心脏病者体有冷热，吹呼二气出之……已上……以鼻引气，口中呼气……无有不差"，又说"又法，摩手令热，雷摩身体，从上至下，名曰干浴。令人胜风寒时气，热头痛，百病皆除"对气功和按摩康复方法都有所发展。

三、隋唐时期

隋代巢元方所著的《诸病源候论》是我国现存最早的病因证候学专著，全书中记载 200 余种导引运动疗法，治疗偏枯、麻木、风湿痹痛、眩晕、消渴等疾患。在唐代，中央政府设立"太医署"，开始设立分科，开展医学教育，设立医博士、针博士、按摩师等专门岗位。综合运用药物和针灸、按摩、导引等康复治疗方法应用于临床。此时期出现了由政府出面专门为残疾人设立的"养疾坊"，类似于现代社会福利与康复相结合的机构。唐代孙思邈所著《备急千金要方》《千金翼方》是我国第一部医学百科全书，内容包括中国传统医学的理论、医方、诊法、治疗、食养及导引等多方著述。王焘的《外台秘要》详细描述了多种老年病的康复治疗方法，包括精神疗法、磁疗、光疗、冷疗、热疗和熨法、美容法，药熏法、贴敷法、导引法、泥疗法、水疗法等，对唐朝及以前的康复治疗方法进行了总结，是我国古代一部有丰富内容和方法的传统康复技术著作。

四、宋元时期

在这一时期，传统康复医学及其治疗技术发展很快，官方设立安济坊、养济院等收治老弱病残者的康复疗养机构。宋代《太平圣惠方》《圣济总录》收录了大量的方剂，而且对推拿疗法进行了总结。北宋王惟一主持设计制造针灸铜人，著《铜人腧穴针灸图经》，详述手足三阴三阳经脉及任督二脉的循行路线和腧穴，对于传统医学和康复治疗技术教学的临床实践指导有着重要的意义。王执中所著的《针灸资生经》首创以证配穴，来指导临床针灸治疗。陈直撰写的《寿亲养老新书》收录了四时摄养方药和食疗方160余首，论述了老年人的生理、病理特点，整理提出了许多独特的康复方法，是有关老年人养生和疾病康复的专著。宋朝时期整理出版的《正统道藏》及其辑要本《云笈七签》，赵子化的《四时养颐录》，张锐的《鸡峰普济方》，无名氏的《四段锦》《八段锦》《百段锦》，托名达摩的《易筋经》《洗髓经》等，都是养生、气功、导引专著，这些著作大大丰富了传统康复技术和方法，对传统康复技术的推广应用与发展起到了重要的作用。

金元时期的忽思慧撰《饮膳正要》是我国古代最完备的饮食康复专著。危亦林所著的《世医得效方》，设有骨折脱位的整复及固定专论，对骨伤科康复有着重要的贡献。另外，金元四大家对传统康复方法的发展也各有贡献。刘完素撰《素问玄机原病式》注重药物康复。张子和撰《儒门事亲》，将许多具体的康复方法融入临床实践中，尤其对调摄情志的康复方法更有独创之处。李杲著《脾胃论》，指明了脾胃功能对疾病康复的重要作用，"人以胃土为本"的理论成了后世医家慢性病康复医疗的原则。朱丹溪著《格致余论》，认为人体"阳常有余，阴常不足"，主张在临床中以滋阴潜阳为主，强调药食并重，对康复治疗方法在实践中的应用有着重要的指导意义。

五、明清时期

此时期随着传统医学理论和实践进一步发展和深化，医学诸科开始分化。康复治疗范围已扩展至临床内、外、妇、儿各科。传统康复理论与治疗方法逐渐成熟，出现了众多集大成类的医学与康复著作。如徐春甫著《古今医统大全》，辑录230余部医籍，其中包括了传统康复治疗理论和方法。高武著《针灸聚英》，汇集了16世纪初以前，十余种针灸文献的理论与治疗经验。杨继洲著《针灸大成》，综合介绍了明代之前针灸与部分药物治疗经验。张景岳著《景岳全书》，是论述传统医学理论与临床各科诊治的全书，其中也记载了大量的康复技术与方法。明代李时珍编写的《本草纲目》是世界公认的医药学的伟大著作。在此时期，社会康复事业已普遍得到发展。《明会要》记载了天下郡县设立养济院，以收养鳏寡孤独废疾者。明成祖朱棣还在北京兴建安乐堂，是官办的比较完善的康复疗养机构。

清代，龚云林著《小儿推拿秘旨》，总结了前人有关小儿按摩疗法的成就，并加入了作者自己的实践经验。冷谦的《修龄要旨》是一部内容丰富的气功与养生保健专书。薛己的《正体类要》记载正骨手法19种及外科方剂等，技术与方法简明实用。夏鼎的《幼科铁镜》中重视对儿科推拿疗法的应用。沈子复的《养病庸言》则是清代出版的有关传统康复技术的专著，内容丰富。总之，清代是我国古代传统医学与传统康复技术发展的鼎盛时期，传统康复治疗无论是理论还是技术的应用，都已形成了一个比较完整的体系。

六、新中国成立之后

新中国成立以后，党的卫生工作方针明确提出要"团结中西医"。改革开放以后，新时期卫生工作方针提出了"中西医并重"。1982 年全国人大通过的新的《中华人民共和国宪法》中写入了"发展现代医药和我国传统医药"，在法律上确定了中国传统医学的合法地位。中国传统医学的宝贵遗产得到了不断挖掘和整理，传统医学在康复治疗方面的独特理论、技术和方法以及临床经验也越来越受到重视。目前，我国的太极拳、针灸、推拿、气功等在康复领域上的显著作用和特色为世界康复医学所瞩目。现代康复医学在中国的普及及发展并与传统康复医学的交融融合，促进了中国传统康复医学与康复技术的发展进步，我国的传统康复医学与康复技术进入了一个良好的发展时期，在临床、教育、学术研究等领域都得到了快速的发展。进入 21 世纪以来，我国康复医学教育得到了快速发展，已形成了专科、本科和研究生不同层次的高等康复医学和康复治疗专业教育体系，中国传统康复治疗的理论和方法已成为康复医学和康复治疗技术专业必修的课程内容。我国高职高专康复治疗技术专业教育已得到了快速的发展。2009 年，成立了教育部高职高专相关医学类专业教学指导委员会康复治疗技术专业分委会，着手开展全国专业教学基本标准和教学规范的研制工作。2011 年中国康复医学会康复医学教育委员会成立了康复职业教育学组。2012 年 12 月底教育部发布了我国第一部《高等职业教育康复治疗技术专业教学基本标准》，首次将《中国传统康复技术》列为康复治疗技术专业的核心课程。《基本标准》明确指出，高职高专康复治疗技术专业主要是培养面向基层的掌握康复医学基本理论知识和康复评定与康复治疗基本技术的高素质康复治疗技术应用型人才。中国传统康复技术是本专业学生应当具备的必要的知识和技能，是康复治疗技术专业的核心课程之一。中国传统康复技术作为一门古老的学科和年轻的专业，其专业学科体系、理论与实践研究以及临床应用不断得到深化，在教学、临床与研究的交叉渗透中不断得到丰富和发展，在康复医学教育与治疗师的培养中正在发挥越来越重要的作用。

第三节 基本观点

中国传统康复技术是传统中医药在康复领域的应用，中医思想对其有着重要指导意义，同时又受到现代康复的影响，从而形成独特的基本观点。

一、整体康复观

整体观念是中医学理论体系的核心思想之一，认为人体自身是一个整体、形与神是一个整体、人与外界环境是一个整体。整体康复观是中医整体观念在康复中的体现，强调功能既是以形态结构为基础，又是"神"的活动结果。在整体观念的指导下，人自身被看成一个整体，形体与神情是统一的，形态与功能是统一的，五脏、六腑、四肢、百骸也都是统一的，"形神并重、形器并重、五脏相关"就成为传统康复的基本原则。

在进行传统康复治疗时，就患者的某一功能障碍来说，不仅要考虑某一肢体或组织器官的问题与基础影响，而且要充分考虑与之相应的脏腑乃至机体全身的状态。神是形的产物，而形为神的物质基础，形的功能又受制于神的内在协调。脏腑气血，阴阳的变化，不仅能维持人体内环境平衡，同时又能调节组织，并使之适应自然界和社会的变化。因此，在进行机体功能康复同时，还要针对患者的情况，进行认知功能、语言功能以及相应的精神心理康复，以达到整体康复的目的。

人是大自然的组成部分，人是社会的成员，顺应自然、适应社会是传统康复医学的基本观点。在进行康复治疗时，也应当充分考虑到每一康复对象不仅存在着身体上的障碍和精神上的障碍，还往往存在着许多家庭婚姻、职业、经济、教育等各种社会方面的问题。在进行康复治疗时，应当从"整体康复"观念出发，积极采用综合的技术和方法，充分应用各种资源和手段，包括医学与非医学的手段，帮助患者达到形神功能、社会功能的"全面康复"。

二、辨证康复观

辨证康复是中国传统康复医学理论体系的另一个重要核心思想，是对疾病及功能障碍的一种独特的研究和处理方法。证是机体在疾病发展过程中某一阶段的病理概括，它包括了病位、病因、病性以及邪正关系，反映出疾病发展过程中某一阶段的病理变化的本质。辨证是将四诊望闻问切所收集的资料包括症状、体征，通过分析综合判断为某种证；辨证康复就是根据辨证结果，确定相应的治疗和康复方法。

中医辨证康复观建立在中医学辨证施治基础之上，是中医辨证理论在康复临床上的运用。辨证康复是辨证论治在康复中的具体体现，根据辨证的结果，确定相应的康复治疗原则，并选择适当的康复方法，促使患者康复。中医康复主要着眼于证的异同，而不是病的异同，实质是注重内在病理机制的异同。因此只有辨证准确，并选用适宜的康复方法，才不会出现偏差。即"病同证异，康复亦异""病异证同，康复亦同"。同时，由于病者受自然、社会因素影响及体质不同，就会出现证候表现上的个体差异，辨证康复则要求临证时应充分考虑这种差异，因时因地因人制宜，采用不同的康复手段，使康复治疗更具针对性。

在临床实际应用中，要处理好"辨证"与"康复评定"的关系。康复的对象是功能障碍，而通过四诊辨证得出的证候很难反映功能障碍的性质和程度，故在中医辨证"定性"的基础上，尚需借助现代康复医学功能评估和分析的方法对功能障碍进行"定量"评价，提高传统康复治疗技术的临床效果。

三、功能康复观

康复以功能障碍为作用对象，功能康复是其主要治疗目的，"功能康复观"强调对各项功能的全面恢复，注重功能训练、运动形体，不仅使患者具体的脏腑组织恢复生理功能，更要重视促使患者恢复日常生活、社会生活和职业工作能力。

中医认为，神是生命活动的主宰，形神合一构成了人的生命。因此，"形神合一"是中医功能康复的基本原则，功能康复即是训练"神"对"形"的支配作用。从康复医学的角度来看，所谓恢复功能，除脏腑组织的生理功能之外，更重要的是指患者在日常生活和职业工作中，为了达到一定目标而采取调控的行为或行动，也就是患者的日常生活能力和职业工作能力；功能活动并不是单指某一脏腑器官的具体生理功能，更是综合生理、心理、智能的因素，适应个人生活、家庭和社会生活以及职业劳动的能力。功能康复即是训练"神"对"形"的支配作用，如导引、运动训练、气功等方法，即是"形与神俱"的康复方法。而运动功能的丧失，就是神对肢体的主宰作用的丧失，强调主动运动训练的重要性，与现代康复学的运动再学习的指导思想完全相同。

在功能康复过程中，应注意年龄、职业以及患者身体的具体情况，采取综合调理的康复医疗措施进行功能训练，保存和恢复其身体运动、感知、言语交流、生活和职业等方面的功能。例如，对中青年患者应重视多训练其参加社会生活和工作、学习的能力；对幼年患者则应重视对其发育、学习和将来就业有利的训练。对体力劳动者要注意体力，特别是肌力、肌肉耐力及关节活动功能的训练；而对脑力劳动者则当重视智能方面的训练。通过适当有效的功能训练，促使患者取得不同程度的功能改善，以便生活自理、重返社会。

本章小结

尽管传统意义上的"康复"和现代康复有所区别，但中国传统康复治疗技术具有悠久的历史，积累了大量的经验和成果，在康复实践得以借鉴和运用。

传统康复的基本特点体现了中医学理论在康复实践中的指导意义，要正确理解其内涵，处理好与现代康复思想的关系，将两者有机地结合起来，以提高康复治疗效果。

中国传统康复技术是融合中医内涵和现代康复理念的新兴学科，随着我国经济、文化、卫生事业的不断发展，成为我国康复医疗的一个特色，与其他临床医学各学科、保健医学以及预防医学更密切的结合，更有利于残疾防治工作的普及与提高。

习　题

扫码"练一练"

一、选择题

1. 奠定了中国传统医学理论基础的著作是

 A. 黄帝内经 B. 伤寒杂病论 C. 诸病源候论 D. 脾胃经

 E. 五十二病方

2. 中国传统康复技术的手段不包括

 A. 针灸 B. 气功 C. 作业治疗 D. 推拿

 E. 拔罐

3. "康复"的主要目的是解决

 A. 疾病预防 B. 治愈疾病 C. 治疗残疾 D. 功能障碍

 E. 卫生保健

4. 属于中国传统康复技术的基本特点是

 A. 整体康复   B. 阴阳学说和五行学说

 C. 脏象学说   D. 元气学说

 E. 经络学说

5. 确立中国传统康复技术理论基础的时期

 A. 先秦 B. 唐 C. 宋 D. 明

 E. 清

6. 中国传统康复技术起源最早追溯于

 A. 解剖学 B. 病因学 C. 病机学 D. 中国传统哲学

E. 病理学

7. 我国传统康复方法学发展的鼎盛时期是

    A. 隋唐时期   B. 清代   C. 金元时期   D. 宋代

    E. 汉代

8. 最早记载拔罐的古代医书是

    A.《肘后备急方》   B.《备急千金要方》

    C.《黄帝内经》   D.《五十二病方》

    E.《难经》

9. 属于指导传统康复治疗技术的核心思想的是

    A. 运动康复   B. 辨证康复   C. 综合康复   D. 全面康复

    E. 早期康复

10. 被认为是中国传统运动康复疗法的奠基人是

    A. 张仲景   B. 华佗   C. 孙思邈   D. 扁鹊

    E. 李时珍

11. "病同证异，康复亦异"

    A. 张仲景   B. 华佗   C. 孙思邈   D. 扁鹊

    E. 李时珍

12. 清代出版的有关传统康复技术的专著是

    A.《小儿推拿秘旨》   B.《修龄要旨》

    C.《正体类要》   D.《养病庸言》

    E.《幼科铁镜》

13.《养病庸言》的作者是

    A. 夏鼎   B. 薛己   C. 沈子复   D. 龚云林

    E. 冷谦

二、思考题

1. 中国传统康复治疗技术有何基本观念？

2. 如何在现代康复中融入中国传统康复治疗技术？

（汪海英）

第二章

阴阳五行

学习目标

1. **掌握** 阴阳的概念、阴阳的关系；五行的概念、特性和五行之间的关系。
2. **熟悉** 事物阴阳属性的划分；事物的五行分类。
3. **了解** 阴阳学说和五行学说在中医学中的应用。
4. 能运用阴阳五行的基本理论分析自然界和人体的一些现象。
5. 具有中医学思维方式，能够将阴阳五行学说的理论应用于后续课程的学习。

 案例讨论

【案例】

患者，女，38 岁。患肺结核 2 年。初期咳嗽、咯血、潮热、盗汗、音哑、形体羸瘦；近期出现喘息气短、形寒、恶风自汗，食少便溏，面浮肢肿，舌淡红有裂纹少津，脉沉微细。

【讨论】

1. 本病应诊断为何证？
2. 试用阴阳学说解释患者近期出现的证候变化。

扫码"看一看"

阴阳学说和五行学说统称为阴阳五行学说，属于中国古代哲学的范畴，是古人认识自然和解释自然变化的世界观和方法论，具有朴素的唯物论和辩证法思想。古代医学家在长期医疗实践的基础上，将阴阳五行学说应用于医学领域，用以阐明人体的生理功能和病理变化，并用来分析、归纳疾病的本质及类型，作为指导预防、治疗、康复、养生保健的依据，是中医学理论的重要组成部分。

第一节　阴阳学说

阴阳学说，属于中国古代的哲学理论范畴，是研究阴阳的内涵及其运动变化的规律，并且可用来解释宇宙间万事万物的发生、发展及变化的一种古代的哲学理论，是中华民族在长期的实践中形成的一种独特思想，也是古人认识宇宙本原和阐释宇宙变化的一种世界

扫码"学一学"

11

观和方法论。

阴阳学说认为，世界是物质的，物质世界本身是阴阳二气对立统一的结果。阴阳二气的相互作用及其运动变化产生了宇宙间的万事万物，并推动着事物的发展和变化。

阴阳学说作为一种方法论，融入中医学理论体系，形成了中医学的阴阳学说，成为中医学的独特思维方法，广泛应用于阐释人体的生命运动，分析疾病的发生、发展和变化的机理，并指导着疾病的诊断和防治，贯穿于中医学的理、法、方、药各个方面，对中医学理论体系的发展起到极为重要的影响。

知识链接

关于阴阳学说的文献选录

1. "积阳为天，积阴为地，阴静阳躁，阳生阴长，阳杀阴藏，阳化气，阴成形。"（《素问·阴阳应象大论》）

2. "夫阴与阳，皆有俞会。阳注于阴，阴满之外，阴阳匀平，以充其形，九候若一，命曰平人。"（《素问·调经论》）

一、阴阳的概念及归类

（一）阴阳的基本概念

阴阳，是对自然界中相互关联的事物或现象对立双方属性的概括。阴与阳，既可以表示自然界中相关联又相对立的两种事物或现象，也可以表示同一事物内部相互对立的两个方面。如《类经·阴阳类》曰："阴阳者，一分为二也。"

阴阳的概念起源于远古时期。人类对自身及自然现象的观察，特别是对人类生活、生产影响最大的太阳出没、月亮变化等明暗交替的天象观察，形成了阴阳的最初含义，即物体对日光的向背，向日者为阳，背日者为阴。后来古人在长期的生活实践中，遇到了种种两极现象，于是不断地引申其义，将天地、上下、日月、昼夜、水火、升降、动静、内外、雌雄等相反的事物和现象，都以阴阳来加以概括。此时阴阳便成为一个抽象概念，即用阴阳来概括自然界中具有对立属性的事物和现象的两个方面。

任何事物均可以阴阳的属性来划分，如《素问·阴阳应象大论》说："阴阳者，万物之纲纪，变化之父母，生杀之本始，神明之府也。"但阴阳属性的划分必须是针对相互关联的一对事物或现象，或是一个事物的两个方面，这种划分才有意义，如果被分析的两个事物或现象互不关联，或不是统一体的两个对立方面，就不能用阴阳来区分其相对属性及其相互关系。

（二）阴阳的特性

阴阳作为解释自然界一切事物和现象的理论，均具有不同的属性，其属性特点主要包括普遍性、关联性、规定性和相对性。

1. 阴阳的普遍性 阴阳的对立统一是天地万物运动变化的规律。阴阳可概括天地，包罗万物。凡属相互关联的事物或现象，或同一事物的内部，都可以用阴阳来概括，分析其各自的属性。因此，阴阳被用来解释自然界一切事物或现象的发生、发展、运动、变化，具有普遍的特性。

2. 阴阳的关联性　阴阳的关联性是指阴阳所分析的事物或现象，应是在同一范畴，同一层次，即相关的基础之上的。只有相互关联的一对事物，或一个事物的两个方面，才能构成一对矛盾，才能用阴阳来说明。如天与地、上与下、寒与热、昼与夜等。若不是在一个统一体中，或无关联的事物或现象，如寒与下、天与夜等，则不能用阴阳概括说明。

3. 阴阳的规定性　阴阳学说对阴阳各自属性有着明确的规定。如划分阴阳的水火标准是绝对不可改变的。水与火，水属阴，火属阳，其阴阳属性是固定不变的，水不论多热，对火来说，仍属阴；火不论多弱，对水来说，仍属阳。其他如天与地、日与月、上与下、升与降、动与静、寒与热、明与暗、兴奋与抑制等，其阴阳属性均具有不可变性和不可反称性，故说事物的阴阳属性具有规定性。

4. 阴阳的相对性　相对性指事物的阴阳属性并不是一成不变的，主要表现为以下三个方面。

（1）事物或现象的阴阳属性可因其比较对象的改变而发生改变。如一年的春夏秋冬四季，属于同一层次，春天与冬天相比，因其气温高而属阳；但若与夏天相比，其气温低而属阴。

（2）事物或现象的阴阳属性在一定条件下可各向其相反的方面转化。如寒证和热证的转化：属阴的寒证在一定条件下可以转化为属阳的热证，属阳的热证在一定条件下也可以转化成属阴的寒证，病变的寒热性质变了，其阴阳属性也随之改变。

（3）阴阳之中可再分阴阳，即所谓阴阳之中复有阴阳。正如《素问·阴阳离合论》指出："阴阳者，数之可十，推之可百，数之可千，推之可万，万之大，不可胜数，然其要一也。"如以昼夜分阴阳，则昼为阳，夜为阴。昼又可分上午和下午，上午阳渐趋旺而为阳中之阳，下午阳渐趋衰而为阳中之阴；夜又分前半夜和后半夜，前半夜阴渐趋盛而为阴中之阴，后半夜阴渐趋衰而阳渐趋复而为阴中之阳。

（三）事物阴阳属性的归类

凡是具有相互关联且又相互对立的事物或现象，或同一事物内部相互对立的两个方面，都可以用阴阳来归类。

事物的阴阳属性，依据阴阳各自的属性特征进行类比区分。一般地说，凡是运动的、外向的、上升的、温热的、明亮的、刚强的、弥散的、兴奋的、亢进的一方属于阳；相对静止的、内守的、下降的、寒凉的、晦暗的、柔和的、凝聚的、抑制的、衰退的一方属于阴（表2-1）。

表2-1　事物阴阳属性归类表

属性	空间	时间	季节	温度	湿度	亮度	重量	运动状态
阳	上、外	昼	春夏	温热	干燥	鲜明	轻	升、动、亢进、出
阴	下、内	夜	秋冬	寒凉	湿润	晦暗	重	降、静、衰退、入

如以天地和水火而言，则天为阳，地为阴；水为阴，火为阳。以人体的精血津液与气而言，精血津液主静，故属于阴，气主动，故属于阳。

二、阴阳的关系

阴阳的对立统一和相互作用是宇宙万物生成、发展和变化的根本规律，阴阳之间存在阴阳交感、阴阳对立制约、阴阳互根互用、阴阳消长、阴阳转化这五种关系。

（一）阴阳交感

阴阳交感，指阴阳二气在运动中相互感应而交合的相互作用。是宇宙万物赖以生成和变化的根源。所谓"天地感而万物化生"（《周易·咸彖》），"阴阳相错，而变由生"（《素问·天元纪大论》）。

阴阳交感是天地万物化生的基础。《素问·阴阳应象大论》说："清阳为天，浊阴为地"，阳气升腾而为天，阴气凝聚而为地。天气下降，地气上升，天地阴阳二气相互作用，交感合和，形成云、雾、雷电、雨露，万物得以化生。人类作为宇宙万物之一，同样由天地阴阳之气交感合和而生成，"天地合气，命之曰人"（《素问·宝命全形论》）。生命便是在天地阴阳交互作用下产生。如果没有阴阳二气的交感运动，就没有自然界万物，也就没有生命。

（二）阴阳对立制约

阴阳的对立，是指自然界中的一切事物或现象，都存在着相互对立的阴阳两个方面。阴阳的制约，是指相互对立的阴阳双方，大多存在着相互制约的特性。

对立即相反，如上与下、天与地、动与静、水与火、寒与热、出与入、升与降、昼与夜、明与暗等。阴阳相反导致阴阳相互制约，例如水可以灭火，火可以使水蒸发；温热可以驱散寒冷，寒冷可以降低高温等。温热与火属阳，寒冷与水属阴，这就是阴阳之间的相互制约。就人体的生理功能而言，功能之亢奋为阳，抑制属阴，两者相互制约，从而维持人体功能的动态平衡，这就是人体的正常生命状态。可见，阴阳对立的两个方面并非平静且各不相关地共处于一个统一体中，而是时时刻刻在相互制约着对方，正是由于阴与阳之间的这种相互对立制约才维持了阴阳之间的动态平衡，从而促进了事物的发生发展和变化。

（三）阴阳互根互用

阴阳互根是指阴阳之间相互依存，互为根本的关系。即阴和阳任何一方都不能脱离另一方而单独存在，每一方都以对方的存在作为自己存在的前提和条件。如上为阳，下为阴，没有上也就无所谓下，没有下也就无所谓上。热为阳，寒为阴，没有热也就无所谓寒，没有寒也就无所谓热等，所以说阳依存于阴，阴依存于阳。

阴阳互用是指阴阳双方不断地资生、促进和助长对方。《素问·阴阳应象大论》说："阴在内，阳之守也；阳在外，阴之使也。"指在内的阴，是产生功能活动的物质基础（阳之守）；在外的阳，是内在物质运动的表现（阴之使）。如果双方失去了互为存在的条件，有阳无阴谓之"独阳"，有阴无阳谓之"孤阴"。孤阴不生，独阳不长，一切生物也就不能存在了。在生命活动过程中，如果正常的阴阳互根关系遭到破坏，就会导致疾病的发生，乃至危及生命，所谓"阴阳离决，精气乃绝"。

（四）阴阳消长

阴阳消长，是指对立互根的阴阳双方的量和比例不是一成不变的，而是处于不断地增长或消减的运动变化之中。其消长规律是阴消阳长，阳消阴长。如《类经·阴阳类》说："一阴一阳，互为进退，故消长无穷，终而复始。"在正常情况下，阴阳双方应是长而不偏盛，消而不偏衰，若超过了这一限度，出现了阴阳的偏盛或偏衰，则为异常的消长变化。一般来说，阴阳的消长指阴阳双方在数量上的减少或增多，故可以视为事物变化的量变过程。具体表现为两种不同的形式：一是阴阳的此消彼长或此长彼消；二是阴阳的皆消皆长。

1. 阴阳的此消彼长和此长彼消　阴阳的此消彼长和此长彼消，具体可分为阴消阳长、阳消阴长、阴长阳消、阳长阴消四种不同的运动变化形式，它们主要表现在阴阳双方的对立制约过程中。

如四时寒暑的正常更替，其机制就在于阴阳双方的对立制约所产生的消长变化，从冬至经春至夏，阳生而旺，阳制约阴而见阳长阴消；从夏至经秋至冬，阴生而盛，阴制约阳而见阴长阳消。

2. 阴阳的皆消与皆长 阴阳的皆消与皆长，具体可分为阴随阳消、阳随阴消和阴随阳长、阳随阴长等四种运动形式。这类消长变化形式存在于阴阳的互根互用过程中。

如在四时寒暑的更替过程中，春夏期间，随着气温的逐渐升高而出现降雨增多，随着气候的转凉而雨雪亦少，即为阴随阳长和阴随阳消的正常变化，故《素问·阴阳应象大论》说："阳生阴长，阳杀阴藏。"

阴阳的消长仅是阴阳运动变化的一种形式，而导致其消长变化的根本原因是阴阳的对立制约和互根互用。阴阳的此消彼长或此长彼消，是建立在阴阳对立制约基础上的盛衰变化，而阴阳双方的皆消皆长，则是建立在阴阳的互根互用基础上的消长运动。

（五）阴阳转化

阴阳转化，是指相互对立的阴阳双方，在一定条件下可各自向其对立面转化，而此种转化，一般是指事物或现象总体属性的改变，即属阳的事物在一定条件下可转变为属阴的事物，属阴的事物在一定条件下可转变为属阳的事物。

古人通过对自然界和人体内的各种事物或现象的观察和体验，认识到事物或现象的阴阳属性的改变一般出现在其发展变化的极期，即所谓"物极必反"。事物或现象的运动变化发展到了极点，即阴阳双方的消长变化发展到一定程度，其阴阳属性就会发生转化。正如《素问·阴阳应象大论》说："重阴必阳，重阳必阴。"

但必须指出的是，阴阳的相互转化是有条件的，不具备相应的条件，两者就不能向其相反的方向转化。阴阳的消长（量变）和转化（质变）是事物发展变化全过程的密不可分的两个阶段，阴阳消长是阴阳转化的前提，而阴阳转化则是阴阳消长的必然结果。

综上所述，阴阳的交感、对立制约、互根互用、消长及其转化，是从不同的角度来说明阴阳之间的相互关系及其运动规律的，它们之间不是孤立的、静止不变的，它们之间是相互联系、动态变化的。阴阳交感是阴阳最基本的前提，阴阳对立的两个侧面，必须以对方的存在作为自己存在的前提，对立面的消长运动是绝对的，平衡则是相对的。阴阳的消长运动在一定的条件下可以产生质的飞跃，从而导致阴阳属性的转化。

三、阴阳学说的应用

阴阳学说是中国古代关于对立统一规律的理论认识，帮助中医学构筑了理论体系，并贯穿于中医学理论体系的各个方面，指导着历代医家的理论思维和临床实践。中医阴阳学说是哲学与医学的密切结合，充分体现了古代科学的自然哲学特征和理论与实际相结合的原则。中医阴阳学说用中国古代朴素的唯物论和辩证法，以普遍联系的、运动变化的辩证观点，论述医学科学的具体科学问题，其基本概念、基本原理和基本理论，虽然具有明显的哲学烙印，但其内涵则是揭示了人体正常和异常的生命活动规律，以指导对疾病的诊断、防治和养生康复等。

（一）说明人体的组织结构

阴阳学说在阐释人体的组织结构时，认为人体是一个有机整体，是一个极为复杂的阴阳对立统一体，人体内部充满着阴阳对立统一现象。人的一切组织结构，既是有机联系的，又可以划分为相互对立的阴、阳两部分。所以说："人生有形，不离阴阳"（《素问·宝命全形论》）。

就人体部位来说，人体的上半身为阳，下半身属阴；体表属阳，体内属阴；体表的背部属阳，腹部属阴；四肢外侧为阳，内侧为阴。按脏腑功能特点分，心、肺、脾、肝、肾五脏为阴，胆、胃、大肠、小肠、膀胱、三焦六腑为阳。五脏之中，心肺位置居上为阳，肝脾肾位置居下为阴；心肺之中，心为阳，肺为阴；肝脾肾之间，肝为阳，脾肾为阴。而且每一脏之中又有阴阳之分，如心有心阴、心阳，肾有肾阴、肾阳，脾有脾阴、脾阳等。

总之，人体上下、内外、表里、前后各组织结构之间，以及每一组织结构自身各部分之间，无不包含着阴阳的对立统一。

（二）说明人体的生理功能

阴阳学说可用来阐释人体的生理功能。一是以阴阳的运动规律和形式说明人体的"阴阳匀平"的生理状态；二是以气的两分阴阳和对立互根说明脏腑的生理功能。

1. 说明物质与功能之间的关系　人体生理活动的基本规律可概括为阴精（物质）与阳气（功能）的矛盾运动。属阴的物质与属阳的功能之间的关系，就是这种对立统一关系的体现。营养物质（阴）是产生功能活动（阳）的物质基础，而功能活动又是营养物质的功能表现。人体的生理活动（阳）是以物质（阴）为基础的，没有阴精就无以化生阳气，而生理活动的结果，又不断地化生阴精。

2. 说明生命活动的基本形式　人体是一个不断地进行升降出入的形气相互转化的气化作用的机体，阴气和阳气的升降出入是人体生命本质的标志。阳主升，阴主降。阴阳之中复有阴阳，所以阳虽主升，但阳中之阴则降；阴虽主降，但阴中之阳又上升。人体阴精与阳气的矛盾运动过程，就是气化活动的过程，也是阴阳的升降出入过程。气化正常，则升降出入正常，就体现为正常的生命活动，否则，气化失常，则升降出入失常。

（三）说明人体的病理变化

人体与外界环境的统一和机体内在环境的平衡协调，是人体赖以生存的基础。机体阴阳平衡是健康的标志，平衡的破坏意味着生病。因此，阴阳失调是疾病发生的基础。常见的阴阳失衡主要表现为以下几种形式。

1. 阴阳偏盛　阴阳偏盛，包括阴偏盛、阳偏盛，是属于阴阳任何一方高于正常水平的病变。

（1）阳盛则热　阳盛是病理变化中阳邪亢盛而表现出来的热的病变。阳邪致病，如暑热之邪侵入人体可造成人体阳气偏盛，出现高热、汗出、口渴、面赤、脉数等症状，其性质属热，所以说"阳盛则热"。因为阳盛往往可导致阴液的损伤，如在高热、汗出、面赤、脉数的同时，往往出现阴液耗伤而口渴的现象，故曰"阳盛则阴病"。"阳盛则热"，是指因阳邪所致的疾病的性质；"阳盛则阴病"，是指阳盛必然损伤人体的阴液。

（2）阴盛则寒　阴盛是病理变化中阴邪亢盛而表现出来的寒的病变。阴邪致病，如贪凉饮冷，可以造成机体阴气偏盛，出现腹痛、泄泻、形寒肢冷、舌淡苔白、脉迟等表现，其性质属寒，所以说"阴盛则寒"。阴盛往往可以导致阳气的损伤，如在腹痛、泄泻、舌淡苔白、脉沉的同时，出现阳气耗伤而形寒肢冷的现象，故曰"阴盛则阳病"。"阴盛则寒"，是指因阴邪所致疾病的性质；"阴盛则阳病"，是指阴盛必然损伤人体的阳气。

2. 阴阳偏衰　阴阳偏衰包括阴偏衰、阳偏衰，是属于阴阳任何一方低于正常水平的病变。

（1）**阳虚则寒** 阳虚是人体的阳气虚损。根据阴阳动态平衡的原理，阴或阳任何一方的不足，必然导致另一方相对的偏盛。阳虚不能制约阴，则阴相对偏盛而出现寒象，如机体阳气虚弱，可出现面色苍白、畏寒肢冷、神疲蜷卧、自汗、脉微等表现，其性质亦属寒，所以称"阳虚则寒"。

（2）**阴虚则热** 阴虚是人体的阴液不足。阴虚不能制约阳，则阳相对的偏亢而出现热象。如久病耗阴或素体阴液亏损，可出现潮热、盗汗、五心烦热、口干舌燥、脉细数等表现，其性质亦属热，所以称"阴虚则热"。

3. 阴阳互损 包括阳损及阴，阴损及阳。根据阴阳互根的原理，机体的阴阳任何一方虚损到一定程度，必然导致另一方的不足。

（1）**阳损及阴** 阳虚至一定程度时，因阳虚不能化生阴液，而同时出现阴虚的现象。如临床上气虚引起血虚即属此类。

（2）**阴损及阳** 阴虚至一定程度时，因阴虚不能化生阳气，而同时出现阳虚的现象。如临床上血虚引起气虚即属此类。

4. 阴阳转化 在疾病的发展过程中，阴阳偏盛偏衰的病理变化可以在一定的条件下，各自向相反的方向转化。如阳证可以转化为阴证，阴证可以转化为阳证。如某些急性热病，由于热毒极盛，持续高热，耗伤大量机体正气，可突然出现面色苍白、体温下降、四肢厥冷、脉微欲绝等一派阴寒危象，这种病证变化即属于由阳转阴。若抢救及时，处理得当，患者四肢转温，面色转红，脉象转和，阳气渐复，转危为安，即由阴转阳。

（四）指导疾病的诊断

中医诊断疾病的过程，包括诊察疾病和辨别证候两个方面。如《素问·阴阳应象大论》说："善诊者，察色按脉，先别阴阳。"

1. 分析四诊资料 如望诊中色泽的阴阳，以色黄、赤为阳，青、白、黑为阴；闻诊中以语声高亢洪亮为阳，低微无力为阴；问诊中口渴喜冷饮者为阳，口渴喜热饮者为阴；脉诊中，浮、数、洪脉为阳，沉、迟、细脉为阴。

2. 辨别疾病证候 证候是中医学诊断疾病的核心，在临床辨证中，只有分清阴阳，才能抓住疾病的本质。如八纲辨证中，表证、实证、热证属阳，里证、虚证、寒证属阴。

（五）指导疾病的防治

1. 指导养生防病 阴阳学说认为，人体的阴阳变化与自然界四时阴阳变化协调一致，就可以延年益寿。因而主张顺应自然，春夏养阳，秋冬养阴。借以保持机体内部与外环境之间的阴阳平衡，达到增进健康，预防疾病的目的。

2. 指导疾病的治疗 由于疾病发生发展的根本原因是阴阳失调，因此，调整阴阳，促进阴平阳秘，恢复阴阳相对平衡，是治疗疾病的基本原则。阴阳学说用以指导疾病的治疗，一是确定治疗原则，二是归纳药物的性能。

（1）**确定治疗原则** 针对阴阳偏盛的治疗原则，因两者均属于实证，所以应"损其有余"，即实则泻之，阳盛者泄热，阴盛者祛寒；针对阴阳偏衰的治疗原则，因两者均属于虚证，所以应"补其不足"，即虚则补之，阳虚者温阳，阴虚者滋阴。从而使偏盛偏衰的阴阳复归于平衡协调的正常状态。

（2）**归纳药物性能** 阴阳用于疾病的治疗，不仅用以确定治疗原则，同时也用来概括药物的性味功能。中医学对药物的性能，主要是从四气、五味和升降浮沉等方面加以分辨的。四气中温热为阳，寒凉为阴；五味中甘、辛为阳，酸、苦、咸为阴。治疗疾病，就是根据疾病阴阳的偏盛偏衰，确定治疗原则，再结合药物的阴阳属性和作用，选择相应的药物，从而达到治疗目的。

扫码"学一学"

第二节　五行学说

五行学说是中国古代的一种朴素的唯物主义哲学思想，属元素论的宇宙观，是一种朴素的普通系统论。五行学说认为：宇宙间的一切事物，都是由木、火、土、金、水五种物质元素所组成，自然界各种事物或现象的发展变化，都是五种物质不断运动和相互作用的结果，并以五行间生克制化推动和维系着相互动态平衡。

一、五行的概念

五行中的"五"，指构成自然界的木、火、土、金、水五种最基本的物质。"行"，指运动和变化。五行，即指木、火、土、金、水五种物质及其运动变化。五行最初的含义与"五材"有关，是指木、火、土、金、水五种基本物质或基本元素，是人类在生产和生活中最常见、最必不可少的基本物质。《尚书·大传》说："水火者，百姓之所饮食也；金木者，百姓之所兴作也；土者，万物之所资生，是为人用。"古人在生产和生活中逐步认识到五种物质之间可以相互作用，并产生新的事物，如《国语·郑语》载"以土与金、木、水、火杂，以成百物。"

五行学说，是在"五材"基础上，古人运用抽象出来的五行特性，采用取象比类和推演络绎的方法，将构成自然界的一切事物或现象分归为五类，并以五行"相生""相克"来阐释各种事物或现象发生、发展、变化的内在规律，认为任何事物或现象都不是孤立的、静止的，而是在不断的生克运动中维持着协调平衡。

五行学说应用于医学领域，并与中医学理论紧密结合，从整体观念的角度来阐释人体局部与局部、局部与整体、体表与内脏的有机联系及人体与外在环境的统一性。五行学说作为中医学的一种思维方法，来说明人体的生理、病理，指导临床诊断和防治，成为中医理论体系的重要组成部分。

二、五行学说的基本内容

（一）五行的特性

五行的特性是古人在对木、火、土、金、水五种物质的朴素认识基础上，进行抽象升华而形成的理论概念，是用以识别各种事物的五行属性的基本依据。《尚书·洪范》对五行的特性概括为"水曰润下，火曰炎上，木曰曲直，金曰从革，土爰稼穑。"

1. 木曰曲直　"曲"，屈也，弯曲；"直"，伸也，伸直。曲直，指树木的生长状态具有生长、升发、柔和、能屈能伸的特性，引申为凡具有生长、升发、柔和、舒展、条达等性质或作用的事物和现象，归属于木。

2. 火曰炎上　"炎"，炎热、光明；"上"，上升、升腾。炎上，指火具有炎热、光明、上升的特性，引申为凡具有炎热、光明、上升等性质或作用的事物和现象，归属于火。

3. 土爰稼穑　"爰"，通"曰"；"稼"，春种之意；"穑"，秋收之意。稼穑，泛指农作物的播种和收获。引申为凡具有生化、承载、受纳等性质或作用的事物和现象，归属于土。

故有"土载四行""万物土中生""万物土中灭"和"土为万物之母"说。

4. 金曰从革 "从"，顺从、服从；"革"，变革。金具有刚柔并济、顺从变革、肃杀的特性，引申为凡具有肃杀、收敛、沉降、清洁等性质或作用的事物和现象，归属于金。

5. 水曰润下 "润"，滋润、濡润；"下"，向下、下行。润下，指水具有滋润、下行的特性，引申为凡具有滋润、下行、寒凉、闭藏等性质或作用的事物和现象，归属于水。

（二）五行的归类

五行学说依据五行的特性，运用取象比类和推演络绎的方法，对自然界的事物和现象进行归类，从而构建五行系统。

1. 取象比类 是指从事物的性质、作用、形态中，找出能反映其本质的特有征象，并与五行各自的抽象特性相比较，以确定其五行归属的归类方法。事物或现象的某一特征与木的特性相类似，就将其归属于木；与火的特性相类似，就将其归属于火；余者以此类推。如：以方位配五行：日出东方，与木升发特性相似，故东方归属于木；南方炎热，与火特性相类似，故南方归属于火；余者以此类推。中医学以五脏配五行，肝气主升发而归属于木，心阳温煦而归属于火，脾主运化而归属于土，肺气主降而归属于金，肾主水而归属于水。

2. 推演络绎 是根据已知某些事物的五行属性，联系推断与此事物相关的其他事物的五行属性。如肝属木，由于肝合胆、主筋、其华在爪、开窍于目，由此可演绎推理胆、筋、爪、目皆属于木；脾属土，胃、肌肉、口唇、思与脾相关，故亦属于土；余者以此类推。

五行学说依据五行特性，运用取象比类和推演络绎的方法，将自然界纷繁复杂、千变万化的各种事物和现象分别归属木、火、土、金、水五大系统。中医学在天人相应思想指导下，将人体的主要结构和生理病理现象，归类为以五脏为中心的人体五大系统，进而将人体的生命活动与自然界有关的事物或现象进行联系，形成了人体内外环境相统一的五行整体结构系统（表2-2）。

表2-2 事物的五行属性归类表

自然界						五行	人体					
五味	五色	五化	五气	五方	五季		五脏	五腑	五官	五体	五志	五液
酸	青	生	风	东	春	木	肝	胆	目	筋	怒	泪
苦	赤	长	暑	南	夏	火	心	小肠	舌	脉	喜	汗
甘	黄	化	湿	中	长夏	土	脾	胃	口	肉	思	涎
辛	白	收	燥	西	秋	金	肺	大肠	鼻	皮	悲	涕
咸	黑	藏	寒	北	冬	水	肾	膀胱	耳	骨	恐	唾

（三）五行的关系

五行的关系包括五行的相生、相克、制化、相乘、相侮和母子相及。五行的相生、相克及制化，代表自然界事物或现象之间的正常关系与五行系统中自我协调平衡机制。五行的相乘、相侮及母子相及，代表自然界事物或现象之间平衡失调的异常状态。

1. 五行相生、相克及制化

（1）五行相生 生，即资生、助长、促进。五行相生，是指木、火、土、金、水之间存在着有序的递相资生、助长、促进的关系。

五行相生次序为：木生火，火生土，土生金，金生水，水生木。在五行相生关系中，

19

任何一行都具有"生我"和"我生"两方面关系。《难经》将此关系比喻为"母子"关系。"生我者"为"母","我生者"为"子"。如以火为例，由于木生火，"生我者"为母，故木为火之母；由于火生土，"我生者"为子，故土为火之子。

（2）五行相克 克，即克制、制约。五行相克，是指木、火、土、金、水之间存在着有序的间隔递相克制、制约的关系。

五行相克次序为：木克土，土克水，水克火，火克金，金克木。在五行相克关系中，任何一行都具有"克我"和"我克"两方面关系。《内经》称为"所胜"和"所不胜"关系。"克我"者为我"所不胜"，"我克"者为我"所胜"。如以木为例，由于金克木，"克我"者金，故金是木之"所不胜"；由于木克土，"我克"者为土，故土为木之"所胜"。

（3）五行制化 五行制化，是指五行之间既相互资生，又相互制约的对立统一关系，维持平衡协调，推动事物间稳定有序的变化与发展。属于五行相生与相克相结合的自我调节。

五行制化，源于《素问•六微旨大论》"亢则害，承乃制，制则生化"。五行间的生克制化，说明五行的生克是不可分割的：没有生，就没有事物的发展与成长；没有克，事物之间协调平衡状态就失衡。因此，必须生中有克，克中有生，相反相成，才能维持事物间的平衡状态，促进事物稳定有序的变化发展。故张介宾《类经图翼•运气上》说"盖造化之机，不可无生，亦不可无制。无生则发育无由，无制则亢而为害。"

五行制化的次序：木生火，火生土，而木又克土；火生土，土生金，而火又克金；土生金，金生水，而土又克水；金生水，水生木，而金又克木；水生木，木生火，而水又克火；如此循环往复（图2-1）。

从上述的生克制化关系可知，五行中的任何"一行"与其他各行，都存在"生我""我生"和"克我""我克"的关系，以"木"为例示意（图2-2）。

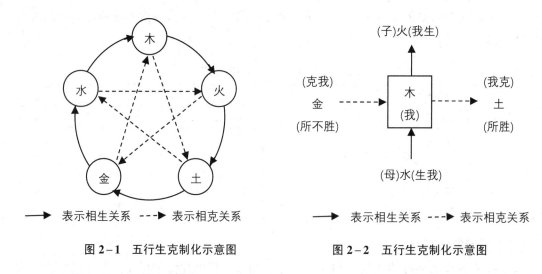

图2-1 五行生克制化示意图　　　　图2-2 五行生克制化示意图

2. 五行相乘、相侮及母子相及

（1）五行相乘 乘，以强凌弱、克制太过之意。是指五行中的某一行对其所胜一行的过度制约或克制，又称"倍克"。五行相乘的次序与相克一致，即木乘土，土乘水，水乘火，火乘金，金乘木。

导致五行相乘的原因，包括"太过"和"不及"两种情况。

太过导致的相乘，是指五行中的某一行过于亢盛，对其所胜一行过分抑制，导致其所胜一行的虚弱，从而使五行之间的协调关系失常。如木气过于亢盛，对土克制太过，导致土的不足。这种由于木的亢盛而引起的相乘，称为"木旺乘土"。

不及导致的相乘，是指五行中的某一行过于虚弱，难以抵御其所不胜一行的正常限度的克制，从而使其更加虚弱。如土气不足，木虽是对土正常的克制，土仍难以承受而导致土更加虚弱。这种由于土的不足而引起的相乘，称为"土虚木乘"。

相乘与相克虽在次序上相同，但本质上是有区别的。相克是正常情况下五行之间的制约关系，相乘则是五行之间的异常制约现象。在人体，相克表示生理现象，相乘表示病理变化。

（2）五行相侮　侮，欺侮、凌侮之意。是指五行中的某一行对其所不胜一行的反向制约和克制。又称"反克"。五行相侮的次序与相克相反，即木侮金，金侮火，火侮水，水侮土，土侮木。

导致五行相侮的原因，包括"太过"和"不及"两种情况。

太过导致的相侮，是指五行中的某一行过于强盛，其所不胜不仅不能克制它，反而受到它的反向克制。如木气过于亢盛，其所不胜一行的金不仅不能克木，反而受到木的欺侮，出现"木侮金"的反克现象，称为"木亢侮金"。

不及导致的相侮，是指五行中某一行过于虚弱，不仅不能制约其所胜一行，反而受到其所胜一行的反向克制。如金克木，木克土，当木过度虚弱时，不仅金乘木，土也会侮木，称为"木虚土侮"。

总之，五行的相乘和相侮，都是不正常的相克现象，两者之间既有区别又有联系。相乘与相侮的主要区别：前者是按五行的相克次序发生过度的克制，后者是与五行相克次序发生相反方向的克制现象。两者之间的联系：发生相乘时，也可同时发生相侮；发生相侮时，也可同时发生相乘。如木过于强时，木既可以乘土，又可以侮金；金虚时，既可以受到木侮，又可以受到火乘。因而相乘与相侮之间存在密切的联系。《素问·五运行大论》："气有余，则制己所胜而侮己所不胜；其不及，则己所不胜，侮而乘之，己所胜，轻而侮之。"

（3）五行的母子相及　包括母病及子和子病及母两种情况。均属于五行相生关系的异常变化。

母病及子，是指五行中的某一行异常，从而累及其子行，导致母子两行皆异常。母病及子一般是母行虚弱，引起子行亦不足，导致母子两行都异常。如水生木，若水不足，不能生木，导致木亦虚弱，终致水竭木枯，母子俱衰。

子病及母，是指五行中的某一行异常，影响到其母行，导致子母两行皆异常。其一般规律是：①子行太过，引起母行亢盛，导致子母两行皆亢盛。如：火为子，木为母，火旺引起木亢，导致木火俱亢，称之为"子病犯母"；②子行不足，累及母行，引起母行亦不足，导致子母两行俱不足，如木为子，水为母，木不足引起水亏，导致水木俱不足；③子行亢盛，损伤母行，导致子盛母衰，称为"子盗母气"，如肝火亢盛耗竭肾阴。

三、五行学说的应用

五行学说与中医学相结合，以五行的特性构建以五脏为中心的人体五大系统，并以五行间生克乘侮来阐释人体五脏在生理上的相互联系，病理上的相互影响，以此来判断疾病的预后，指导疾病的预防和治疗。因此，五行学说在指导中医临床实践中具有重要的意义。

（一）说明脏腑的生理功能及相互关系

五行学说在生理方面的应用，体现在构建天人一体的五脏系统，阐释脏腑的生理功能、特性和脏腑之间的相互关系。

1. 构建天人一体的五脏系统　中医学与五行学说结合，以五行特性类比五脏的生理特点，来确定五脏的五行属性。还以五脏为中心，推演络绎整个人体的各种组织结构与功能，将人体的形体、官窍、五液、情志等分归于五脏，构建以五脏为中心的生理病理系统。同时又将自然界的五方、五气、五色、五味、五音等与人体五脏相联系。如以肝为例："东方生风，风生木，木生酸，酸生肝，肝生筋……肝主目"（《素问·阴阳应象大论》），"东方青色，入通于肝，开窍于目，藏精于肝，其病惊骇，其味酸，其类草木……是以知病之在筋也"（《素问·金匮真言论》）。将人体与自然界联系起来，体现了天人相应的整体观念。

2. 说明五脏的生理功能　五行学说采用取象比类的方法，来阐释五脏的生理功能与特性，如木有生长、升发、舒畅、条达的特性，肝喜条达而恶抑郁，有疏通气血、调畅情志的功能，故肝属木；火有温热、蒸腾、向上、光明的特性，心主血脉以维持体温恒定，心主神明为脏腑之主，故心属火；土性敦厚，有生化、承载的特性，脾主运化水谷，可化生和输送精微以营养全身，为气血生化之源，故脾属土；金性清肃、收敛，肺具有清肃之性，以清肃下降为顺，故肺属金；水具有滋润、下行、闭藏的特性，肾藏精、主水，故肾属水。

3. 说明五脏的相互关系　五脏之间并不是孤立的，在功能上是相互联系的。以五脏间的生克制化来阐释脏腑之间的内在关系。

以五行相生理论阐释五脏相互资生关系：木生火，肝（木）藏血以济心；火生土，心（火）阳可以温脾；土生金，脾（土）化生水谷精微以充肺；金生水，肺（金）清肃下行以助肾水；水生木，肾（水）藏精以养肝。

以五行相克理论阐释五脏相互制约关系：木克土，肝（木）气的条达，以疏泄脾土的壅滞；土克水，脾（土）气的运化，可以制约肾水泛滥；水克火，肾（水）阴的上济于心，使心火不亢；火克金，心（火）的阳热，可以制约肺金清肃太过；金克木，肺（金）清肃下降，可以抑制肝阳上亢。

以五行制化阐释五脏协调平衡：依据五行学说，五脏中的每一脏都具有生我、我生和克我、我克的生理联系。生中有克，克中有生，通过五行的生克制化，使一脏功能因他脏资生而不致虚损，又因他脏制约而不致过亢。如：金克木，水生木，肺金清肃，防止肝气升发太过；肾精滋养肝阴，使肝阴充足，防止肺金克制太过。

（二）说明脏腑间的病理影响

五行学说不仅能阐释五脏生理联系，而且也能说明脏腑间在病理上的相互影响。一脏有病，可以影响他脏；他脏有病亦可传至本脏。脏腑病按五行关系传变，遵循一定规律。

1. 相生关系的传变

（1）母病及子　即疾病由母脏传至子脏的病理过程。如肾属水，肝属木，水能生木，故肾为母脏，肝为子脏，临床上肾阴不足引起肝阴的不足，最终导致肝肾阴虚。

（2）子病及母　即疾病由子脏传至母脏的病理过程。如肝属木，心属火，木能生火，故木为母脏，火为子脏，临床上心血不足累及肝血亏虚，最终导致心肝血虚，称为"子盗母气"。

2. 相克关系的传变

（1）相乘　是相克太过而致病。其形成原因有二：一是某脏过亢，过分克制其所胜之脏。如肝气郁结影响脾胃正常功能而出现胸胁苦满、脘腹胀痛、反酸、泄泻等症状，称为"木旺乘土"；二是某脏虚弱，不能耐受其所不胜之脏正常的克制，而致相对太过。如脾胃虚弱，不能耐受肝气克制，而出现纳呆嗳气、胸胁胀满、腹痛泄泻等表现，称为"土虚木乘"。

（2）相侮　是反克而致病。其成因亦有二：一是某脏过于亢盛，反克其所不胜之脏。如暴怒肝火亢盛，肺金不但不能克制肝木，反遭肝火反向克制，临床表现为急躁易怒，面红目赤，甚则咳逆上气，咯血等症状，称为"木火刑金"；二是某脏虚弱，其所胜之脏趁机反克的病理现象。如脾虚不能制约肾水，导致水湿泛溢全身，称为"土虚水侮"。

五行学说认为，五脏间按照相生规律传变时，母病及子病情轻浅，子病及母病情较重，如清·徐大椿《难经经释》说"邪挟生气而来，则虽进而易退"，"受我之气，其力方旺，还而相克，来势必甚"。遵循相克规律传变时，相乘病情较重，相侮病情较浅。如《难经经释》说"所不胜，克我者也。脏气本已相制，而邪气挟其力而来，残削必甚，故为贼邪"，"所胜，我所克也。脏气既受制于我，则邪气亦不能深入，故为微邪"。

虽五脏病变的相互影响，可用乘侮和母子相及规律来阐释，但是难以完全概括五脏间复杂的病理影响。因此临床不能单纯拘于五行间病理变化，而应遵从实际把握疾病传变。

（三）用于疾病的诊断和治疗

1. 诊断疾病　人体是一个有机整体，内脏有病可以反映到体表，故《灵枢·本脏》云："有诸内者，必形诸外"。五行学说以事物属性的五行归类和生克乘侮规律确定五脏病变的部位，包括以本脏所主之色、味、脉等来诊断本脏之病，或以他脏所主之色、味、脉等来确定五脏相兼之病。如面见青色、喜食酸味、脉弦，可以诊为肝病；面见赤色，口苦，脉洪数，是心火亢盛。脾虚患者，而面见青色，为木来乘土，是肝气乘脾；心病患者，而面见黑色，是水来乘火，多见于肾水上凌于心等。

2. 判断疾病预后　五行学说根据五色之间的生克关系来推测病情，判断预后。以五行的生克关系，依据主色（五脏本色）和客色（应时之色）来推测病情顺逆。"主色"胜"客色"为逆；反之，"客色"胜"主色"为顺。还依据色脉关系判断疾病，一般色脉相符，提示病情较轻，预后较好，如肝病面见青色而脉弦；若色脉不符，则以色脉间生克关系来推测顺逆。如肝病不见弦脉反见浮（肺）脉，金克木，为相胜之脉，为逆，病重，预后较差。若见沉脉，水生木，为相生之脉，为顺，病轻，预后较好。

3. 控制疾病的传变　根据五行生克乘侮理论，五脏中一脏有病，可传及其余四脏，如肝病可影响到心、肺、脾、肾等脏。因此，临床在诊疗疾病时，除对本脏进行治疗，还需根据传变规律治疗别脏，以防止疾病传变。如肝气太过，则木旺乘土，病将及脾胃，此时除了平肝疏肝外，还应培固脾气，防止肝病传于脾脏。《难经·七十七难》："见肝之病，则知肝当传之于脾，故先实其脾气"，即在治疗肝病基础上补脾、健脾。

4. 确立治则和治法　根据五行相生和相克规律，来确定相应的治疗原则和方法。

（1）根据五行相生确立的治则和治法　运用相生规律治疗疾病的原则是补母和泻子，即"虚则补其母，实则泻其子"（《难经·六十九难》）。

补母，是指一脏之虚证，不仅要补益本脏使之恢复，而且还要依据五行相生的次序补益其母脏，通过相生作用使其恢复。适用于母子关系的虚证。如肝血不足，除补益肝血之外，还要补肾益精，通过肾阴滋养肝血，使其恢复。

泻子，是指一脏之实证，除了泻本脏亢盛之气外，还要依据五行相生次序泻其子脏，通过"气舍于其所生"的机制，消除母脏亢盛之气。适用于母子关系的实证。如肝火炽盛，在治疗时，除了清肝泻火外，还需清泻心火，通过"心受气于肝""肝气舍于心"五行相生

23

的机制，以清泻肝火。

依据五行相生机制，临床常用的治疗方法有滋水涵木法、益火补土法、培土生金法、金水相生法四种。

（2）根据五行相克确立的治则和治法　运用五行相克规律治疗疾病，其基本治疗原则是抑强和扶弱。

抑强，适用于相克太过引起的相乘和相侮。如肝气横逆犯脾胃，出现肝脾不调、肝胃不和之证，称为"木旺乘土"，治疗宜平肝疏肝为主。若土气壅滞，或脾胃湿热，或寒湿阻滞脾胃，脾胃不但不受肝制约，反而侮木，称为"土壅木郁"，治疗应以运脾祛邪除湿为主。

扶弱，适用于相克不及引起的相乘和相侮。如脾胃虚弱，肝气乘虚而入，导致肝胃不和之证，称为"土虚木乘"或"土虚木贼"，治疗应以健脾益气为主。又如土本制水，但由于脾气虚弱，不仅不能制水，反被肾水所侮而致水湿泛滥，称为"土虚水侮"，治疗应以健脾为主。

根据五行相克规律确定的治法，常用的有抑木扶土法、培土制水法、佐金平木法、泻南补北法四种。

5. 指导针灸取穴　在针灸治疗中，将手足十二经四肢末端的穴位分属于五行，即井、荥、俞、经、合，分属于木、火、土、金、水。临床根据不同的病情以五行生克乘侮规律进行选穴治疗。如肝虚之证，根据"虚则补其母"的原则，取肾经合穴（水穴）阴谷，或取本经的合穴（水穴）曲泉进行治疗。肝实之证，据"实则泻其子"治则，取心经荥穴（火穴）少府，或取本经荥穴（火穴）行间进行治疗，以补虚泻实，恢复脏腑正常功能。

6. 指导情志疾病治疗　五脏又称"五神脏"，对应五志，因此情志活动的异常会损伤相应的脏腑。在临床诊疗情志疾病时，可依据与五脏相对应的情志之间的抑制关系来达到治疗目的。如"怒伤肝，悲胜怒……喜伤心，恐胜喜……思伤脾，怒胜思……忧伤肺，喜胜忧……恐伤肾，思胜恐"（《素问·阴阳应象大论》）。这是情志病治疗中的"以情胜情"之法。

综上所述，临床依据五行的生克规律指导和进行治疗，确有一定的实用价值。但是不应过分的机械、教条，因为并非所有疾病都可以用五行规律生搬硬套来治疗。因此，既要正确的掌握五行生克规律，又要根据具体病情进行辨证论治。

本章小结

1. 阴阳，是对自然界中相互关联的事物或现象对立双方属性的概括。事物的阴阳属性具有普遍性、关联性、规定性和相对性。阴阳之间存在阴阳交感、对立制约、互根互用、消长平衡和相互转化的关系。阴阳学说贯穿于中医学的各个方面，用来说明人体的组织结构、生理功能、病理变化，并指导着中医学家的理论思维和临床的诊疗实践。

2. 五行，指木、火、土、金、水五种物质及其运动变化。五行抽象特性为"水曰润下，火曰炎上，木曰曲直，金曰从革，土爱稼穑"。五行学说采用取象比类法和推演络绎法将自然界各种事物和现象最终归纳成五大类。五行之间有序的相生、相克以及制化是五行之间关系的正常状态。五行的相乘和相侮，是五行之间的异常克制现象，母子相及则是五行之间相生关系异常的变化。在中医学中，主要是以五行的特性来分析说明人体脏腑、经络等组织器官的五行属性；以五行的生克制化关系来分析脏腑、经络之间和各种生理功能之间的相互关系；以五行的乘侮和母子相及来解释脏腑病变的相互影响。

习 题

扫码"练一练"

一、选择题

1. 阴阳的最初的含义是
    A. 日月　　　　　B. 动静　　　　　C. 日光向背　　　　D. 气候寒暖
    E. 水火

2. 阴损及阳，阳损及阴，是根据
    A. 阴阳互根　　　B. 阴阳对立　　　C. 阴阳消长　　　　D. 阴阳转化
    E. 阴阳制约

3. 阴阳的相互转化是
    A. 绝对的　　　　B. 有条件的　　　C. 必然的　　　　　D. 偶然的
    E. 量变

4. 阴阳的属性是
    A. 绝对的　　　　B. 相对的　　　　C. 不变的　　　　　D. 偶然的
    E. 量变

5. 四时阴阳的消长变化，从冬至到立春为
    A. 阴消阳长　　　B. 重阴必阳　　　C. 阴长阳消　　　　D. 重阳必阴
    E. 由阳转阴

6. 根据阴阳属性的可分性，一日之中属于阴中之阴的是
    A. 上午　　　　　B. 下午　　　　　C. 前半夜　　　　　D. 后半夜
    E. 以上均非

7. 下列符合阴阳对立制约关系的是
    A. 寒极生热　　　B. 寒者热之　　　C. 阴损及阳　　　　D. 重阳必阴
    E. 阴中求阳

8. 根据阴阳属性的可分性，五脏中属于阳中之阴的脏是
    A. 心　　　　　　B. 脾　　　　　　C. 肝　　　　　　　D. 肺
    E. 肾

9. 五行"木"的特性是
    A. 曲直　　　　　B. 炎上　　　　　C. 润下　　　　　　D. 从革
    E. 稼穑

10. 五行"金"的特性是
    A. 曲直　　　　　B. 炎上　　　　　C. 润下　　　　　　D. 从革
    E. 稼穑

11. 肝火犯肺属于
    A. 子盗母气　　　B. 母病及子　　　C. 相乘　　　　　　D. 相侮
    E. 以上都不是

12. "培土生金"的理论基础是

A. 五行相乘   B. 五行相生   C. 五行相克   D. 五行相侮

E. 母病及子

13. "亢则害，承乃制"说明五行间的

A. 相生   B. 相克   C. 相乘   D. 相侮

E. 制化

14. 脾病传肾属于

A. 相生   B. 相克   C. 相乘   D. 相侮

E. 母病及子

15. 下述说法中不符合五行相生规律是

A. 木为水之子   B. 水为木之母   C. 火为土之母   D. 土为金之子

E. 火为木之子

二、思考题

阴阳学说在中医学中的应用具体体现在哪些方面？

（陈 琳）

第三章

藏　象

学习目标 ∘∘∘∘∘∘∘

1. **掌握** 藏象的概念；五脏六腑的生理功能。
2. **熟悉** 心与小肠、肺与大肠、脾与胃、肝与胆、肾与膀胱的关系。
3. **了解** 心包与三焦的关系；脑与女子胞的生理功能。

 案例讨论 ∘∘∘∘∘∘∘

【案例】

患者，男，67 岁。主诉咳嗽、咯痰 15 余年，气喘 3 年，加重 1 周。症见咳嗽气短而喘，痰多稀白，食欲不振，腹胀便溏，面浮足肿，舌淡苔白，脉细弱。

【讨论】

1. 该患者是哪些脏腑出现问题？
2. 脏腑的分类有哪些？
3. 如果进行治疗，出现问题的脏与之对应的腑有何关系？

第一节　概　　述

一、藏象的概念

"藏象"一词首见于《素问·六节藏象论》。藏，是指隐藏于体内的脏器；象，一指脏腑的解剖形态，二指反映于外的脏腑生理功能和病理现象。"象"是"藏"的外在反映，"藏"是"象"的内在本质。所谓藏象即藏于体内的脏器反映于外的生理功能和病理现象，近代又写作"脏象"。

藏象学说的基本特点是在阴阳五行思想的指导下的以五脏为中心的整体观。主要体现在：一是以脏腑分阴阳，一阴一阳互为表里；二是五脏与形体诸窍联结成一个整体；三是五脏的生理活动与人的精神情志密切相关。

藏象学说的形成，主要源于以下四个方面：一是古代的解剖知识；二是长期对人体生理、病理现象的观察；三是反复的医疗实践；四是古代哲学思想的渗透。古代的解剖学知

扫码"学一学"

27

识是其形态学基础，人们通过解剖认识脏腑功能，通过整体性观察赋予内脏某些复杂功能。藏象学说中的一个脏腑的生理功能，可能包含着西医几个脏器的生理功能；而西医一个脏器的生理功能，也分散在藏象学说的几个脏腑的生理功能之中。如肾不但是解剖学中的器官，更是具有藏精、主水、主纳气、主骨生髓等生理功能。肾与膀胱相表里。肾、膀胱、骨、齿、髓、脑、发、耳、二阴构成了一个肾系统。肾有病则可能出现生长发育迟缓，性功能减退，早衰，骨软，失眠健忘，二便失禁等病理变化。因此，藏象学说中的脏腑，具有解剖、生理、病理学的综合含义。

二、脏腑的分类

藏象学说是研究脏腑形体官窍的形态结构、生理活动规律及其相互关系的学说。研究内容包括五脏、六腑、奇恒之腑以及五官九窍、五体等组织器官和气血津液、经络等功能及其相互关系。五脏，即心、肺、脾、肝、肾；六腑，即胆、胃、小肠、大肠、膀胱、三焦；奇恒之腑，即脑、髓、骨、脉、胆、女子胞；五官，即耳、目、口、鼻、咽喉；九窍，即眼、耳、鼻、口、前阴、后阴等九个孔穴；五体，即皮、肉、筋、骨、脉等组织结构。

（一）五脏

五脏是心、肝、脾、肺、肾的合称。五脏为实体性器官，其生理特性为"藏而不泻""满而不实"。五脏的共同生理功能是贮藏和化生精气，同时又各有专司，且与形体官窍有着特殊的联系。五脏之间相互配合、相互依存，共同完成人体的生命活动。本节主要阐述五脏的生理功能、生理特性以及与形体、官窍等的关系。

（二）六腑

六腑即胆、胃、小肠、大肠、膀胱、三焦的总称。六腑多为中空有腔器官，"传化物而不藏"是对六腑生理功能的概括。饮食物入口，历经食道入胃，经胃腐熟，下传于小肠，小肠泌别清浊，清者上输，布散全身，浊者下降，糟粕下移大肠，形成粪便，排出体外，多余的水液，经三焦注入肾与膀胱，生成尿液，排出体外。六腑是互相连接的，每一个腑都必须保持"泻而不藏""实而不满"特性，及时排空其内容物，才能维持功能协调。本节主要介绍六腑的生理功能及生理特性。

 知识链接

藏象十二官

《素问·灵兰秘典论》云："心者，君主之官也，神明出焉。肺者，相傅之官，治节出焉。肝者，将军之官，谋虑出焉。胆者，中正之官，决断出焉。膻中者，臣使之官，喜乐出焉。脾胃者，仓廪之官，五味出焉。大肠者，传道之官，变化出焉。小肠者，受盛之官，化物出焉。肾者，作强之官，伎巧出焉。三焦者，决渎之官，水道出焉。膀胱者，州都之官，津液藏焉，气化则能出矣"。

（三）奇恒之腑

奇恒之腑包括脑、髓、骨、脉、胆及女子胞，形态上多属中空有腔而与腑相似，在功能上则"藏精气而不泻"而与脏相类，既区别于腑又不同于脏，似腑而非腑，似脏而非脏，故称"奇恒之腑"。

第二节 脏 腑

扫码"学一学"

脏与腑的关系，实际上就是阴阳表里的关系。脏属阴，腑属阳，阴主里，阳主表，一脏一腑，一阴一阳，一里一表，相互配合，并有经脉相互络属，从而构成了心与小肠、肺与大肠、脾与胃、肝与胆、肾与膀胱的密切关系。

一、心与小肠

心的经脉属心而络小肠，小肠的经脉属小肠而络心，二者通过经脉的络属而构成表里关系。生理上，心火下行温煦小肠，有助小肠的化物功能。小肠泌别清浊，经脾转输，精微归心。病理上，心火炽盛，向下移于小肠，引起小便短赤涩痛；反之，小肠有热，循经上炎于心，引起心烦舌红，口舌生疮等。

（一）心的主要生理功能

1. 心主血脉　是指心具有推动血液在脉管中运行，以营养全身的功能。人体的组织器官皆有赖于血液的濡养，才能维持正常的生理功能。心主血脉包括主血和主脉两个方面。血即血液。脉即脉管，又称经脉，脉为血之府，是容纳和运行血液的通道。血液能正常运行，主要依赖于心气充沛、血液充盈和脉道通利。三者齐备，才能维持正常的心力、心率和心律，使血液在脉管内正常运行，周流不息，营养全身，维持全身各脏腑的生理功能。心是血液运行的动力，心气推动血液循行，脉管搏动。心气旺盛，气血运行通畅，则面色红润光泽，脉象和缓有力；心气不足，血流不畅或血脉空虚，则面色无华，脉搏细弱无力。

2. 心主神志　即心主神明，又称心藏神，是指心具有主宰人体生理功能和精神、意识、思维、情志活动的作用。心神正常，则人体各部分的功能互相协调，全身安泰；心神不明，则人体各部分功能紊乱，疾病丛生。心亦是精神活动的主宰，《灵枢·邪客》称："心者，五脏六腑之大主也，精神之所舍也"。心主神志功能的正常发挥，主要依赖心血、心阴对心神的营养与滋润作用。血是神的物质基础，神是血的功能体现。血的正常运行和充盈是心主神志的重要条件。同时，心神又必须得到心血的濡养才能发挥主神志的功能。心血充盈，则精神振奋，神志清晰，思维敏捷，反应灵敏；心血不足则精神恍惚，反应迟钝，失眠健忘。

（二）小肠的主要生理功能

1. 受盛化物　受盛，即接受或以器盛放的意思；化物，即消化食物。受盛化物，是指小肠具有接受胃传下来的食糜，盛放其中，停留一段时间以利进一步消化，使饮食水谷彻底消化为精微物质和食物残渣，以利精微吸收和残渣下排。若小肠受盛化物功能失常，则可见腹胀，腹泻等。

2. 泌别清浊　泌，即分泌；别，即分别；清，即水谷精微；浊，即食物之残渣糟粕和多余水液。泌别清浊是指小肠能够使精微、糟粕和水液各行其道的功能。将食物中的精微和津液上输供人体所需，将食物的残渣下输大肠，将多余的水液通过肾的气化渗入膀胱。如泌别清浊功能正常，则精微上输，二便正常；若小肠清浊不分，则可出现消化吸收障碍，小便短少，便溏泄泻。因小肠与人体水液代谢有关，故有"小肠主液"之说。

扫码"看一看"

二、肺与大肠

肺与大肠亦是通过经脉的络属而构成表里关系。生理上，肺气肃降有利于大肠传导功能的发挥；而大肠传导正常，亦有利肺气肃降。病理上，大肠实热，腑气不通，可影响肺气宣降，可见胸满，咳喘；肺失肃降，津不下达，可见肠燥便秘；肺气虚弱，可见大便艰涩而不下，称其为"气虚便秘"；气虚不能固摄，清浊混杂而下，可见大便溏泄。

（一）肺的主要生理功能

1. 主气、司呼吸 肺主气是指人身之气皆由肺所主。《素问·五脏生成篇》云："诸气者，皆属于肺"。司呼吸即掌管呼吸。肺主气是肺主呼吸之气和肺主一身之气的总称。

2. 主宣发肃降 肺气宣发是指肺气向上升宣和向外周布散的作用。肺气宣发的生理作用主要体现在三个方面：一是呼出体内之浊气；二是向上向体表输布水谷精微和津液；三是宣发卫气，调节腠理之开合，将代谢后的津液化为汗液排出体外。肺气肃降是指肺气的向下向体内清肃通降的作用。肺气肃降的生理作用也体现在三个方面：一是吸入自然界之清气；二是向下向体内输布水谷精微和津液；三是保持呼吸道的洁净。肺的宣发与肃降，在生理上是相互制约、相互协调，在病理上相互影响。宣肃正常，则呼吸调匀，水谷精微输布全身；宣肃失调，则见胸闷，鼻塞，咳喘，咯痰等。

3. 通调水道 通即疏通，调即调节，水道即水液运行和排泄的通道。通调水道是指通过肺气的宣发和肃降来疏通和调节体内水液输布和排泄的作用。由于肺为华盖，位居最高，参与了人体的水液代谢，故有"肺主行水""肺为水之上源"之说。通过肺的宣发，水液向上向外输布，同时将一部分机体代谢后的水液，通过呼吸、皮肤、汗孔蒸发而排出体外；通过肺的肃降，将水液向下、向内输送，代谢后的水液下降于肾，经肾的蒸腾气化形成尿液排出体外。肺的宣肃功能失常，则水道不利，表现为小便不利，尿少，水肿，痰饮等。

4. 朝百脉、主治节 肺朝百脉，是指全身的血液通过百脉会聚于肺，通过肺的呼吸，进行清浊之气的交换，然后将富有清气的血液通过百脉输布至全身。肺气调节全身气机，气行则血行，协助心推动血液循行。若肺气虚衰，则可致血行障碍，出现胸闷，心悸，唇舌青紫等。

治节，即治理、调节的意思。肺主治节是指肺对全身之气血津液的治理、调节作用。肺主治节的作用，主要体现在四个方面：一是肺司呼吸，治理调节呼吸运动；二是肺主一身之气，调节气的升降出入运动；三是肺朝百脉，辅佐心脏推动和调节血的运行；四是肺主通调水道，治理调节人体水液输布和排泄。

（二）大肠的主要生理功能

1. 传化糟粕 传化，即传导变化。传化糟粕，是指大肠接受小肠泌别清浊后下输的食物残渣，再吸收其中多余水分，将糟粕变化为粪便，经肛门排出体外。大肠的传导功能失常，可表现为便溏，泄泻，便脓血，大便秘结等症。大肠的传导作用亦与肾的气化功能有关。肾阴不足，可导致肠液枯涸而便秘；肾阳虚损，可导致阳虚便秘或阳虚泄泻；肾封藏失司，可见久泻滑脱。故有"肾主二便"之说。

2. 主津 "大肠主津"，大肠在传导由小肠下注的饮食残渣过程中，会将其中多余的水分重新吸收。如大肠虚寒，无力吸收水分，可出现肠鸣，腹痛，泄泻；大肠有热，消烁水分，肠道失润，则大便秘结不通。

三、脾与胃

脾与胃通过经脉相互络属构成表里关系。生理上，胃主受纳，脾主运化。脾气主升，水谷精微得以上输；胃气主降，水谷糟粕得以下行。脾喜燥恶湿而胃喜润恶燥。脾与胃纳运协调，升降相因，燥湿相济，共同完成饮食物的消化、吸收、传输和散精。病理上，脾失健运，清气不升，可致胃失和降，出现恶心呕吐，食少，脘腹胀满；反之，若饮食失节，食滞胃脘，胃失和降，可致脾不升清，出现腹胀，泄泻。

（一）脾的主要生理功能

1. 主运化　是指脾具有把饮食物转化为水谷精微和津液，并将其吸收、转输到全身各脏腑的生理功能。运即转运、输送；化即消化、吸收。脾的运化功能包括运化水谷和运化水液两个方面。运化水谷是指脾对饮食物的消化吸收作用。水谷泛指各种饮食物。饮食物的消化在胃和小肠进行，须依赖脾的运化功能。脾运化水谷的过程分三阶段：一是消化，胃初步腐熟消化的食物，经小肠泌别清浊，通过脾的磨谷消食作用，转化为水谷精微；二是吸收，即帮助胃肠道吸收水谷精微；三是转运输布，通过脾的"散精"作用，将水谷精微上输，通过肺而布散全身。脾脏具有消化饮食，化生、吸收和转输水谷精微的生理功能，而水谷精微又是维持人体生命活动所需营养物质的主要来源，也是生成气血的主要物质基础，故有"脾为后天之本""脾为气血生化之源"之说。若脾失健运，可出现食欲不振，腹胀便溏，倦怠消瘦。运化水液是指脾有吸收、输布水液，防止水液在体内停滞的作用，又作运化水湿。人体摄入的水液需经脾的吸收和转化以布散全身，而发挥滋养、濡润作用；并将各组织器官利用后的多余水液，转输至肺和肾，通过肺的宣降与肾的气化，变成汗和尿排出体外，维持水液代谢的平衡。若脾失健运，水液就会潴留于体内，产生痰饮，泄泻，水肿等。

2. 主统血　是指脾气有统摄、控制血液在脉管中运行而不溢出脉外的作用。统即统摄、控制之意。脾气统摄血液是通过气的固摄作用实现。脾气健旺，则气血充盈，气旺能摄血，血液则不致溢出脉外；脾气弱，则气血亏虚，固摄功能减弱，可致崩漏，便血等出血症，临床称其为"脾不统血"。

（二）胃的主要生理功能

1. 主受纳　是指接受和容纳。饮食入口，经过食道，全纳于胃，故称胃为"太仓""水谷之海"。机体精、气、血、津液的化生，依赖于饮食中的营养成分，故胃又有"水谷气血之海"之称。胃主受纳是腐熟功能的基础。受纳功能减退，则见出现纳呆，厌食，胃脘胀闷等。

2. 腐熟水谷　是指饮食物经过胃的初步消化形成食糜的过程。胃把所受纳的水谷进行腐熟，变成食糜，下传小肠，通过进一步消化吸收，其精微物质经脾的运化营养全身。腐熟水谷功能失常，食滞胃脘，则见胃脘胀痛，嗳腐吞酸等。

四、肝与胆

胆附于肝，肝与胆通过经脉相互络属构成表里关系。生理上，胆汁来源于肝气之余，胆汁排泄依赖肝气疏泄的调节。病理上，肝失疏泄，则胆汁分泌和排泄异常，可出现胁肋胀痛，纳呆呕吐，或见黄疸。反之，胆汁排泄不畅，亦会影响肝的疏泄功能。肝病常影响于胆，胆病也常波及于肝，终则肝胆同病。如肝胆火旺、肝胆湿热等。此外，肝主谋虑，胆主决断，从情志过程来看，谋虑后必须决断，而决断又以谋虑为前提，两者亦是密切相关的。

（一）肝的主要生理功能

1. 主疏泄　是指肝对于全身的气机、血液、津液、水道等具有疏通、宣泄、畅达、升发的功能。疏，即疏通；泄，即发泄、升发。主要表现在以下几个方面。

调畅气血：肝主疏泄直接影响气机的调畅和气血的运行。疏泄正常，则气机调畅、脏腑器官的活动正常协调；疏泄失常，则气滞血瘀，可见闷闷不乐，胸胁胀痛，癥积结块等；疏泄太过，则气血上冲，而致急躁易怒，失眠头痛，面红目赤，咯血呕血等。

调节情志：疏泄正常，则气机调畅，情志舒畅。疏泄不及则肝气郁结，精神抑郁，甚则沉默痴呆，悲伤啼哭等；肝疏泄太过，则急躁易怒，头胀头痛，失眠多梦等。可见肝调节情志主要是郁和怒。

促进消化：体现在两个方面：一是促进脾胃气机的升降。疏泄正常，则脾升胃降，保证饮食物的消化吸收。肝失疏泄，可使脾胃升降失常。脾气不升，则胁肋胀痛，肠鸣腹泻；胃气不降，则嗳气，呃逆，脘腹胀痛。二是分泌和排泄胆汁：肝的疏泄功能可以促进胆汁分泌与排泄，以助消化。若肝失疏泄，则胆汁排泄障碍，导致胁痛，口苦，纳呆，甚则黄疸。

调理冲任：冲脉为血海，其血量依靠肝的疏泄调节；任脉为阴脉之海，与肝经相通。肝的疏泄功能正常，任脉通利，冲脉充盈，月经应时，精气溢泻，孕育正常；肝失疏泄，冲任失调，气血不和，则月经周期紊乱，痛经，闭经，不孕，男子排精不畅等。

2. 主藏血　是指肝具有贮藏血液、调节血量的功能。血液生化于脾，藏受于肝。肝藏血的意义有二：一是濡养自身，制约肝之阳气升腾，维持肝的疏泄功能，防止血随气逆而出血；二是调节血量，如人体剧烈活动或情绪激动时，脏腑组织的血液需求增加，可由肝血向外周输布；当人体安静休息睡眠时，机体所需血量减少，血液便归藏于肝脏。故云："人卧血归于肝脏，人动血运于诸经"。所以肝被称为"血海"。肝藏血功能失常可以表现为藏血不足，血液亏虚则两目干涩，肢体麻木，月经量少；藏血失职，血液妄行则吐血，衄血，崩漏等症。

 知识链接 ⌐ -

"女子以肝为先天"

"女子以肝为先天"首见于叶天士的《临证指南医案》。肝主藏血，有"血海"之誉。女子以血为用，其月经、孕育、分娩、哺乳均靠血的濡养。肝主疏泄，具有贮藏血液，调节血量的功能，维持女子正常功能的气血必须依赖于肝的疏畅条达。肝的功能失常则可引起女子月经病、妊娠病、带下病、产后病、妇科杂病等多种妇科疾病，肝与女子的生理功能息息相关，故 "女子以肝为先天"。

（二）胆的主要生理功能

1. 贮存和排泄胆汁　胆汁来源于肝，由肝之余气所化生，贮存在胆；在肝气疏泄作用下排泄入肠中，以促进饮食物的消化。若肝胆的功能失常，胆汁分泌排泄受阻，就会影响脾胃纳运功能，可出现胸胁胀满、食欲不振、腹泻便溏。若湿热蕴结肝胆，肝失疏泄，胆汁外溢，浸渍肌肤，则可发为黄疸。胆气以降为顺，若上逆，则可出现口苦、呕吐苦水等。

2. 主决断 胆主决断，是指胆在精神意识思维活动中，具有判断事物，做出决定的能力，对于防御和消除大惊大恐一类的精神刺激的不良影响，维持和控制气血的正常运行，保证脏腑间的协调关系有着重要作用。《素问·灵兰秘典论》说："胆者，中正之官，决断出焉。"若胆气豪壮，能勇敢应变，当机立断，判断准确；若胆气虚弱，则易惊善恐，失眠多梦，胆小怕事，遇事多疑等。"

五、肾与膀胱

肾与膀胱通过经脉相互络属构成表里关系。生理上，肾主水液代谢，膀胱主贮尿排尿。膀胱的贮尿和排尿功能有赖于肾阳的气化功能。病理上，肾气充足，固摄有权，膀胱开合有度，则贮尿正常、排泄顺畅。肾气不足，气化失常，固摄无权，膀胱开合失度，可见尿频，遗尿，尿失禁。

（一）肾的主要生理功能

1. 主藏精 是指肾具有贮存、闭藏精气的功能。精即精华、精微，是构成人体、推动生命活动和生殖繁衍的基本物质。肾所藏之精，有广狭两义：广义的精是指后天之精，即人出生以后从饮食物中获取，由脾胃化生的水谷之精，并灌溉五脏六腑，故又称"水谷之精""五脏六腑之精"；狭义的精是指先天之精，即禀受于父母，与生俱来的构成胚胎的原始物质，为生身之本，又称为"生殖之精"，故"肾为先天之本"。先天之精和后天之精虽然来源不同，但却同归于肾，二者相互依存，相互为用，先天之精为后天之精准备了物质基础，后天之精不断供养先天之精。先天之精赖后天之精的不断培育和充养，才能日渐充盈，充分发挥其生理效应；后天之精又赖先天之精的活力资助，方能源源不断地摄入和化生。即"先天生后天，后天养先天"。肾藏精，精能化气，所化之气即为肾气，肾气过三焦，布散全身。其主要生理功能表现在以下两方面。

（1）促进人体的生长发育、生殖繁衍。人从幼年开始，由于肾中精气逐渐充盛，所以有"齿更发长"的变化。青春时期，肾中精气进一步充盛，产生一种促进性功能成熟的物质，称为"天癸"。由于"天癸"的产生，男子开始排泄精液，女子有了月经来潮，从而具备了生殖能力。进入中年，肾中精气渐弱，"天癸"变少，性功能和生殖能力减退直到消失，形体不再壮实。老年之后，"天癸"耗竭，性功能丧失，形体衰老。故《素问·上古天真论》云："女子七岁，肾气盛，齿更发长；二七而天癸至，任脉通，太冲脉盛，月事以时下，故有子；三七肾气平均，故真牙生而长极；四七筋骨坚，发长极，身体盛壮；五七阳明脉衰，面始焦，发始堕；六七三阳脉衰于上，面皆焦，发始白；七七任脉虚，太冲脉衰少，天癸竭，地道不通，故形坏而无子也。丈夫八岁，肾气实，发长齿更；二八肾气盛，天癸至，精气溢泻，阴阳和，故能有子；三八肾气平均，筋骨劲强，故真牙生而长极；四八筋骨隆盛，肌肉满壮；五八肾气衰，发堕齿槁；六八阳气衰竭于上，面焦，发鬓颁白；七八肝气衰，筋不能动，天癸竭，精少，肾脏衰，形体皆极；八八，则齿发去"。由此可见，人的整个生命活动的生、长、壮、老、已的全过程，都与肾中精气密切相关。当肾精不足时，小儿会出现发育迟缓；青年人则见生殖器官发育不良、性成熟迟缓；中年人可见性功能减退，或出现早衰；老年人则加速衰老。

（2）调节脏腑的生理功能。肾藏精，精化气，肾中的精气可以化生肾阴和肾阳。肾阴肾阳，为人体一身阴阳之根本。肾中阴阳犹如水火一样内寄于肾，故称其为"水火之宅""水火之脏"。肾阴是人体一身阴精的根本，具有促进机体的滋润、宁静、成形和制约阳热的作用，又称元阴、真阴、真水；肾阳是人体一身阳气的根本，具有促进机体的温煦、运动、兴奋和化气的作用，又称元阳、真阳、真火。肾阴和肾阳相互依存，相互制约，平衡协调，共同维持人体正常生理活动。肾阴肾阳平衡，则全身阴阳平衡。肾阳不足，则见面色苍白，畏寒肢冷，精神萎靡，生殖功能减退等症；肾阴不足，阴不抑阳，肾阳偏亢，则见五心烦热，口舌干燥，阳事易兴，遗精早泄等。

2. 主水　是指肾脏有主持和调节全身水液代谢的作用，故肾又有"水脏"之称。肾主水的功能主要是通过肾的气化作用实现。正常情况下，水液代谢是通过胃的受纳，脾的运化和转输，肺的宣发和肃降，肾的蒸腾气化，以三焦为通道，输送全身，发挥滋养和濡润作用，经过代谢后的水液主要化为汗液、尿液排出体外。肾的蒸腾气化能使肺、脾、胃、膀胱等脏腑在水液代谢中发挥各自的生理作用。被脏腑组织利用后的水液（清中之浊者）从三焦下行而归于肾，经肾的气化作用分为清浊两部分。清者，再通过三焦上升，归于肺而布散于周身；浊者变成尿液，下输膀胱，从尿道排出体外，如此循环往复，以维持人体水液代谢的平衡。

肾的气化正常，则开阖有度，水液代谢正常。肾主水功能失调，气化失职，开阖失度，就会引起水液代谢障碍。气化失常，关门不利，阖多开少，则见尿少，水肿等症；若开多阖少，可见尿多，尿频，遗尿等症。

3. 主纳气　是指肾具有摄纳肺吸入之清气，保持吸气深度的作用。纳，有受纳、摄纳之意。人体由肺吸入自然界清气，必须下归于肾，依赖于肾气的摄纳才能维持正常的呼吸的功能。肺吸入之气，通过肃降作用下达于肾，接受肾气的摄纳潜藏，才能保持呼吸运动的平稳和深沉。故有"肺为气之主，肾为气之根""肺主呼气，肾主纳气"之说。肾气充足，摄纳正常，则呼吸调匀；肾气不足，摄纳无权，则呼吸表浅，动则气喘，呼多吸少，称为"肾不纳气"。

（二）膀胱的主要生理功能

1. 贮存尿液　尿液为津液所化。人体代谢的多余的津液，经肾的气化作用生成尿液，下输于膀胱贮存。肾气充足，则膀胱开合有度；肾气不足，固摄无力，则见遗尿，尿失禁等症。

2. 排泄尿液　尿液贮存于膀胱，经肾和膀胱的气化作用，及时排出体外。若膀胱功能失调，则见尿频，尿急，遗尿等。

六、心包与三焦

心包与三焦通过经脉相互络属构成表里关系。心包，亦名膻中，是心脏外面的包膜。在藏象学说中，心包络乃心之外围，具有保护心脏的作用，故当外邪侵犯心脏时，首先使心包络受病，故心包络有"代君受邪"之功。如外感热病中出现神昏、谵语等症状，称为"热入心包"或"蒙蔽心包"。所以心包的功能、病变与心脏一致。

三焦是上焦、中焦、下焦的合称。三焦的概念有二：一是指六腑之一，是分布于胸腹腔的一个大腑，在人体五脏六腑中，唯三焦最大，可包容其他脏腑，无脏与之相匹配，故亦称"孤府"。二是指人体部位划分的概念，膈以上为上焦，膈以下脐以上为中焦，脐以下为下焦。上焦包括心肺，中焦包括脾胃和肝胆，下焦包括肾、大小肠、膀胱、女子胞等。由于肝肾同源，生理和病理上关系密切，常将肝肾一并划归下焦。所以三焦列为一腑，主要是根据脏腑生理、病理联系及所处部位特点建立起来的独特的系统概念。三焦的主要生理功能有通行元气，运行水液。三焦的生理特性是上焦如雾、中焦如沤、下焦如渎。

七、奇恒之腑

奇恒之腑包括脑、髓、骨、脉、胆及女子胞，此处主要论述胆、脑与女子胞。

（一）胆

胆既是六腑，又为奇恒之腑。胆附于肝，位于右胁下。胆是中空的囊状体，内藏胆汁。胆汁是精汁，是一种清净、味苦、黄绿色的液体，有助消化的作用，所以胆有"中精之腑""清净之腑""中清之腑"之称。胆的主要生理功能是贮藏排泄胆汁和主决断。胆的生理特性是胆气主升。

1. 胆的主要生理功能

（1）贮存和排泄胆汁　胆汁来源于肝，由肝之余气所化生，贮存在胆；在肝气疏泄作用下排泄入肠中，以促进饮食物的消化。若肝胆的功能失常，胆汁分泌排泄受阻，就会影响脾胃纳运功能，可出现胸胁胀满、食欲不振、腹泻便溏。若湿热蕴结肝胆，肝失疏泄，胆汁外溢，浸渍肌肤，则可发为黄疸。胆气以降为顺，若上逆，则可出现口苦、呕吐苦水等。

（2）主决断　胆主决断，是指胆在精神意识思维活动中，具有判断事物，做出决定的能力，对于防御和消除大惊大恐一类的精神刺激的不良影响，维持和控制气血的正常运行，保证脏腑间的协调关系有着重要作用。《素问·灵兰秘典论》说："胆者，中正之官，决断出焉。"若胆气豪壮，能勇敢应变，当机立断，判断准确；若胆气虚弱，则易惊善恐，失眠多梦，胆小怕事，遇事多疑等。"

2. 胆的生理特性

胆气主升　胆合肝，同属于木，通于春季。春气主升，万物生长，这是自然界的规律。人与天地相参，胆气升发，肝气条达，脏腑之气机则调畅。《素问·六节藏象论》有"十一脏取决于胆"之说，是指胆可助肝的疏泄，以调畅脏腑气机。

（二）脑

脑位于颅腔之内，与脊髓相通，由髓汇集而成，故《灵枢·海论》云："脑为髓之海。"脑的主要生理功能是主神明，即主司人的精神意识思维和感觉。脑的生理特性是：脑为清灵之脏和脑喜静而恶躁。

1. 脑的主要生理功能

（1）脑主精神意识思维活动　人的精神意识思维及情志活动，与脑密切相关。脑的功能正常，则精神饱满，意识清楚，思维敏捷，情志正常。若脑有病变，则可出现精神萎靡，意识不清，思维迟钝，情志异常。中医学没有归于脑或脑经的药物，临床多从心肾论治。

（2）脑主感觉　脑主感觉的功能正常，则视物精明，听力正常，嗅觉灵敏，感觉无殊；若大脑感觉功能失常，则视物不明，听觉失聪，嗅觉不灵，感觉迟钝；如髓海不充，可见头晕，目眩，耳鸣，甚至痴呆。

2. 脑的生理特性

（1）脑为清灵之脏　一方面脑为诸阳之首，位高气清，真气所聚之处，不容邪犯，如

35

若清阳不升，浊阴不降，则可致头痛头重，甚至神识昏蒙；另一方面，诸髓皆属脑，髓为精所化。其质至清至纯，荣脑养骨。

（2）脑喜静而恶躁　脑藏元神，以清静明通为贵，躁动扰乱则元神失安，意志散乱。

（三）女子胞

女子胞位于小腹中，在膀胱之后，直肠之前，下口接阴道，又称胞宫，即子宫、子脏。是女子发生月经和孕育胎儿的器官。女子胞的主要生理功能是主持月经和孕育胎儿。

1. 主持月经　女子胞是女性生殖功能发育成熟后产生月经的主要器官。女子到了 14 岁左右，肾中精气旺盛，天癸至，任脉通，太冲脉盛，女子胞发育成熟，月经来潮。到 49 岁左右，肾中精气渐衰，天癸渐绝，冲任二脉的气血也逐渐衰少，月经紊乱，终至绝经。所以女子胞主持月经的功能与肾、天癸、冲任二脉关系密切并受其制约和调节。

2. 孕育胎儿　月经正常来潮后，女子胞就具备了生殖和养育胎儿的能力；受孕以后，胎儿在母体子宫中发育，女子胞就聚集气血以养胎，成为保护胎元和孕育胎儿的主要器官。

本 章 小 结

1. 五脏的生理特点：贮藏和化生精、气、血、津液，故为"藏而不泻"；五脏的主要生理功能：心主血脉和心主神志；肺主气司呼吸、主宣发肃降、主通调水道、朝百脉主治节；脾主运化和统血；肝主疏泄和藏血；肾藏精、主水、主纳气。

2. 六腑的生理特点：传化物而不藏，故为"泻而不藏"，六腑以通为用；六腑的主要生理功能：胆，贮藏和排泄胆汁、主决断；胃，主受纳和腐熟水谷；胃"以降为和，以降为顺"。小肠，受盛化物和泌别清浊，主液；大肠，传化糟粕，主津；膀胱，贮存尿液和排泄尿液；三焦，主持诸气和运行水液；上焦如雾，中焦如沤，下焦如渎。

（王智星）

扫码"练一练"

习 题

一、选择题

1. "君主之官"是指

　A. 心　　　　　　B. 肺　　　　　　C. 肝　　　　　　D. 肾

　E. 脾

2. 有"喜燥恶湿"生理特性的是

　A. 脾　　　　　　B. 胃　　　　　　C. 肠　　　　　　D. 胆

　E. 肝

3. 血液运行于脉中不致溢出脉外，是何脏所主

　A. 肝　　　　　　B. 心　　　　　　C. 脾　　　　　　D. 肾

　E. 肺

4. 肾为气之根与肾的哪项功能有关

　A. 藏精　　　　　B. 主水　　　　　C. 主纳气　　　　D. 主生长发育

E. 主生殖繁衍

5. 五脏中被称为"刚脏"的是

    A. 脾   B. 肺   C. 肝   D. 心

    E. 肾

6. 用于概括化生和贮藏精气的生理功能的是

    A. 六腑   B. 五脏   C. 奇恒之腑   D. 脑

    E. 女子胞

7. 维持人体内脏位置的相对恒定，主要是下列哪项的作用

    A. 肝气   B. 脾气   C. 肺气   D. 肾气

    E. 心气

8. "水之上源"是指

    A. 肾   B. 心   C. 脾   D. 肺

    E. 肝

9. "血海"是指

    A. 肝   B. 心   C. 脾   D. 肺

    E. 肾

10. 胆汁是何种物质所化生的

    A. 阳气蒸化，津液所化   B. 肝血所化

    C. 肝之余气所化   D. 肾中精气所化

    E. 水谷精微所化

11. 下列既属于六腑又属于奇恒之腑的是

    A. 脑   B. 脉   C. 胆   D. 胃

    E. 女子胞

12. 五脏共同的生理特点是

    A. 传化物   B. 实而不满   C. 藏而不泻   D. 泻而不藏

    E. 腐熟水谷

13. 心藏神的主要物质基础是

    A. 气   B. 精   C. 津液   D. 血

    E. 宗气

14. 与防止出血密切相关的两脏是

    A. 心与脾   B. 肝与肾   C. 肝与脾   D. 心与肾

    E. 心与肝

15. "生痰之源"是指

    A. 胃   B. 脾   C. 小肠   D. 肺

    E. 肾

16. 患者，男，46 岁。腹胀便溏 3 月余，不思饮食，近来伴心悸、失眠、多梦。舌淡，脉细弱无力。辨证属于

    A. 心血不足   B. 脾气虚弱   C. 脾阳不足   D. 心脾两虚

    E. 脾肺气虚

17. 患者，女，45 岁。孤僻少言，不喜与人接触，近月余又见胁肋胀满，精神抑郁，

腹胀，纳呆，便溏肠鸣矢气。辨证属于

    A. 肝阳上亢   B. 心脾两虚   C. 肝血不足   D. 肝脾不调

    E. 脾胃不和

    18. 患者，男，52 岁。平素体虚，形瘦神疲，常自汗出，近年呼吸困难，动则气喘，呼多吸少，气不得续。辨证属于

    A. 心气不足   B. 脾失健运   C. 胃失肃降   D. 肾不纳气

    E. 肝阴不足

    19. 患者，女，37 岁。症见腹胀冷痛，下利清谷，五更泄泻，水肿。辨证属于

    A. 脾胃虚寒   B. 脾肾阳虚   C. 肝脾不调   D. 脾气虚

    E. 肾阳虚

二、思考题

请论述脏与腑之间的关系。

（王智星）

第四章

精气血津液

学习目标

1. **掌握** 精、气、血、津液的概念、生成和主要功能。
2. **熟悉** 气的分类。
3. **了解** 精、气、血、津液常见的病理变化。
4. 能运用精气血津液理论解释人体生理功能。
5. 具有从理论上阐释精气血津液与脏腑关系的能力。

案例讨论

【案例】

患者，男，78岁，平素体弱，少气声低，易于感冒，感冒后缠绵难愈，小便清长，尿次频数，甚至有余沥不尽，夜间尤甚。

【讨论】

1. 该患者的症状为气的哪种功能出现问题导致？
2. 治疗应主要调理哪些脏腑？

精、气、血、津液，是构成人体的基本物质，是脏腑、经络等组织器官进行生理活动的物质基础。精、气、血、津液是脏腑功能活动的产物，在脏腑功能活动中，不断地被消耗，同时又不断地得到补充，从而维持有机的生命活动。

第一节 精

一、精的概念

精是构成人体和维持人体生命活动的基础物质。人体之精有广义与狭义之分。广义之精，泛指构成人体和维持人体生命活动的一切精微物质，包括水谷精微、气、血及津液等；狭义之精，专指生殖之精，是促进人体生长发育和生殖等功能的物质基础。

扫码"学一学"

二、精的生成

精，根源于先天而充养于后天。从精的生成来源而言，有先天和后天两个方面，故精又分为先天之精与后天之精两类。

（一）先天之精

先天之精是生命的本原物质，禀受于父母，先身而生，是构成人体胚胎和繁衍后代的基本物质。父母生殖之精结合，形成胚胎之时，便转化为胚胎自身之精，此即禀受于父母以构成脏腑组织的原始生命物质。《灵枢·经脉》说："人始生，先成精。"可见，父母遗传的生命物质是与生俱来的精，谓之先天之精。

（二）后天之精

后天之精与先天之精相对而言，是人出生之后，由脾胃运化的水谷精微所产生，是人出生后赖以维持生命活动的精微物质。脾胃运化的水谷之精由脾气转输至全身各脏腑形体官窍，以维持脏腑的生理活动。如《素问·玉机真脏论》说："脾为孤脏，中央土以灌四傍。"

人体之精，以先天之精为本，依赖后天之精的不断充养。先天之精不断为后天之精提供活力资助，后天之精不断充实先天之精，两者相互促进、相互依存。

三、精的功能

（一）繁衍生命

生殖之精与生俱来，为生命起源的原始物质，具有生殖以繁衍后代的作用。这种具有生殖能力的精称之为天癸。女子二七而天癸至，月事应时而下。男子二八天癸至，精气溢泻。精盈而天癸至，则具有生殖能力。至老年，精气衰微，天癸竭而地道不通，则丧失了生殖能力。由此可见，精是繁衍后代的物质基础，肾精充足，则生殖能力强；肾精不足，就会影响生殖能力。

（二）促进生长发育

人之生始于精，由精而成形，精是胚胎形成和发育的物质基础。人出生之后，依赖精的充养，才能维持正常的生长发育。随着精气由盛而衰的变化，人则经过幼年、青年、壮年而步入老年，呈现出生长壮老已的生命运动规律。

（三）濡养作用

精能滋润濡养脏腑组织。先天之精与后天之精充盛，则脏腑之精充盈，全身各脏腑组织官窍得到精的濡养，各种生理功能才能得到正常发挥。若先天之精不足，或后天之精化生有碍，则五脏六腑之精不足，脏腑组织官窍得不到精的濡养，其功能则不能正常发挥。

（四）生髓化血

肾藏精，精生髓，髓居骨中，骨赖髓以养。肾精充足，则骨髓充满，骨骼因得髓之滋养而坚固有力，运动轻捷。精生髓，髓可化血，"人之初生，必从精始……血即精之属也"（《景岳全书·血证》）。精足则血充，故有精血同源之说。

（五）化气抗邪

精可化气。先天之精化生元气，水谷之精化生水谷之气，肺则吸入自然界清气，先后天之精充盛，则其化生的一身之气就充足，故精足则气充。正气旺盛，抗病力强，不易受病邪侵袭。若精虚则正气不足，抗邪力弱，易受外邪侵袭，或受邪后无力祛邪外出。

知识链接

世界的本源是什么？这个问题是一切哲学的根本问题。先秦时代的哲学对这个问题的解答集中体现在"气一元论"上。"气一元论"将世界统一于气，认为气是天地万物的本源。作为哲学意义上的"气一元论"，大约出现在西周末年，其大体又可区分为"元气论"和"精气论"。

持"元气论"的以道家为代表。持"精气论"的以法家《管子》为代表。"精气论"最终在《内经》中发扬光大，成为中医理论的基本架构之一。《内经》在讨论生命、脏腑、经络、营卫气血等话题时随处可见"精气论"的影子，如《素问·上古天真论》云："男不过尽八八，女不过尽七七，而天地之精气皆竭矣"，《素问·五脏别论》云："所谓五藏者，藏精气而不泻也"等。

扫码"看一看"

扫码"学一学"

第二节 气

一、气的概念

气是人体内活力很强、运行不息的极精微物质，是构成人体和维持人体生命活动的基本物质之一。气运行不息，推动和调控着人体的新陈代谢，维系着人体的生命进程。气的运动停止，则意味着生命的终止。

中医学气的概念的形成，受到古代哲学气学说的渗透和影响。古代哲学的气是运动不息的细微物质，是构成世界的最基本物质。宇宙间万物的发生发展和变化，都是由气的运动变化而产生的。这种朴素的唯物主义观点被引入中医学领域，形成了中医学中的精气学说。

中医学的气学说，是研究人体之气的概念、生成、分布、功能及其与脏腑、精、血、津液之间关系的系统理论，与古代哲学的气学说有着明显的区别。

二、气的生成

人体之气，由精化生，并与肺吸入的自然界清气相融合而成。一身之气的生成，是脾、肾、肺等脏腑的综合协调作用的结果。

（一）生成之源

人体之气来源于先天之精所化生的先天之气（即元气）、水谷之精所化生的水谷之气和自然界的清气，后两者又合称为后天之气（即宗气），三者结合而成一身之气。

来源于父母的生殖之精结合成为胚胎，人尚未出生之前，受之于父母的先天之精化生为先天之气，成为人体之气的根本。先天之气是人体生命活动的原动力。来源于饮食物的水谷精微，被人体吸收后化生水谷之气，称为"谷气"，布散全身后成为人体之气的主要部分。来源于自然界的清气需要依靠肺的呼吸功能和肾的纳气功能才能吸入体内。《素问·阴阳应象大论》说："天气通于肺。"清气参与气的生成，并且不断吐故纳新，促进人体代谢，因而是生成人体之气的重要来源。

（二）相关脏腑功能

从气的来源可知，人体之气的充足与否有赖于全身各个脏腑的综合协调作用，其中与肾、脾胃和肺的生理功能尤为密切相关。

1. 肾为生气之根 肾藏先天之精，并受后天之精的充养。先天之精是肾精的主体成分，先天之精所化生的先天之气，是人体之气的根本。肾封藏肾精，使其不无故流失，精可化为气，精充则气足。若肾失封藏，精耗则气衰。

2. 脾胃为生气之源 脾主运化，胃主受纳，共同完成对饮食水谷的消化吸收。脾气升清，将水谷之精上输心肺，化为血与津液。水谷之精及其化生的血与津液，皆可化气，统称为水谷之气，布散全身脏腑经脉，成为人体之气的主要来源。若脾胃的受纳腐熟及运化功能失常，则不能消化吸收饮食水谷之精微，水谷之气的来源匮乏，影响一身之气的生成。故《灵枢·五味》说："故谷不入，半日则气衰，一日则气少矣。"

3. 肺为生气之主 肺主气，主司宗气的生成，在气的生成过程中占有重要地位。一方面，肺主呼吸之气，通过吸清呼浊的呼吸功能，保证了体内之气的生成及代谢。另一方面，肺将吸入的清气与脾气运化水谷精微所化生的水谷之气二者结合起来，生成宗气。若肺主气的功能失常，则清气吸入减少，宗气生成不足，导致一身之气衰少。

三、气的功能

气是维持人体生命活动的最基本物质，气的功能概括起来，主要有五个方面。

（一）推动作用

指气的激发和推动的功能。气是活力很强的精微物质，它能激发和促进人体的生长发育及各脏腑、经络等组织器官的生理功能；能推动血的生成、运行，以及津液的生成、输布、排泄等。如果气的推动作用减弱，则影响人体的生长、发育；或出现早衰，亦可使脏腑经络等组织器官的生理活动减退，出现血和津液的生成不足，运行迟缓，输布和排泄障碍等病理变化。

（二）温煦作用

气是人体热量的来源。人体正常体温的恒定，需要气的温煦作用来维持；各脏腑、经络等组织器官的生理活动，需要在气的温煦作用下进行；血和津液等液态物质，也需要在气的温煦作用下才能正常地循环运行，故说"血得温而行，得寒而凝"。当气的温煦作用失常时，可出现四肢不温，脏腑功能衰退，血和津液的运行迟缓等寒性病理变化。

（三）防御作用

气的防御作用指气具有护卫肌表、抗御邪气的作用。气的防御作用也体现在三个方面：一是抵御外邪的入侵；二是可以驱邪外出，减轻、消除病邪对机体的损害；三是有助于机体的康复。所以，气的防御功能正常时，邪气不易侵入人体，或虽有邪气侵入，也不易发病，即使发病，也易康复。故曰："正气存内，邪不可干"（《素问·刺法论》），"邪之所凑，其气必虚"（《素问·评热病论》）。当气的防御功能减弱时，机体抵御邪气的能力就要降低，易于感邪发病。

（四）固摄作用

气的固摄作用指气对体内血、津液等液态物质具有防止其无故流失的作用。具体表现在固摄血液，可使血液循脉而行，防止其逸出脉外；固摄汗液、尿液、精液等，控制其分泌排泄量，以防止其无故流失。若气的固摄作用减弱，能导致体内液态物质大量丢失。如气不摄血，可导致各种出血；气不摄津，可致自汗、多尿等症；气不固精，可出现遗精、滑精等症。

（五）气化作用

所谓气化，是指通过气的运动而产生的各种变化。具体地说，是指精、气、血、津液各自的新陈代谢及其相互转化。例如：精、气、血、津液的生成，都需要将饮食物转化为水谷精气，然后再化生成精、气、血、津液等；津液经过代谢，转化成汗液和尿液；饮食物经过消化和吸收后，其残渣转化为糟粕等，都是气化作用的具体体现。如果气化作用失常，则能影响整个物质代谢过程。如影响饮食物的消化吸收，影响气、血、津液的生成和输布，影响汗液、尿液和粪便的排泄等。

四、气的分类

人体的气，根据其来源、分布部位和功能特点的不同可划分为元气、宗气、营气、卫气。

（一）元气

元气，又名"原气""真气"，是人体生命活动的原动力。与其他气相比较，元气是最根本、最重要的气。

1. 生成　元气根于肾，其组成以肾所藏的精气为主，依赖于肾中精气所化生，并赖后天水谷精气的充养。

2. 分布　元气发于肾间（命门），通过三焦而流行于全身，内而五脏六腑，外而肌肤腠理，无处不到，以作用于机体各个部分。

3. 功能　推动人体的生长发育，能温煦和激发脏腑、经络等组织器官的生理活动，是人体生命活动的原动力，是维持生命活动的最基本物质。

（二）宗气

宗气是积于胸中之气。宗气在胸中积聚之处，称作"气海"，又称"膻中"。

1. 生成　由脾胃化生的水谷之气和肺吸入的自然界的清气相结合而成。

2. 分布　宗气积聚于胸中，贯注于心肺之脉。其向上出于肺，循喉咙而走息道，经肺的作用而布散于胸中气海。其向下赖肺之肃降而蓄于丹田，并注入足阳明之气街。

3. 功能　宗气的功能主要表现在三个方面：一是司呼吸。宗气上走息道，促进肺的呼吸运动，并与语言、声音、呼吸的强弱有关；二是行气血。宗气横贯心脉，协助心气推动血液运行，并影响着肢体的活动和寒温；三是与人体的视、听、言、动等机能相关。

（三）营气

营气是行于脉中，富有营养作用的气。由于营气与血同行脉中，故常以"营血"并称。营气与卫气相对而言属于阴，故又称"营阴"。

1. 生成　营气主要来自于饮食，是由脾胃运化吸收的水谷精微中最富有营养的部分所组成。《素问·痹论》说："营者，水谷之精气也。"

2. 分布　营气入于血脉之中，循脉运行上下，内通五脏六腑，外达皮肉肢节，周而复始。

3. 功能　营气的主要功能是化生血液和营养周身。营气富含营养成分，与津液相合，可化生为血液，所以营气是生成血液的主要物质基础。血液运行于全身，将营气输布于各脏腑经络等组织器官，发挥营养作用，维持其正常的生理功能。

（四）卫气

卫气是运行于脉外，具有保卫机体作用的气。卫气与营气相对而言，属性为阳，故又称"卫阳"。

1. 生成　卫气的生成也主要来自于饮食，由水谷精微中慓疾滑利部分所化生。因其性慓疾滑利，活动力强，流动迅速，故《素问·痹论》称："卫者，水谷之悍气也。"

2. 分布　由于卫气具有很强的活力，故可不受脉道的约束，循行于脉外，与营气相伴而行，环周不休。

3. 功能　卫气的主要功能包括以下三个方面：一是护卫肌表，防御外邪入侵。二是温养肌肉、皮毛及脏腑。三是调节腠理开合，控制汗液排泄，维持体温恒定。

人体之气除上述四种气外，尚有"脏腑之气""经络之气"等，其实质是人体之气分布到某一脏腑或某一经络，即成为某一脏腑或某一经络之气，激发与推动着该脏腑、经络的功能活动。

第三节　血

扫码"学一学"

一、血的概念

血，是运行于脉中的富有营养和滋润作用的红色液态物质，是构成人体和维持人体生命活动的基本物质之一。血与气相对而言，属性为阴，故又称"阴血"。

脉是血液循行的管道，又称为"血府"。血液必须在脉中正常运行，才能发挥其生理功能。在某些因素的作用下，血液不能在脉内循行而溢出脉外时，即为"离经之血"。离经之血不能及时排出或消散，则为瘀血，失去了其发挥作用的条件，又可作为独立病因导致新的病机变化。血液运行全身，发挥营养滋润作用，任何部位失去血液的滋养，都会影响其正常的生理功能，严重者危及生命。

二、血的生成

血液主要由营气和津液组成。营气和津液都来源于脾胃所化生的水谷精微，所以说脾胃是气血生化之源。《灵枢·决气》说："中焦受气取汁，变化而赤，是谓血。"即水谷精微上输于肺，归之于心，经肺和心的共同作用，灌注于脉而成为红色的血液。此外，肾所藏之精也是生血的物质基础，《诸病源候论·虚劳精血出候》说"肾藏精，精者，血之所成也。"由上观之，肾精也是化生血液的基本物质。

血液的生成与多个脏腑相关，其中，与脾胃的运化功能关系最为密切。

（一）脾胃

脾胃为后天之本，气血生化之源。脾胃所化生的水谷精微是化生血液的最基本物质。若中焦脾胃虚弱，不能运化水谷精微，化源不足，往往导致血虚。

（二）肾肝

肾藏精，精生髓，髓化血。肾精充足，则血液化生有源。若肾精不足，则可导致血液生成亏少。此外肝主疏泄而藏血，因精血同源，肝血充足，则肾亦有所藏，精有所资，精充则血足。故临床上治疗血虚证，可采用补益肝肾法，促进血液化生。

（三）心肺

心主血脉，一则行血以输送营养物质，二则水谷精微通过脾的转输升清作用，上输于心肺，在肺吐故纳新之后，复注于心脉化赤而变成新鲜血液。所以说："血乃中焦之汁，流溢于中以为精，奉心化赤而为血。"（《侣山堂类辨·辨血》）。"奉心化赤而为血"是说心也参与血液的生成。肺主一身之气，参与宗气的生成和运行。气能生血，气旺则生血功能亦强，气虚则生血功能亦弱。气虚不能生血，常可导致血液衰少。脾胃消化吸收的水谷精微，化生为营气和津液等营养物质，通过经脉而汇聚于肺，依赖肺的呼吸，在肺内进行气体交换之后方化而为血。

综上所述，血液是以水谷精微和精髓为主要物质基础，在脾胃、肾肝、心肺等脏腑的共同作用下而生成的。故临床上常用补养心血、补益心脾、滋养肝血和补肾益髓等法以治血虚之候。

三、血的功能

（一）营养和滋润作用

血在脉中循行，内至脏腑，外达皮肉筋骨，运行不息，不断地将营养物质输送到全身各组织器官，发挥营养和滋润作用，以维持其正常的生理活动。故《素问·五脏生成》说"肝受血而能视，足受血而能步，掌受血而能握，指受血而能摄。"当血虚不足时，濡养作用衰退，除脏腑功能低下外，还可见到面色不华或萎黄、毛发干枯、肌肤干燥、肢体麻木等临床表现。

（二）血液是神志活动的物质基础

血液是人体精神活动的主要物质基础。人的气血充盈，血能养神，才能神志清晰，精神旺盛。《素问·八正神明论》说："血气者，人之神。"《灵枢·平人绝骨》说："血脉和利，精神乃居。"都指出了血与神志活动的密切关系。所以，不论何种原因所形成的血虚、血热或血液运行失常，均可出现精神衰退、健忘、失眠、烦躁，甚则可见精神恍惚、惊悸不安，以及谵妄、昏迷等神志失常的临床表现。

第四节　津　液

一、津液的概念

津液，是津与液的合称，是体内一切正常水液的总称，包括各脏腑组织器官的内在体液及其正常的分泌物，如汗、涕、泪、肠液、胃液等。津液也是构成人体和维持人体生命活动的基本物质。

津与液同属水液，同源于饮食水谷，均有赖于脾和胃的运化功能而成。但在性状、功能及其分布部位等方面又有区别。一般地说，质地清稀，流动性大，布散于体表皮肤、肌肉

扫码"学一学"

和孔窍等部位，并能渗入血脉，主要起滋润作用且易于耗散者，称为津；质地稠厚，流动性小，灌注于骨节、脏腑、脑、髓等组织的，主要起濡养作用且不易耗散者，称为液。

二、津液的生成、输布和排泄

津液的生成、输布和排泄是一个复杂的生理过程，由脾、胃、大肠、小肠等多个脏腑共同完成，是多脏腑协调配合的结果。《素问·经脉别论》说："饮入于胃，游溢精气，上输于脾，脾气散精，上归于肺，通调水道，下输膀胱，水精四布，五经并行。"这是对津液的生成、输布、排泄过程的简要概括。

（一）津液的生成

津液的生成来源于饮食水谷，是在脾胃运化及小肠、大肠等相关脏腑的共同参与下生成的。胃主受纳腐熟，"游溢精气"而吸收饮食水谷的部分精微，包括津液；"小肠主液"，泌别清浊，吸收水液；"大肠主津"，吸收部分水液，促使糟粕成形而为粪便。胃、小肠、大肠所吸收的津液，通过脾的转输作用布散于全身。

（二）津液的输布

津液的输布主要通过脾、肺、肾、肝和三焦等脏腑生理功能的综合作用实现。

脾对津液的输布途径有二：一是脾直接散精，将津液布散于全身，濡养脏腑组织；二是脾气主升，津液由脾之运化，将其上归于肺。

肺为水之上源，主通调水道，肺接受从脾转输来的津液后，在肺气的宣发作用下，将津液向上向外布散于人体上部和形体肌表；在肺气的肃降作用下，将津液向下向内输布于人体下部、肾和膀胱等。

肾主水，肾对津液输布起着主宰作用。首先肾中精气的蒸腾气化作用，是脾的散精，胃的"游溢精气"，肺的通调水道，以及小肠的"分清泌浊"等作用的动力；其次肺下输至肾的水液，通过肾中阳气的蒸腾气化作用，将其中之清者上升再加以利用，浊者化为尿液注入膀胱。

肝主疏泄，调畅气机，气行则水行，推动津液的输布。

三焦为"决渎之官"，是津液运行的通道，三焦水道的通畅与否，也影响着津液的输布过程。

（三）津液的排泄

津液输布于周身，被机体利用之后，其剩余水分和代谢废物将被排出体外，主要是肺、肾、大肠和膀胱功能协作的结果。肺气宣发，外合皮毛，促使津液从皮肤以汗液的形式排出和从呼吸道以水气形式被带出；肾为主水之脏，在其气化作用下，将浊者化为尿液，下注膀胱而外排；大肠主传导，粪便中也夹杂部分水分。因此，剩余水分和代谢废物的排泄途径包括出汗、呼气、排尿和排便四个方面，其中尿液的排泄又是调节津液代谢动态平衡的主要环节。

三、津液的功能

（一）滋润濡养

津的质地清稀，流动性大，布散于体表皮肤、肌肉和孔窍等部位，能滋润皮毛肌肤和眼、鼻、口等孔窍；液的质地稠厚，流动性小，灌注于骨节、脏腑、脑、髓等组织，能濡养内脏，充养和濡润骨髓、脊髓、脑髓等。

（二）化生血液

由水谷化生的津液与营气相结合，注入脉中便形成了血液，故津液也是血液的组成成分之一，是血液中液态成分的基础。津液和血液都来源水谷精气，两者可相互渗透、相互转化，故有"津血同源"之说。

（三）调节阴阳

人体根据体内的生理状况和外界环境的变化，通过津液的自我调节使机体保持正常状态，以适应外界的变化。如冬季寒冷，皮肤汗孔闭合，津液不能借汗液排出体外，而下降膀胱，小便增多；夏季暑热，汗多则津液减少下行，小便减少。由此调节机体的阴阳平衡，从而维持人体的正常生命活动。

（四）排泄代谢废物

津液在其自身的代谢过程中，通过汗液、尿液等排泄方式，将人体的代谢废物，不断排出体外，从而使机体各脏腑的气化活动正常。

本 章 小 结

1. 精是构成人体和维持人体生命活动的基础物质。人体之精有广义与狭义之分。从精的生成来源分类可分为先天之精与后天之精两类。精的功能有：繁衍生命，促进生长发育，濡养作用，生髓化血，化气抗邪。

2. 气是不断运动的、具有很强活力的精微物质，气源于先天之气、水谷之气和清气，由脾、肺、肾等综合协调作用产生的。气的功能有：推动作用，温煦作用，防御作用，固摄作用，气化作用。人体之气分为元气、宗气、营气、卫气。

3. 血是循行于脉中的富有营养的红色液态物质，是构成人体和维持人体生命活动的基本物质之一。水谷精微和肾精是血液化生的基础。血液主要由营气和津液组成。血液具有营养、滋润作用并且是神志活动的物质基础。

4. 津液是体内一切正常水液的总称。津液具有滋润濡养及充养血脉的功能。津液的代谢是一个包括生成、输布和排泄的复杂的生理活动过程，是由多个脏腑综合作用，相互协调，密切配合而完成的，其中以肺、脾、肾尤其重要。

习 题

一、选择题

1. 由父母遗传的生命物质，称之为

    A. 先天之精   B. 后天之精

    C. 肾精   D. 水谷之精

    E. 生殖之精

2. 人体之精分藏于五脏，但主要藏于

    A. 肝   B. 心   C. 脾   D. 肺

    E. 肾

扫码"练一练"

3. 人体中活力很强且运行不息的精微物质是

    A. 精   B. 气   C. 血   D. 津

    E. 液

4. 一身之气的生成与下列哪组脏腑的关系最为密切

    A. 心肝脾   B. 心肺肾   C. 脾肺肾   D. 肝脾肾

    E. 心脾肾

5. 以下哪一项属于津液的生理功能

    A. 推动作用   B. 固摄作用

    C. 气化作用   D. 温煦作用

    E. 滋润濡养作用

6. 维持人体相对恒定的体温，属于气的哪项功能

    A. 凉润   B. 温煦   C. 推动   D. 防御

    E. 固摄

7. 人体生长发育迟缓，是气的哪项功能减退导致的

    A. 推动   B. 温煦   C. 凉润   D. 防御

    E. 中介

8. 易于感冒，是气的什么功能减弱的表现

    A. 温煦作用   B. 推动作用   C. 气化作用   D. 防御作用

    E. 固摄作用

9. 人体中最根本、最重要的气是

    A. 元气   B. 宗气   C. 卫气   D. 营气

    E. 经络之气

10. 被称为水谷之悍气的是

    A. 谷气   B. 卫气   C. 宗气   D. 营气

    E. 清气

11. 逸出脉外的血称为

    A. 血府   B. 瘀血   C. 离经之血   D. 坏血

    E. 以上都不是

12. 机体精神活动的主要物质基础是

    A. 精   B. 气   C. 血   D. 津液

    E. 阴

13. 以下哪一项属于血液的生理功能

    A. 推动作用   B. 固摄作用

    C. 气化作用   D. 温煦作用

    E. 濡养作用

14. 与津液的生成关系最为密切的脏腑是

    A. 脾肺   B. 脾胃   C. 脾肾   D. 肠胃

    E. 肺肾

15. 布散于体表皮肤、肌肉和孔窍等部位，可渗入血脉之内起滋润作用的是

　　A. 气　　　　　B. 水　　　　　C. 精　　　　　D. 津

　　E. 液

二、思考题

营气与卫气有哪些相同点与不同点？

（陈　琳）

第五章

经络与腧穴

 案例讨论

【案例】

患者,男,50 岁,因腰痛 2 天就诊。2 天前因搬重物闪腰,查体:腰肌紧张,第 4、5 腰椎间隙及右侧第 4 腰椎旁压痛,腰部前屈、后伸及右侧弯活动略受限,双侧直腿抬高加压试验(−),余无异常。诊断:急性腰扭伤。

【讨论】

1. 该患者是否适合针灸治疗?

2. 如果进行治疗,可选择哪些穴位?

3. 请说出这些穴位的位置、操作方法及配穴方法。

第一节 经络总论

一、经络概念

经络是运行全身气血,沟通联络脏腑肢节,调节体内各部的特殊通路。有经脉和络脉之分,经脉是直行的主干,络脉是侧行的分支。经脉和络脉纵横交错,遍布全身,相互沟通联系,使人体成为一个有机整体。

经络学说是阐述人体经络的循行分布、生理病理及其与脏腑肢节关系的理论体系,是

扫码"学一学"

中医基础理论的重要组成部分，更是针灸推拿学的核心理论，对中医康复技术实践有着非常重要的临床指导作用。

二、经络系统的组成

经络系统由经脉和络脉组成，经脉包括十二经脉、奇经八脉及附属于十二经脉的十二经别、十二经筋、十二皮部；络脉包括十五别络、浮络和难以计数的孙络（图 5-1）。

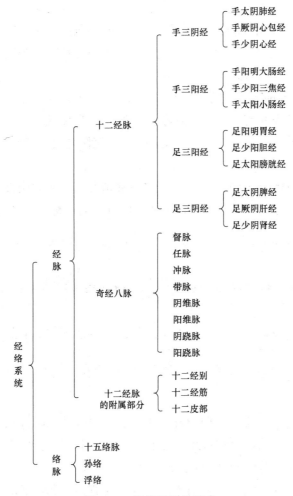

图 5-1　经络系统的组成

（一）十二经脉

1. 十二经脉名称　由手足、阴阳、脏腑三部分组成，与该经脉的循行部位及所属脏腑相关。循行于上肢的经脉以"手"开头，循行于下肢的经脉则以"足"开头。循行于肢体内侧面的经脉为阴经，循行于肢体外侧面的经脉为阳经。根据阴阳消长变化，一阴一阳衍化为三阴三阳，即肢体内则面从前往后分别为太阴、厥阴、少阴；肢体外则面从前往后分别为阳明、少阳、太阳。脏藏精气而不泻为阴，腑传化物而不藏为阳，故每一阴经分属一脏，每一阳经分属一腑，各经皆冠以所属脏腑名。如手太阴肺经，即循行于上肢内侧前缘，属肺。

2. 十二经脉分布规律　十二经脉左右对称地分布于头面、躯干和四肢，阴经循行于肢体内侧和胸腹，阳经循行于肢体外侧和头面躯干。在头面部，手足阳明经行于额面部，手

51

足少阳经行于侧头部，手足太阳经行于面颊、头顶及后头部；在四肢，手足三阳经循行于肢体外侧面，从前往后分别为阳明、少阳、太阳；手足三阴经循行于肢体内侧面，从前往后分别为太阴、厥阴、少阴。其中内踝高点上 8 寸以下，足厥阴肝经在前缘，足太阴脾经在中线，足少阴肾经在后缘。

3. 十二经脉表里属络关系　十二经脉在体内与脏腑相连属，阴经属脏络腑，阳经属腑络脏，阴阳相配形成六组表里属络关系。互为表里的经脉分别循行于四肢内外两侧相对的位置，在生理和病理上都有密切的联系和影响，治疗上相互为用。十二经脉的表里属络关系为：手太阴肺经与手阳明大肠经互为表里；手厥阴心包经与手少阳三焦经互为表里；手少阴心经与手太阳小肠经互为表里；足太阴脾经与足阳明胃经互为表里；足厥阴肝经与足少阳胆经互为表里；足少阴肾经与足太阳膀胱经互为表里。

4. 十二经脉循行走向与交接规律　十二经脉循行走向规律：手三阴经从胸走手，手三阳经从手走头，足三阳从头走足，足三阴从足走腹胸。交接规律：相表里的阴经与阳经在四肢末端交接；同名的手足阳经在头面部交接（头为诸阳之会）；相互衔接的手足阴经在胸中交接。

5. 十二经脉气血循环流注次序　十二经脉气血流注起于手太阴肺经，依次逐经相传，至足厥阴肝经，再传至手太阴肺经，周而复始，将气血运行至全身（图 5-2）。

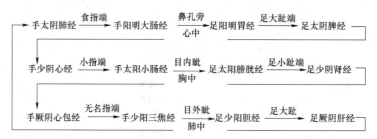

图 5-2　气血循环流注次序

（二）奇经八脉

即任脉、督脉、冲脉、带脉、阴维脉、阳维脉、阴跷脉、阳跷脉八条经脉，既不隶属于脏腑，也无表里相配关系，故称奇经。其中任脉、督脉、冲脉皆起源于小腹，同出会阴，但循行路径则各不相同，故称为"一源三歧"。

奇经八脉沟通联系十二经脉，并对十二经脉气血有蓄积和渗灌的调节作用。任脉行于人体前正中线，总任全身阴经脉气，有"阴脉之海"之称；督脉行于人体后正中线，总督一身阳经脉气，有"阳脉之海"之称；冲脉与足少阴肾经相并而行，环绕口唇，能含聚调节十二经气血，故有"十二经之海"之称，又称"血海"；带脉环腰一周，对全身纵行躯干的经脉有约束作用；阴维和阳维脉分别调节六阴经和六阳经经气；阴跷和阳跷脉共同调节肢体运动及眼睑的开合。

（三）十二经别

十二经别是十二正经深入体腔的支脉，有离、入、出、合的特点。它们多从四肢肘膝关节附近离开正经，在躯干深入体腔联系相应脏腑，再出体表后向上浅行至头项部，阳经经别合于本经，阴经经别合于相表里的阳经，共有六对，故有"六合"之称。十二经别加强了本经脉的内外上下联系，特别是与脏腑的联系，也加强了互为表里两经的联系，扩大了经穴的主治范围。

（四）十二经筋

是分布于十二经脉循行部位的筋肉系统，受十二经脉气血渗灌濡养。皆行于体表，不入内脏。有刚筋、柔筋之分。刚筋分布于项背和四肢外侧，以手足三阳经筋为主；柔筋分布于胸腹和四肢内侧，以手足三阴经经筋为主。经筋约束骨骼，使关节正常屈伸，维持人体的运动功能。

（五）十二皮部

是十二经脉在体表皮肤的分布范围，与经络气血相通，为十二经脉功能活动的反应区。十二皮部是人体与外界的第一层屏障，能抵御外邪，同时也是外邪入侵途径和脏腑经络病变时反映病证的部位。

（六）十五别络

由十二经脉和任、督二脉各别出一络，加上脾之大络组成，共15条。十二经别络分布于四肢，加强表里两经的联系。任、督二脉的别络以及脾之大络主要分布在头身部，沟通头、腹、背部经气。从络脉分出的浮络和孙络，则遍布全身，沟通全身经气。

三、经络的生理功能与临床应用

（一）生理功能

1. 联络沟通 经络系统在人体纵横交错，入里出表，内属脏腑，外络肢节。使人体的脏腑、器官、孔窍以及皮、肉、筋、骨等组织联结在一起，且相互之间以相生相克关系维持着动态平衡，成为一个以五脏为中心的有机整体。如心与小肠相表里，合脉，其华在面，开窍于舌等，这种脏与腑、体、窍的生理联系都是通过经络来沟通实现的。

2. 运行气血 气血是构成和维持人体生命活动的基本物质，机体的各脏腑组织都必须依赖气血的充养，才能发挥功能。经络遍布全身，是气血运行的通道。经络将气血输送至全身各处，使脏腑组织得以滋养，完成正常的生理功能；还能通过运行气血以协调阴阳，使人体功能活动保持相对的平衡。

3. 抗御病邪 外邪侵犯人体，皮毛筋肉首当其冲，这些组织皆为经气散布所在，是人体与外界的第一层屏障，能抵御外邪，保卫机体。

（二）临床应用

1. 指导诊断和辨证 经络有一定的循行部位和络属脏腑，在脏腑功能失调时，经络是疾病传变的途径，同时也是反映病候于表的途径。如在相关经络上出现压痛、结节或条索状物质，或相应皮部出现色泽、形态、温度等变化。临床可通过望、循经触摸和按压等方法进行诊察，从而推断相关经络及脏腑病理状况，确定疾病所在的经脉和脏腑。

2. 指导治疗 主要表现在腧穴选取及针灸方法的应用。当明确疾病所在的经脉和脏腑后，根据经脉循行及主治特点、十二经别、十二经筋、十二皮部等理论，可选取相应经脉的腧穴或部位，通过针刺、艾灸等方法刺激以疏通经气，调节经络脏腑气血功能，从而达到治疗的目的。如腹泻针刺足阳明胃经上的足三里穴，肛肠疾患选取承山穴，都是在经络的指导下进行的。其次经络还指导着药物归经，何经之病，则用何经之药或者使用引经之药。如少阳经头痛，则选用归少阳经的柴胡，阳明经头痛则选用归阳明经的白芷。

3. 预防疾病 临床可通过调理经络之气以达到调整脏腑气血、预防疾病的目的。如常灸足三里穴可以强身健体、延年益寿。

第二节　腧穴总论

扫码"学一学"

一、腧穴的概念及分类

腧穴是人体脏腑经络之气输注于体表的特殊部位。《针灸甲乙经》称之为"孔穴"，其大多分布于体表的分肉腠理和骨节交会的特定孔隙之处，通过经脉与脏腑之气相通，是神气出入之门户。腧穴既是疾病的反映点，也是针灸等治疗疾病的刺激点。

人体的腧穴众多，按分布及作用特点，可分为十四经穴、经外奇穴和阿是穴三类。

（一）十四经穴

简称"经穴"。有固定名称和固定位置，并归属于十二正经或任、督二脉，共有362个。经穴不但有局部治疗作用，还具有治疗与归属经脉及脏腑密切相关的病证及本条经脉循行所经部位的其他病证。如手阳明大肠经的曲池穴不但能治疗上肢局部痹痛，还能治疗肠腑病证如腹痛、吐泻等及本经循行经过部位的其他病证如咽喉肿痛、齿痛等。

（二）经外奇穴

简称"奇穴"。有固定名称和固定位置，但尚未归于任何经脉，数目不定，有持续增加的趋势。奇穴对某些病证有特殊疗效，如安眠穴对失眠有较好的疗效。

（三）阿是穴

又称"天应穴"，首见于唐代孙思邈《备急千金方》。无固定名称和固定位置，以压痛点或病变局部或其他敏感反应点为腧穴。阿是穴多为局部治疗作用，对痛证有显效。

二、腧穴的治疗作用

每一个腧穴都有其特定的作用，但总体分析又都具有一些共同特点和规律。腧穴的作用特点归纳如下。

（一）近治作用

"腧穴所在，主治所在"，所有腧穴都可治疗其局部及邻近组织、器官的病证。如眼区附近的睛明、丝竹空、瞳子髎等都可以治疗眼睛疾患。

（二）远治作用

"经脉所过，主治所及"，主要是十四经穴的作用特点。不仅能治疗局部病证，还能治疗经脉所属脏腑及所过之处的脏腑、组织、器官的病证。如合谷穴，能治疗局部上肢病证，还能治疗所属手阳明大肠经所过的颈部、头面五官病证及肠胃病证。

（三）特殊作用

特殊作用包括双向良性调节作用和相对特异治疗作用。

1. 双向良性调节作用　是指同一腧穴对不同病理状态的机体会起到两种相反的调节作用，目标是使病理状态向正常范围调节。如刺激内关穴对心率的调节就是因病而异，心动过速者能使其心率减慢恢复至正常，心动过缓者则能使心率加快恢复至正常。

2. 相对特异治疗作用　是指某些穴位对某些病证的治疗效果有相对特异性，如大椎穴退热，至阴穴矫正胎位等。

扫码"看一看"

三、特定穴

十四经穴中具有特殊的性能和治疗作用并被归纳赋予特定名称的腧穴，称为特定穴。特定穴是临床中最常用的经穴，掌握它的功能和作用特点，对临床选穴有重要的指导意义。

（一）五输穴

十二经脉分布在肘膝关节以下的"井、荥、输、经、合"5个经穴，称为五输穴。五输穴从四肢末端向肘膝方向依次排列，比喻经气流注由小到大，由浅到深的特点。经气初出为"井"；经气开始流动如泉水为"荥"；经气灌注由浅入深为"输"；经气渐盛如水入江河为"经"；经气充盛如百川汇合入海为"合"。五输穴各有所主病证，在临床应用非常广泛，是远部取穴的主要穴位。《难经·六十七难》有记载："井主心下满，荥主身热，输主体节重痛，经主喘咳寒热，合主逆气而泄。"近代临床的应用情况，井穴多用于急救，如十二井穴治疗昏迷、厥证；荥穴用于清各经热证，如肝火上炎选肝经行间清泻肝热；输穴用于治疗本经所属肢体关节酸痛沉重病证，如后溪治疗太阳经型颈肩痛。十二经脉五输穴见表5-1。

表5-1 五输穴表

经脉名称	井穴	荥穴	输穴	经穴	合穴
手太阴肺经	少商	鱼际	太渊	经渠	尺泽
手厥阴心包经	中冲	劳宫	大陵	间使	曲泽
手少阴心经	少冲	少府	神门	灵道	少海
手阳明大肠经	商阳	二间	三间	阳溪	曲池
手少阳三焦经	关冲	液门	中渚	支沟	天井
手太阳小肠经	少泽	前谷	后溪	阳谷	小海
足太阴脾经	隐白	大都	太白	商丘	阴陵泉
足厥阴肝经	大敦	行间	太冲	中封	曲泉
足少阴肾经	涌泉	然谷	太溪	复溜	阴谷
足阳明胃经	厉兑	内庭	陷谷	解溪	足三里
足少阳胆经	足窍阴	侠溪	足临泣	阳辅	阳陵泉
足太阳膀胱经	至阴	足通谷	束骨	昆仑	委中

（二）原穴、络穴

原穴是脏腑原气输注、经过和留止的部位。十二经各有1原穴，共12原穴，其中手足六阴经的原穴也是五输穴中的输穴。原穴都分布于腕踝关节附近，对本经所属脏腑的疾病有特异性治疗作用，同时也能反映所属脏腑病证，协助诊断。如手少阴心经原穴神门穴可治疗心悸、失眠、健忘等。

络穴是十五络脉从经脉分出的部位。十二经各有1络穴，任、督二脉各有1络穴，加上脾之大络的络穴，共15络穴。十二经络穴均分布于四肢肘膝关节以下，任脉的络穴位于上腹部，督脉的络穴位于尾骶部，脾之大络的络穴位于胸胁部。络穴可治疗其络脉的病证，还治疗表里两经病候。如胆经络穴光明穴，既可治疗胆经病证，又可治疗肝经病证。十二原穴与络穴见表5-2。

表5-2 十二原穴与络穴表

经脉名称	原穴	络穴	经脉名称	原穴	络穴
手太阴肺经	太渊	列缺	手阳明大肠经	合谷	偏历
手厥阴心包经	大陵	内关	手少阳三焦经	阳池	外关
手少阴心经	神门	通里	手太阳小肠经	腕骨	支正
足太阴脾经	太白	公孙	足阳明胃经	冲阳	丰隆
足厥阴肝经	太冲	蠡沟	足少阳胆经	丘墟	光明
足少阴肾经	太溪	大钟	足太阳膀胱经	京骨	飞扬

（三）郄穴

郄穴是经气深聚的部位。十二经及阴跷、阳跷、阴维、阳维四脉各有1郄穴，共16郄穴。郄穴多分布于四肢肘膝关节以下，治疗所属经脉及脏腑急证有独特疗效。阳经郄穴治疗急性痛证，阴经郄穴治疗急性血证有较好疗效。如急性胃痛选取胃经郄穴梁丘穴，肺病咯血选取肺经郄穴孔最穴。十六郄穴见表5-3。

表5-3 十六郄穴表

经脉	郄穴	经脉	郄穴
手太阴肺经	孔最	手阳明大肠经	温溜
手厥阴心包经	郄门	手少阳三焦经	会宗
手少阴心经	阴郄	手太阳小肠经	养老
足太阴脾经	地机	足阳明胃经	梁丘
足厥阴肝经	中都	足少阳胆经	外丘
足少阴肾经	水泉	足太阳膀胱经	金门
阴维脉	筑宾	阳维脉	阳交
阴跷脉	交信	阳跷脉	跗阳

（四）背俞穴、募穴

背俞穴是脏腑之气输注和汇聚于背腰部的部位，募穴是脏腑之气输注和汇聚于胸腹部的部位。每个脏腑各有1背俞穴和募穴，共12背俞穴和12募穴。背俞穴均位于背腰部足太阳膀胱经第一侧线上，并分别冠以脏腑之名。募穴均位于胸腹部，与其相关脏腑所处部位相近。背俞穴和募穴多用于治疗相关脏腑及联属的组织器官疾患，临床上脏病及虚证多取背俞穴，腑病及实证多取募穴。如气虚咳嗽可补肺之背俞穴肺俞穴，寒邪犯胃之胃痛灸胃之募穴中脘穴。临床也经常将病变脏腑的俞募穴配合运用，以发挥协同作用，即俞募配穴法。如咳嗽气喘，可选取肺之俞募穴肺俞、中府穴配合治疗。脏腑背俞穴与募穴见表5-4。

表5-4 脏腑背俞穴与募穴表

脏	背俞穴	募穴	腑	背俞穴	募穴
肺	肺俞	中府	大肠	大肠俞	天枢
心包	厥阴俞	膻中	三焦	三焦俞	石门
心	心俞	巨阙	小肠	小肠俞	关元

续表

脏	背俞穴	募穴	腑	背俞穴	募穴
脾	脾俞	章门	胃	胃俞	中脘
肝	肝俞	期门	胆	胆俞	日月
肾	肾俞	京门	膀胱	膀胱俞	中极

（五）八会穴

八会穴是人体脏、腑、气、血、筋、脉、骨、髓精气聚会的 8 个腧穴。它们分布在躯干和四肢部，对相关病证有特殊的治疗作用。如六腑之病皆可选腑会中脘穴，血证可选血会膈俞穴。八会穴见表 5-5。

表 5-5　八会穴表

八会穴		八会穴	
脏会	章门	筋会	阳陵泉
腑会	中脘	脉会	太渊
气会	膻中	骨会	大杼
血会	膈俞	髓会	绝骨

（六）下合穴

下合穴是手足三阳经所属的六腑之气下合于足三阳经的 6 个特定穴位。下合穴是治疗六腑病证的重要穴位，如胃痛取胃经下合穴足三里穴，便秘取大肠经下合穴上巨虚穴。下合穴见表 5-6。

表 5-6　下合穴表

腑	下合穴	腑	下合穴
胃	足三里	胆	阳陵泉
大肠	上巨虚	三焦	委阳
小肠	下巨虚	膀胱	委中

（七）交会穴

交会穴是指两经或数经相交会的部位。交会穴具有治疗交会经脉疾病的特点，如脾经的三阴交穴是足三阴肝经、脾经、肾经的交会穴，它不仅能治疗脾经病证，也能治疗肝经和肾经的病证。

（八）八脉交会穴

是十二经脉与奇经八脉相通的 8 个特定穴。能治疗相应的奇经的病证，如督脉病变出现的腰脊强痛，可选后溪穴治疗。八脉交会穴见表 5-7。

表 5-7　八脉交会穴表

所通经脉	穴名	主治	相配合主治
督脉	后溪	督脉病证	目内眦、颈项、耳、肩部疾病
阳跷脉	申脉	阳跷脉病证	
任脉	列缺	任脉病证	肺系、咽喉、胸、膈疾病
阴跷脉	照海	阴跷脉病证	

所通经脉	穴名	主治	相配合主治
冲脉	公孙	冲脉病证	心、胸、胃疾病
阴维脉	内关	阴维脉病证	
带脉	足临泣	带脉病证	目锐眦、耳后、颊、颈、肩部疾病
阳维脉	外关	阳维脉病证	

四、腧穴的定位方法

取穴准确是针灸获得良好疗效的基础，掌握常用的腧穴定位方法，对于准确取穴、提高疗效有重要的意义。常用的腧穴定位方法有四种，即骨度分寸定位法、体表解剖标志定位法、手指同身寸定位法和简便定位法。

（一）骨度分寸定位法

是以骨节或皮肤横纹为标志，将两骨节之间的长度规定为一定的分寸，用以确定腧穴位置的方法。又称骨度法，最早记载于《灵枢·骨度》，经过历代医家补充修改而成。骨度分寸定位法不分高矮、胖瘦、男女、老少，一律按规定的骨度分寸在其自身测量取穴。骨度分寸不同于一般使用的长度单位"寸"，作为长度单位"寸"，其长度是固定的，但每个人的骨度寸长短却都不一样。如肩胛骨内侧缘至后正中线的骨度寸为 3 寸，那么不管是成人还是幼儿皆为 3 寸，而他们的实际长度却是不一样的。常用骨度分寸见表 5-8，图 5-3。

表 5-8　常用骨度分寸表

部位	起点	止点	骨度寸	应用
头面部	两眉连线中点	前发际正中	3	取头部穴位
	前发际正中	后发际正中	12	取头部穴位
	后发际正中	第 7 颈椎棘突下	3	取项部穴位
	左额发角（头维）	右额发角（头维）	9	取头前部穴位
	左耳后乳突（完骨）	右耳后乳突（完骨）	9	取头后部穴位
胸腹胁肋部	胸骨上窝（天突）	胸剑联合中点（岐骨）	9	取胸部穴位
	胸剑联合中点（岐骨）	脐中	8	取上腹部穴位
	脐中	耻骨联合上缘中点	5	取下腹部穴位
	左乳头	右乳头	8	取胸腹部穴位
	腋窝顶点	第 11 肋游离端下缘	12	取胁肋部穴位
背腰部	肩胛骨最内缘	后正中线	3	取背腰部穴位
	肩峰缘	后正中线	8	取背部穴位
上肢部	腋前（后纹头）	肘横纹（平肘尖）	12	取上臂穴位
	肘横纹（平肘尖）	腕掌横纹（腕背横纹）	9	取前臂穴位
下肢部	耻骨联合上缘	股骨内上髁上缘	18	取下肢内侧穴位
	胫骨内侧髁上方	内踝尖	13	取下肢内侧穴位
	股骨大转子	腘横纹	19	取下肢外侧穴位
	腘横纹	外踝尖	16	取下肢外侧穴位
	臀横纹	腘横纹	14	取下肢后侧穴位

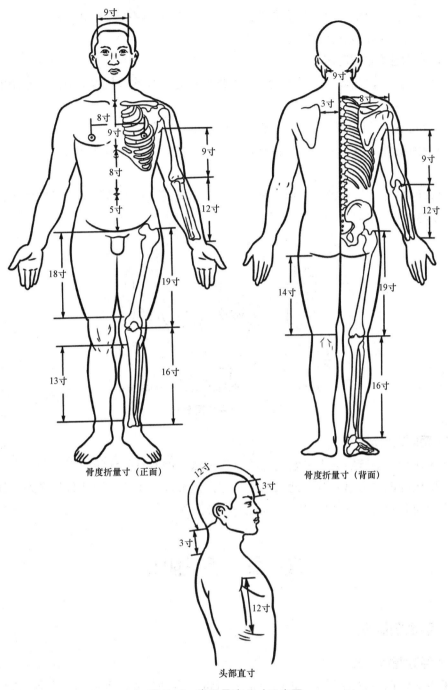

骨度折量寸（正面）　　骨度折量寸（背面）

头部直寸

图 5-3　常用骨度分寸示意图

（二）解剖标志定位法

又称自然标志定位法，是以人体解剖学的各种体表标志为依据来确定腧穴位置的方法。此取穴法简单而又准确，但对解剖知识及手指感觉的灵敏度有较高要求。分为固定标志和活动标志定位法两种。

1. 固定标志定位法　以体表上自然姿势下可见的骨节、肌肉所形成的突起、凹陷、五官轮廓、发际、指（趾）甲、乳头、肚脐等为依据，确定腧穴位置的方法。如两眉之间取印堂穴，两乳之间取膻中穴。

2. 活动标志定位法　以关节、肌肉、皮肤需在一定活动姿势下才会出现的突起、凹陷、

59

皱纹等标志为依据，确定腧穴位置的方法。如咬紧牙齿在咬肌隆起处取颊车穴，张口在耳屏前与下颌关节之间凹陷处取听宫穴。

（三）手指同身寸定位法

又称"指寸法"，是以本人手指为折量标准来确定自身腧穴位置的方法。常用的有以下三种（图5-4）。

1. 拇指同身寸 以拇指的指间关节的宽度为1寸。

2. 中指同身寸 拇、中指屈曲指腹相对，以中指中节桡侧两端横纹头之间的距离作为1寸。

3. 横指同身寸 将食指、中指、无名指和小指并拢，中指背侧第一指间横纹横取手背的宽度作为3寸。用横指同身寸量取腧穴的方法，又称"一夫法"

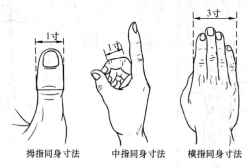

拇指同身寸法　中指同身寸法　横指同身寸法

图5-4 手指同身寸

（四）简便定位法

是前人在针灸临床实践中摸索创立的取穴方法。如两耳尖连线中点取百会穴，自然握拳中指尖所到处取内劳宫穴等。此法简便易行，但准确性不高，因此只是作为一种辅助取穴方法或者为非专业人员自我按摩保健取穴使用。

第三节　手三阴经

一、手太阴肺经

（一）经脉循行（图5-5）

起于中焦，向下联络大肠；再向上沿着胃贲门穿过膈肌，入属肺；上行气管、喉咙，再横行出胸外侧（中府穴）至腋前；沿上臂内侧前缘（肱二头肌外侧缘）下行至肘，再沿前臂内侧桡骨外缘下行至寸口（桡骨茎突内侧），沿大鱼际外侧至大拇指，止于拇指桡侧端。

腕部分支：从腕后（列缺穴）分出，经虎口沿食指内侧外缘至指端，与手阳明大肠经相接。

扫码"学一学"

（二）主治特点

本经腧穴主要治疗肺、胸、喉和经脉循行经过部位的其他病证，如缺盆和手臂内侧前缘痛、肩前痛等。

（三）本经腧穴

本经一侧 11 穴，左右两侧共 22 穴。常用腧穴如下。

1. 中府（Zhōngfǔ，LU1）肺之募穴

【定位】胸前壁外上方，平第 1 肋间隙，前正中线旁开 6 寸（图 5-6）。

【主治】①肺系疾病：咳嗽、气喘、肺胀满等；②胸背部疾病：肩背痛、胸满痛等。

【操作】向外斜刺或平刺 0.5～0.8 寸。不可向内深刺，以免伤及肺脏，引起气胸。

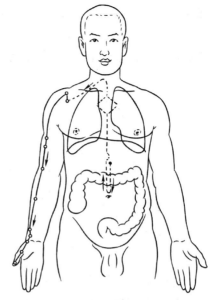

图 5-5　手太阴肺经经脉循行图

2. 尺泽（Chǐzé，LU5）合穴

【定位】肘横纹上，肱二头肌腱桡侧凹陷处 （图 5-7）。

【主治】①肺系疾病：咯血、咳嗽、气喘、咽喉肿痛等；②局部疾病：肘臂挛痛、痿软无力等；③急症：急性吐泻、中暑、小儿惊风等。

【操作】直刺 0.8～1.2 寸，或点刺出血。

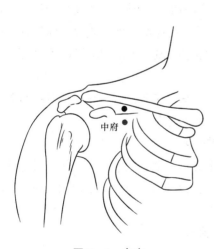

图 5-6　中府

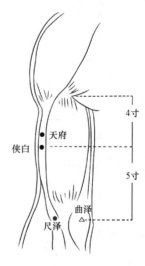

图 5-7　尺泽

3. 列缺（Lièquē，LU7）络穴；八脉交会穴（通于任脉）

【定位】桡骨茎突上方，腕横纹上 1.5 寸，肱桡肌与拇长展肌腱之间（图 5-8）。

【主治】①肺系疾病：咳嗽、气喘、咽喉肿痛等；②局部疾病：桡神经麻痹，腕关节疼痛等；③头项部疾患：头痛、项强、口眼歪斜等。

【操作】向上或向下斜刺 0.3～0.8 寸。

4. 少商（Shàoshāng，LU11）井穴

【定位】拇指桡侧，指甲根角旁 0.1 寸（图 5-9）。

【主治】①肺系实热疾病：咽喉肿痛、高热、鼻衄等；②急症：中风昏迷、小儿惊风、癫狂等。

【操作】浅刺 0.1～0.2 寸，或点刺出血。

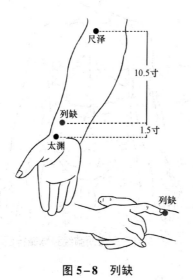

图 5-8　列缺

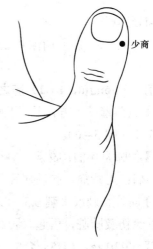

图 5-9　少商

二、手厥阴心包经

（一）经脉循行（图 5-10）

起于胸中，属心包，往下穿膈肌联络上、中、下三焦。

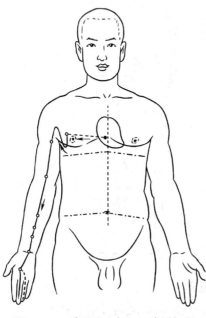

图 5-10　手厥阴心包经经脉循行图

胸部分支：沿胸部（天池穴）出胁肋至腋下，再上行至腋窝，沿上臂内侧中线下行至肘中，向下行于前臂掌长肌腱与桡侧腕曲肌腱之间，入手掌，沿中指向下，止于中指末端。

掌中分支：从掌中（劳宫穴）分出，下行至无名指端，与手少阳三焦经相接。

（二）主治特点

本经腧穴主要治疗心、心包、胸、胃、神志病，以及经脉循行经过部位的其他病证，如肘臂挛痛、掌心发热等。

（三）本经腧穴

本经一侧 9 穴，左右两侧共 18 穴。常用腧穴如下。

1. 曲泽（Qūzé，PC3）合穴

【定位】肘横纹中，肱二头肌腱尺侧凹陷处（图 5-11）。

【主治】①心系病证：心痛、心悸、善惊等；②热性胃疾：胃痛、呕吐、呕血等；③暑热病；④局部疾病：肘臂挛痛、无力等。

【操作】直刺 1～1.5 寸，或点刺出血。

2. 郄门（Xìmén，PC4）郄穴

【定位】腕横纹上 5 寸，掌长肌腱与桡侧腕曲肌腱之间（图 5-11）。

【主治】①急性心系病证：心痛、心悸、心烦、胸痛等；②热性出血证：呕血、咯血、衄血等；③疔疮；④癫痫。

【操作】直刺 0.5～1 寸。

3. 内关（Nèiguān，PC6）络穴；八脉交会穴（通于阴维脉）

【定位】腕横纹上 2 寸，掌长肌腱与桡侧腕曲肌腱之间（图 5－11）。

【主治】①心系病证：心痛、胸闷、心动过速或过缓等；②胃腑病：胃痛、呕吐、呃逆等；③神志病证：失眠、郁证、癫狂痫等；④中风；⑤眩晕症；⑥肘臂挛痛。

【操作】直刺 0.5～1 寸。

4. 劳宫（Láogōng，PC8）荥穴

【定位】掌心，第 2、3 掌骨中间，自然握拳，约中指尖下（图 5－12）。

【主治】①急症：中风昏迷、中暑等；②神志病证：心痛、烦闷、癫狂痫等；③口疮、口臭；④鹅掌风。为急救要穴之一。

【操作】直刺 0.3～0.5 寸。

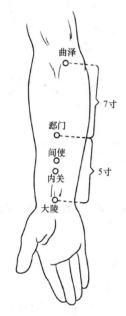

图 5－11　曲泽、郄门、内关

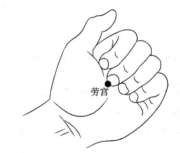

图 5－12　劳宫

三、手少阴心经

（一）经脉循行（图 5－13）

起于心中，出属心系（心与各脏相连的组织），向下穿膈肌，联络小肠。

向上分支：从心系向上沿着咽喉，连系目系（眼后与脑相连的组织）。

直行分支：从心系向上行至肺部，再向下斜出腋下（极泉穴），往下行于上臂内侧后缘入肘，再向下行于前臂内侧后缘，从掌后锐骨入掌内，沿小指掌面桡侧下行至末端（少冲穴）与手太阳小肠经相接。

（二）主治特点

本经腧穴主要治疗心、胸、神志病和经脉循行部位的其他病证，如咽干、暴喑、上臂内侧痛、手心发热等。

（三）常用腧穴

1. 少海（Shàohǎi，HT3）合穴

【定位】屈肘，肘横纹内侧端与肱骨内上髁连线的中点处（图5-14）。

【主治】①心病、神志病：心痛、癔症等；②肘臂挛痛，臂麻手颤；③腋胁部痛。

【操作】直刺0.5～1寸。

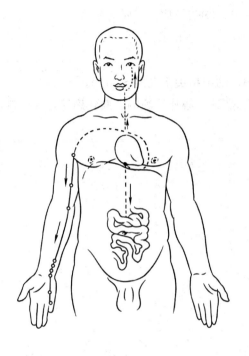

图5-13 手少阴心经经脉循行图

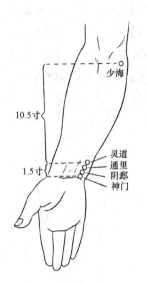

图5-14 少海、通里、神门

2. 通里（Tōnglǐ，HT5）络穴

【定位】前臂内侧缘，腕横纹上1寸，尺侧腕屈肌腱的桡侧缘（图5-14）。

【主治】①心病：心悸、怔忡等；②舌强不语，暴喑；③腕臂痛。

【操作】直刺0.3～0.5寸。不宜深刺，留针时不可屈腕。

3. 神门（Shénmén，HT7）原穴；输穴

【定位】手腕内侧腕横纹线上，尺侧腕屈肌腱的桡侧缘（图5-14）。

【主治】①心病、神志病：心痛、心烦、惊悸、失眠、健忘、痴呆、癫狂等；②高血压；③胸胁痛。

【操作】直刺0.3～0.5寸。

4. 少冲（Shàochōng，HT8）井穴

【定位】小手指桡侧，指甲根角旁开0.1寸处（图5-15）。

【主治】①心病、神志病：心痛、心烦、癫狂、昏迷等；②热病；③胸胁痛。

【操作】浅刺0.1寸，或点刺出血。

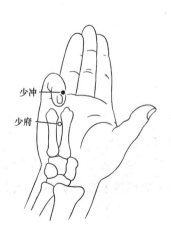

图5-15 少冲

第四节　手三阳经

一、手阳明大肠经

（一）经脉循行（图 5 - 16）

起于食指桡侧端，沿食指背面桡侧上行至第 1、2 掌骨之间，向上经拇长伸肌腱与拇短伸肌腱之间，沿前臂外侧前缘入肘，再沿上臂外侧前缘上肩，过肩峰前缘，向后上与督脉会于大椎，再往前下入缺盆，联络肺脏，向下穿膈肌，入属大肠。

向上分支：从缺盆分出，上走颈部，经面颊入下齿，再出来环唇与对侧经脉相交于人中，止于对侧鼻旁，与足阳明胃经相接。

（二）主治特点

本经腧穴主要治疗头面、五官、咽喉病，热病，皮肤病，肠胃病，神志病等及经脉循行部位的其他病证，如齿痛、咽喉肿痛、鼻塞流涕、泄泻、便秘、循行部位热肿等。

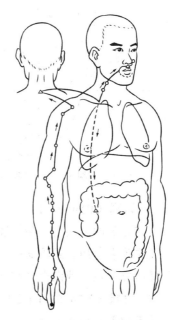

图 5 - 16　手阳明大肠经经脉循行图

（三）本经腧穴

本经一侧 20 穴，左右两侧共 40 穴。常用腧穴如下。

1. 合谷（Hégǔ，LI4）原穴

【定位】在手背，第 1、2 掌骨间，第 2 掌骨桡侧中点处（图 5 - 17）。

【主治】①头面五官疾病：牙痛、头痛、目赤肿痛、鼻渊、口眼歪斜、耳聋、咽喉肿痛等；②外感病证：恶寒发热，多汗或无汗；③妇产科病：闭经、滞产等；④胃肠疾病：腹痛、便秘、痢疾等；⑤皮肤疾患：瘾疹、皮肤瘙痒等；⑥经脉所过部位其他疾患：上肢痿痹、手指挛痛等。

【操作】直刺 0.5～1 寸。针刺时手呈半握拳状；孕妇不宜针。

2. 手三里（Shǒusānlǐ，LI10）

【定位】在合谷穴与曲池穴连线上，曲池穴下 2 寸处（图 5 - 18）。

【主治】①上肢病证：肘臂疼痛、上肢不遂、麻木，肩背疼痛等；②胃肠疾病：腹痛、腹泻；③头面五官疾病：牙痛、颊肿等。

【操作】直刺 0.8～1.2 寸。

3. 曲池（Qūchí，LI11）合穴

【定位】肘横纹外侧端与肱骨外上髁连线中点（图 5 - 18）。

【主治】①上肢病证：手臂痹痛、上肢不遂、麻木等；②胃肠疾病：腹痛、腹泻；③头面五官热性疾病：目赤肿痛、牙痛等；④热病；⑤皮肤疾患：瘾疹、皮肤瘙痒、湿疹等；⑥其他疾患：高血压、癫狂等。

【操作】直刺 0.5～1 寸。

扫码"学一学"

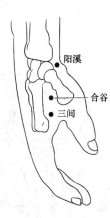

图 5-17　合谷

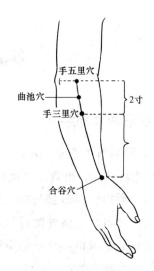

图 5-18　手三里、曲池

4. 臂臑（Bìnào，LI14）

【定位】曲池穴与肩髃穴连线上，曲池穴上 7 寸，三角肌止点处（图 5-19）。

【主治】①肩、颈项病证：肩臂疼痛不遂，颈项拘挛等；②瘰疬；③目疾。

【操作】直刺或向上斜刺 0.8～1.5 寸。

5. 肩髃（Jiānyú，LI15）

【定位】肩峰端下缘，肩峰与肱骨大结节之间，三角肌上部中央。臂外展或平举时，肩峰前下方凹陷处（图 5-19）。

【主治】①肩、上肢病证：肩臂挛痛，上肢不遂等；②瘾疹。

【操作】直刺或向下斜刺 0.8～1.5 寸。肩周炎宜向肩关节直刺，上肢不遂宜向三角肌方向斜刺。

6. 迎香（Yíngxiāng，LI20）

【定位】鼻唇沟中，鼻翼外缘中点旁开约 0.5 寸。

【主治】①鼻部病证：鼻塞，流涕，鼻衄等；②面部疾患：口歪，面瘫，面肌痉挛；③胆道蛔虫症。

【操作】略向内上方斜刺或平刺 0.3～0.5 寸。

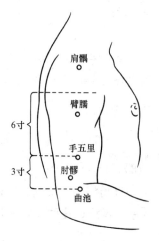

图 5-19　臂臑、肩髃

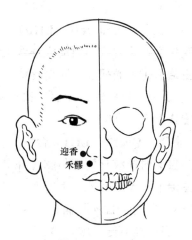

图 5-20　迎香

二、手少阳三焦经

（一）经脉循行（图5-21）

起于无名指尺侧端，沿手背第4、5掌骨间上行，经手背腕关节至前臂背侧，沿尺骨与桡骨之间上行至肘尖，再沿上臂外侧中间部上行至肩，往后越过足少阳胆经再折向前入缺盆，分布于胸中，联络心包，再下穿膈肌，依次联属三焦。

（二）主治特点

本经腧穴主要治疗头、目、耳、颊、咽喉、胸胁病，热病，以及经脉循行所经过部位的其他病证，如偏头痛、目赤肿痛、耳鸣、耳聋、咽喉肿痛，颊痛等。

（三）本经腧穴

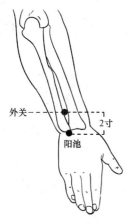

图5-21 手少阳三焦经经脉循行图

本经一侧23穴，左右共46穴。常用腧穴如下。

1. 外关（Wàiguān，SJ5）络穴；八脉交会穴（通于阳维脉）

【定位】腕背横纹上2寸，尺骨与桡骨之间（图5-22）。

【主治】①外感疾患：热病；②头面五官疾患：头痛、耳鸣、耳聋、目赤肿痛等；③经脉循行部位疾患：胁肋痛、肩背痛、肘臂屈伸不利、痿痹不遂等。

【操作】直刺0.5～1寸。

2. 肩髎（Jiānliáo，SJ15）

【定位】肩峰后下方，上臂外展时，肩髃穴后寸许凹陷中（图5-23）。

【主治】肩臂挛痛不遂。

【操作】直刺1～1.5寸。

图5-22 外关

外关
阳池
2寸

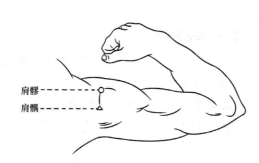

图5-23 肩髎

肩髎
肩髃

3. 翳风（Yìfēng，SJ17）

【定位】耳垂后方，乳突前下方与下颌角之间的凹陷中（图5-24）。

【主治】①耳疾：耳鸣、耳聋等；②面、口疾患：口眼歪斜、牙关紧闭、颊肿等；

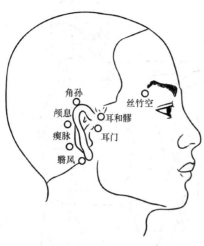

图 5-24 翳风、耳门、丝竹空

③呃逆。

【操作】直刺 0.5～1 寸。

4. 耳门（Ěrmén，SJ21）

【定位】耳屏上切迹前，下颌骨髁状突后缘，张口有凹陷处（图 5-24）。

【主治】①耳疾：耳鸣、耳聋等；②头面五官疾患：齿痛，头颌痛等。

【操作】微张口，直刺 0.5～1 寸。

5. 丝竹空（Sīzhúkōng，SJ23）

【定位】眉梢的凹陷处（图 5-24）。

【主治】①眼疾：目赤肿痛、眼睑瞤动等；②头面五官疾患：头痛，眩晕、齿痛等；③癫痫。

【操作】平刺 0.3～0.5 寸。

三、手太阳小肠经

（一）经脉循行（图 5-25）

起于小指背面尺侧端，沿小指上行经手背外侧至腕关节，再沿前臂外侧后缘上行经尺骨鹰嘴与肱骨内上髁之间，沿上臂外侧后缘上行至肩关节后面，绕肩胛骨，在大椎处与督脉交会，向前进入缺盆，联络心，沿食道下行穿膈，到达胃部，再向下入属小肠。

上行分支：从缺盆分出，沿颈部上行，经过面颊至目外眦，折回进入耳中。

面部分支：从面颊分出，上行至眼眶下方，到达鼻根部，至目内眦，与足太阳膀胱经相接。

（二）主治特点

本经腧穴主要治疗头、项、面、五官病，热病，神志病以及经脉循行部位的其他病证，如肩臂外侧后缘痛、少腹痛等。

（三）本经腧穴

本经一侧 19 穴，左右两侧共 38 穴。常用腧穴如下。

1. 少泽（Shàozé，SI1）井穴

【定位】手小指尺侧指甲角旁开 0.1 寸（图 5-26）。

【主治】①乳疾：乳少，乳痈；②头面五官热病：头痛，目赤，咽喉肿痛；③急症：昏迷等。

【操作】浅刺 0.1～0.2 寸，或点刺出血。

2. 后溪（Hòuxī，SI3）输穴；八脉交会穴（通于督脉）

【定位】微握拳，第 5 掌指关节后尺侧，远侧掌横纹头赤白肉际处（图 5-26）。

【主治】①痛证：头项强痛、腰背、手指及肘臂挛痛等；②头面五官疾患：目赤、耳聋、咽喉肿痛；③癫痫；④疟疾。

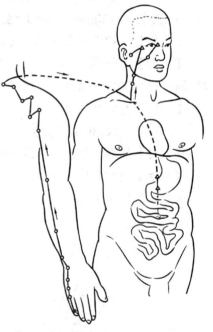

图 5-25 手太阳小肠经经脉循行图

【操作】直刺 0.5～1 寸。治手指挛痛可透刺合谷穴。

3. 养老（Yǎnglǎo，SI6）郄穴（图 5－27）

【定位】手掌面向胸，尺骨茎突桡侧骨缝凹陷中。

【主治】①目疾：目视不明；②上肢疾患：肩、背、肘、臂酸痛；③强身保健。

【操作】直刺或斜刺 0.5～0.8 寸。强身保健用温和灸。

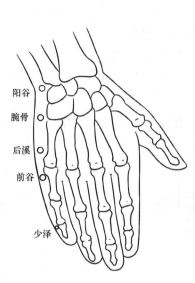
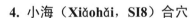

图 5－26　少泽、后溪

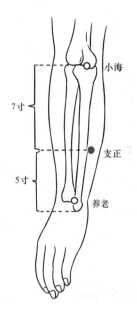

图 5－27　养老、小海

4. 小海（Xiǎohǎi，SI8）合穴

【定位】屈肘，尺骨鹰嘴与肱骨内上髁之间凹陷处（图 5－27）。

【主治】①肘臂疼痛、麻木；②癫痫。

【操作】直刺 0.3～0.5 寸。

5. 肩贞（Jiānzhēn，SI9）

【定位】臂内收，腋后纹头上 1 寸（图 5－28）。

【主治】①肘臂疼痛、上肢不遂；②瘰疬。

【操作】直刺 1～1.5 寸。不宜向胸侧深刺。

6. 天宗（Tiānzōng，SI11）

【定位】肩胛骨冈下窝中央凹陷处，约肩胛冈下缘与肩胛下角之间连线的上 1/3 处（图 5－28）。

【主治】①局部病证：肩胛疼痛、肩背部损伤等；②气喘。

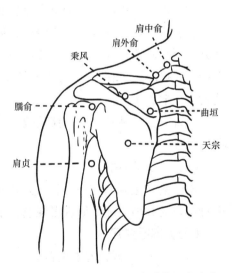

图 5－28　肩贞、天宗、肩外俞、肩中俞

【操作】直刺或斜刺 0.5～1 寸。遇到阻力不可强行进针。

7. 肩外俞（Jiānwàishū，SI14）

【定位】第 1 胸椎棘突下，旁开 3 寸（图 5－28）。

【主治】①肩背疼痛；②颈项强急。

【操作】斜刺 0.5～0.8 寸。不宜深刺。

8. 肩中俞（Jiānzhōngshū）（图 5－28）

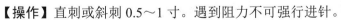

【定位】第 7 颈椎棘突下，旁开 2 寸。

【主治】①肩背疼痛；②咳嗽、气喘。

【操作】斜刺 0.5～0.8 寸。不宜深刺。

9. 颧髎（Quánliáo，SI18）

【定位】目外眦直下，颧骨下缘凹陷处（图 5－29）。

【主治】①口眼歪斜、眼睑𥉉动；②齿痛、三叉神经痛。

【操作】直刺 0.3～0.5 寸；斜刺或平刺 0.5～1 寸。

10. 听宫（Tīnggōng，SI19）

【定位】耳屏前，张口时凹陷处（图 5－29）。

【主治】①耳疾：耳鸣、耳聋、聍耳等；②齿痛、牙关不利。

【操作】张口，直刺 1～1.5 寸。留针时可闭合，但不宜频繁张合。

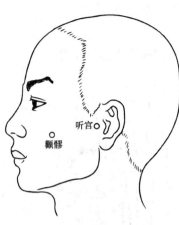

图 5－29　颧髎、听宫

扫码"学一学"

第五节　足三阴经

一、足太阴脾经

（一）经脉循行（图 5－30）

起于足大趾内侧端，沿足大趾内侧赤白肉际上行过第一跖骨基底部，经内踝前下方沿胫骨后缘上行，至内踝 8 寸处行至足厥阴肝经前面，上膝部，沿膝股内侧前缘上行入腹，属脾，与胃相联络，穿过膈肌上行经食道上行至咽，连舌本，散舌下。

胃部分支：从胃分出，穿过膈，注于心中，与手少阴心经相接。

（二）主治特点

本经腧穴主要治疗脾胃病、妇科病、前阴病以及经脉循行部位的其他病证，如舌根强痛、下肢内侧肿胀等。

（三）本经腧穴

本经一侧 21 穴，左右两侧共 42 穴。常用腧穴如下。

1. 隐白（Yǐnbái，SP1）井穴

【定位】足大趾内侧端，距趾甲根角 0.1 寸（图 5－31）。

【主治】①脾不统血之出血证：月经过多、便血、尿血等；②神志病证：癫狂、多梦、惊风。

【操作】浅刺 0.1 寸。

2. 公孙（Gōngsūn，SP4）络穴；八脉交会穴（通于冲脉）

【定位】第 1 跖骨基底部的前下方，赤白肉际处（图 5－31）。

【主治】①肠胃病证：胃痛、呕吐、腹痛、腹泻、痢疾等；②冲脉病证：胸闷、逆气

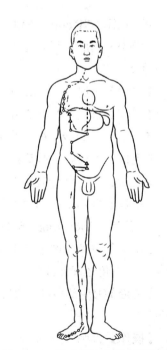

图 5－30　足太阴脾经经脉循行图

冲心。

【操作】直刺 0.5～1 寸。

3. 三阴交（Sānyīnjiāo，SP6）

【定位】足内踝尖上 3 寸，胫骨内侧缘后方（图 5－32）。

【主治】①脾胃虚弱诸证：腹胀、腹泻、肠鸣；②生殖泌尿系统病：月经不调，痛经，带下，不孕，滞产，遗精，阳痿，遗尿，小便不利，水肿；③下肢局部疾病：下肢痿痹；④阴虚诸证；⑤心悸，失眠 高血压。

【操作】直刺 1～1.5 寸；孕妇禁针。

4. 阴陵泉（Yīnlíngquán，SP9）合穴

【定位】小腿内侧，胫骨内侧髁下方凹陷处（图 5－32）。

【主治】①脾不运化水湿病：腹泻，水肿，小便不利，黄疸等；②膝痛。

【操作】直刺 1～2 寸。

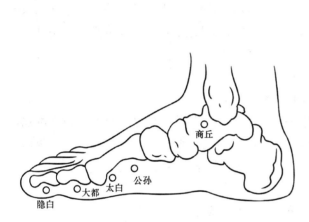

图 5－31 隐白、公孙

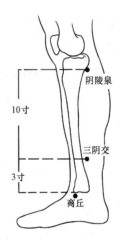

图 5－32 三阴交、阴陵泉

5. 血海（Xuèhǎi，SP10）

【定位】大腿内侧，髌骨内上缘上 2 寸，肌四头肌内侧头隆起处（图 5－33）。

【主治】①血虚或血瘀性疾病：月经不调，痛经，经闭等；②血热性皮肤病：风疹，湿疹，丹毒等。

【操作】直刺 1～1.5 寸。

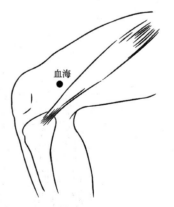

图 5－33 血海

二、足厥阴肝经

（一）经脉循行（图 5－34）

起于足大趾外侧端，沿足背上行，在内踝前一寸向上行于小腿内侧前缘，于内踝上 8 寸处与足太阴脾经相交并于其后上行，经腘窝内侧沿大腿内侧中线上行进入阴毛，环绕阴部，抵达小腹，挟胃旁，属于肝，联络胆，向上穿膈，散布于胁肋，沿着喉咙后面向上进入喉头和鼻咽部，连接目系（眼后与脑相连的组织），向上经前额与督脉会于巅顶。

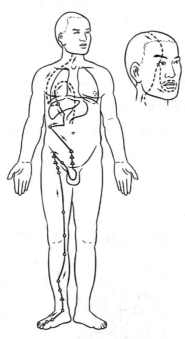

图 5-34　足厥阴肝经经脉循行图

目系分支：从目系下行至面颊里部，环绕唇内。

肝部分支：从肝分出，向上穿过膈，流注于肺部，与手太阴肺经相接。

（二）主治特点

本经腧穴主要治疗肝、胆、脾、胃、肺病，妇科病，少腹、前阴病及经脉循行经过部位的其他病证，如腰痛、小便不利、疝气、少腹肿等。

（三）本经腧穴

本经一侧 14 穴，左右两侧共 28 穴。常用腧穴如下。

1. 行间（Xíngjiān，LR2）荥穴

【定位】第 1、2 趾间，趾蹼缘上方纹头处（图 5-35）。

【主治】①肝经风热病证：中风、头痛、目眩、目赤肿痛等；②妇科及前阴病：月经不调、痛经、闭经、崩漏、带下、阴中痛等；③少腹痛、疝气；④泌尿系统病：遗尿，尿潴留、淋证等；⑤胸胁满痛、足跗肿痛。

【操作】直刺 0.5～0.8 寸。

2. 太冲（Tàichōng，LR3）输穴；原穴

【定位】第 1、2 跖骨结合部之前凹陷中（图 5-35）。

【主治】①肝经风热病证：中风、癫狂痫、小儿惊风；头痛、目眩、耳鸣、目赤肿痛、咽痛等；②妇科及前阴病：月经不调、痛经、闭经、崩漏、带下、阴中痛等；③少腹痛、疝气；④泌尿系统病：遗尿，尿潴留等；⑤下肢痿痹、足跗肿痛。

【操作】直刺 0.5～0.8 寸。

3. 章门（Zhāngmén，LR13）脾之募穴；八会穴之脏会

【定位】第 11 肋游离端下方（图 5-36）。

【主治】①胃肠病证：腹痛、腹胀、肠鸣、腹泻、呕吐等；②肝脾病证：胁痛、黄疸、肝脾肿大等。

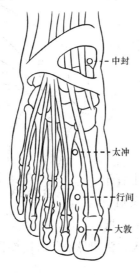

图 5-35　行间、太冲

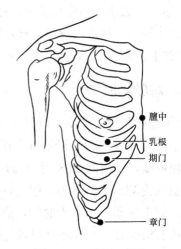

图 5-36　章门、期门

【操作】直刺 0.8～1 寸。

4. 期门（Qīmén，LR14）肝之募穴

【定位】乳头直下，第 6 肋间隙，前正中线旁开 4 寸（图 5－36）。

【主治】①肝胃病证：胸胁胀痛、腹胀、腹泻、呕吐、吞酸、呃逆等；②乳痈、乳少；③奔豚气。

【操作】斜刺或平刺 0.5～0.8 寸，不可深刺，以免伤及内脏。

三、足少阴肾经

（一）经脉循行（图 5－37）

起于足小趾之下，斜走足心，经足舟骨粗隆下上行经内踝后方入足跟，绕内踝上行于小腿内侧后缘，经腘内侧，沿大腿内侧后缘上行，通过脊柱，属于肾脏，联络膀胱。

肾部直行脉：从肾上行通过肝、膈，进入肺中，再沿喉咙上行，挟舌根部。

肺部分支：从肺分出，联络心，流注于胸中，与手厥阴心包经相接。

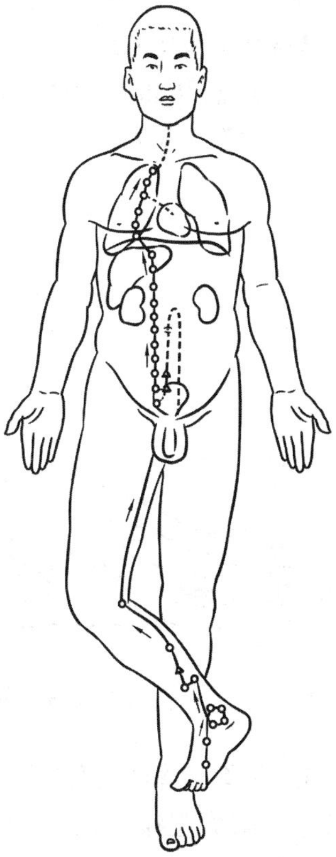

（二）主治特点

本经腧穴主要治疗妇科病、前阴病、肾、肺、咽喉、舌等经脉循行经过部位的其他病证，如咳血、气喘、舌干、咽喉肿痛、腰痛、脊股内后侧痛、足心热等。

图 5－37 足少阴肾经经脉循行图

（三）本经腧穴

本经一侧 27 穴，左右两侧共 54 穴。常用腧穴如下。

1. 涌泉（Yǒngquán，KI1）井穴

【定位】第 2、3 趾缝纹头端与足跟连线的前 1/3 与中 1/3 的交点处。足趾跖屈时，约在足底最深凹陷中（图 5－38）。

【主治】①急症：昏厥、中暑、小儿惊风、癫狂痫等；②头痛、头晕、目眩、失眠；③肺系病证：咯血、咽喉肿痛、喉痹等；④大便难、小便不利；⑤奔豚气，足心热。急救要穴之一。

【操作】直刺 0.5～0.8 寸。临床常用灸法或药物贴敷。

2. 太溪（Tàixī，KI3）输穴；原穴

【定位】内踝高点与跟腱后缘连线的中点凹陷处（图 5－39）。

【主治】①肾虚证：头痛、目眩、失眠、健忘、遗精、阳痿等；②阴虚性五官病证：咽喉肿痛、齿痛、耳鸣、耳聋等；③肺部疾患：咳嗽、气喘、咯血、胸痛等；④消渴，小便频数，便秘；⑤月经不调；⑥腰脊痛，下肢厥冷。

【操作】直刺 0.5～0.8 寸。

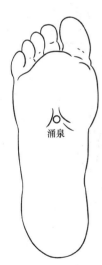

图 5－38 涌泉

3. 照海（Zhàohǎi，KI6）八脉交会穴（通于阴跷脉）

【定位】内踝高点正下缘直下 1 寸凹陷处（图 5－39）。

【主治】①精神、神志疾患：失眠、癫痫；②五官热性疾患：咽喉干痛、目赤肿痛等；③妇科病症：月经不调、带下、阴挺等；④小便频数，癃闭。

【操作】直刺0.5～0.8寸。

4. 复溜（Fùliū，KI7）经穴

【定位】太溪穴上2寸，当跟腱的前缘（图5-40）。

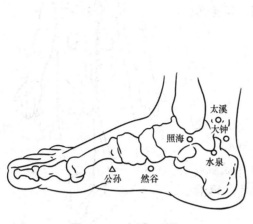

图5-39　太溪、照海

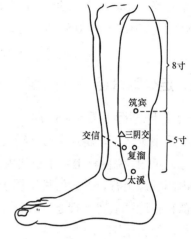

图5-40　复溜

【主治】①津液输布失调疾患：水肿、汗证（无汗或多汗）等；②胃肠疾病：腹胀、腹泻等；③腰脊强痛，下肢痿痹。

【操作】直刺0.5～0.8寸。

第六节　足三阳经

一、足阳明胃经

（一）经脉循行（图5-41）

起于鼻旁，上行于鼻根部与足太阳膀胱经相交，再沿着鼻外侧（承泣穴）下行，入上齿，出来环唇，在颏唇沟承浆穴处左右两经相交，再沿下颌骨下缘到大迎穴处，经颊车上行于耳前，过上关穴，沿发际到额前。面部分支：从大迎穴前方分出，向下至人迎穴，沿喉咙下行入缺盆，下穿过膈，属于胃，联络脾。

缺盆分支：从缺盆分出，下行沿乳中线（前正中线旁开4寸）下行，夹脐（前正中线旁开2寸）下行至腹肌沟处气街。

胃部分支：起于胃下口幽门处，沿腹腔内下行至气街与缺盆分支会合，经髀关穴沿大腿前侧下行至膝

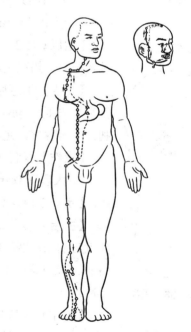

图5-41　足阳明胃经经脉循行图

扫码"学一学"

腘，再沿下肢胫骨外缘下行至足背，沿足背下行至中趾外侧端。

胫部分支：从膝下 3 寸处分出，下行入中趾外侧端。

足跗分支：从足背上分出，前行入足大趾内侧端，与足太阴脾经相接。

（二）主治特点

本经腧穴主要治疗胃肠病、头面五官病、神志病、皮肤病、热病及经脉循行部位的其他病证，如本经循行部位疼痛、热肿或寒冷等。

（三）本经腧穴

本经一侧 45 穴，左右两侧共 90 穴。常用腧穴如下。

1. 地仓（Dìcāng，ST4）

【定位】瞳孔直下，口角旁约 0.4 寸（图 5-42）。

【主治】局部病证：口角歪斜、流涎、三叉神经痛等。

【操作】斜刺或平刺 0.5～0.8 寸。可向颊车穴透刺。

2. 颊车（Jiáchē，ST6）

【定位】下颌角前上方约一横指，按之凹陷处，当咀嚼时咬肌隆起最高点（图 5-43）。

【主治】局部病证：齿痛、牙关不利、颊肿、口角歪斜、流涎等。

【操作】直刺 0.3～0.5 寸，或平刺 0.5～1 寸。可向地仓穴透刺。

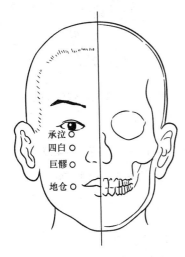

图 5-42　地仓

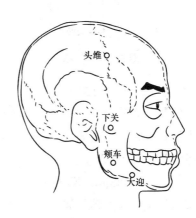

图 5-43　颊车、下关、头维

3. 下关（Xiàguān，ST7）

【定位】耳前，颧弓与下颌切迹所形成的凹陷中（图 5-43）。

【主治】①面口病证：牙关不利、齿痛、三叉神经痛、口眼歪斜、下颌关节炎等；②耳疾：耳聋、耳鸣、聤耳等。

【操作】直刺 0.5～1 寸。留针时不可做张口动作，以免折针。

4. 头维（Tóuwéi，ST8）

【定位】额角发际上 0.5 寸，神庭穴旁开 4.5 寸（图 5-43）。

【主治】头目病证：头痛、目眩、目痛、眼睑𥆧动等。

【操作】向下或向后平刺 0.5～0.8 寸。

5. 天枢（Tiānshū，ST25）

【定位】脐中旁开 2 寸（图 5-44）。

【主治】①胃肠病证：腹痛、腹胀、便秘、腹泻、呕吐等；②妇科疾病：月经不调、痛经等；③疝气。

【操作】直刺1～1.5寸。

6. 髀关（Bìguān，ST31）

【定位】在髂前上棘与髌骨底外缘连线上，平会阴部或臀横纹，缝匠肌外侧（图5-45）。

【主治】腰及下肢病证：下肢痿痹、腰痛、膝冷等。

【操作】直刺1～2寸。

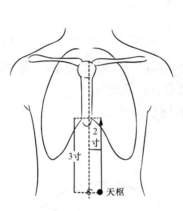

图5-44 天枢

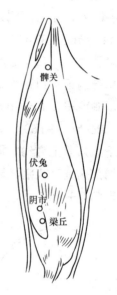

图5-45 髀关、伏兔、梁丘

7. 伏兔（Fútù，ST32）

【定位】在髂前上棘与髌骨底外缘连线上，髌骨外上缘上6寸（图5-45）。

【主治】①腰及下肢病证：下肢痿痹、腰痛、膝冷等；②疝气；③脚气。

【操作】直刺1～2寸。

8. 梁丘（Liángqiū，ST34）郄穴

【定位】在髂前上棘与髌骨底外缘连线上，髌骨外上缘上2寸。

【主治】①急性胃痛；②下肢病证：膝肿痛、下肢不遂等；③乳疾：乳痈、乳痛等。

【操作】直刺1～1.2寸。

9. 犊鼻（Dúbí，ST35）

【定位】屈膝，在髌韧带外侧凹陷中。又名外膝眼（图5-46）。

【主治】下肢、膝关节疾患：膝痛、屈伸不利、下肢麻痹等。

【操作】向后内斜刺0.5～1寸。

10. 足三里（Zúsānlǐ，ST36）合穴；胃下合穴

【定位】犊鼻穴下3寸，胫骨前嵴外1横指处（图5-46）。

【主治】①胃肠病证：腹痛、腹胀、便秘、腹泻、呕吐、噎膈等；②下肢痿痹；③神志病：癫狂、失眠、心悸等；④妇科疾患：乳痈、痛经、脏躁；⑤虚劳诸证。为强壮保健要穴。

【操作】直刺1～2寸。强壮保健常用温灸法。

11. 上巨虚（Shàngjùxū，ST37）大肠下合穴

【定位】犊鼻穴下 6 寸，胫骨前嵴外 1 横指处。足三里穴下 3 寸（图 5−46）。

【主治】①胃肠病证：肠鸣、腹痛、腹泻、便秘、肠痈、痢疾等；②下肢痿痹。

【操作】直刺 1～2 寸。

12. 条口（Tiáokǒu，ST38）

【定位】上巨虚穴下 2 寸（图 5−46）。

【主治】①下肢痿痹，转筋；②肩臂痛；③脘腹疼痛。

【操作】直刺 1～1.5 寸。

13. 丰隆（Fēnglóng，ST40）

【定位】外踝尖上 8 寸，胫骨前嵴外 2 横指。条口穴外 1 寸（图 5−46）。

【主治】①痰饮病证：头痛、眩晕、咳嗽、癫狂、水肿等；②下肢痿痹；③腹胀、便秘。

【操作】直刺 1～1.5 寸。

14. 解溪（Jiěxī，ST41）经穴

【定位】足背踝关节横纹中央凹陷处，拇长伸肌腱与趾长伸肌腱之间（图 5−47）。

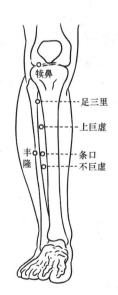

图 5−46 犊鼻、足三里、上巨虚、条口、丰隆

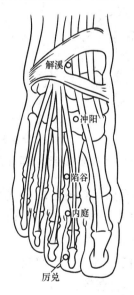

图 5−47 解溪、内庭

【主治】①下肢、踝关节疾患：下肢痿痹、足下垂等；②头痛、眩晕、癫狂；③腹胀、便秘。

【操作】直刺 0.5～1 寸。

15. 内庭（Nèitíng，ST44）荥穴

【定位】足背第 2、3 趾间缝纹端（图 5−47）。

【主治】①五官热性病证：齿痛、咽喉肿痛、鼻衄等；②热病，心烦失眠；③肠胃病证：吐酸、腹胀、腹泻、痢疾、便秘等；④局部病证：足背肿痛、跖趾关节痛等。

【操作】直刺或斜刺 0.5～0.8 寸。

二、足少阳胆经

（一）经脉循行（图5-48）

起于目外眦，上行抵达头角后下行，经耳后至颈部，行于手少阳前面至肩上，再交出手少阳之后入缺盆。

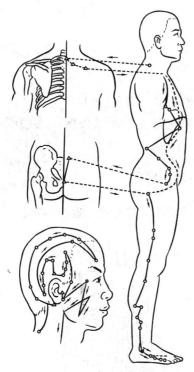

图5-48 足少阳胆经经脉循行图

耳部分支：从耳后入耳中，出来行于耳前至目外眦后方。

外眦部分支：从目外眦分出，下行至大迎与手少阳经交会后上行到颧骨，再向下经过颊车至颈部下行，入缺盆至胸中，穿过膈，联络肝，属于胆，沿着胁肋里下行到腹股沟部出来，绕阴毛部，横入髋部（环跳穴）。

直行经脉：从缺盆下行经腋、侧胸、季胁与外眦部分支合于髋部，沿大腿外侧下行至膝外侧，再沿腓骨前缘下行至腓骨小头前面，循足背入第4趾外侧端。

（二）主治特点

本经腧穴主要治疗肝胆病，侧头、目、耳、咽喉、神志病、胸胁病以及经脉循行经过部位的其他病证，如缺盆部肿痛，腋下肿，胸胁、股及下肢外侧痛，足外侧痛，足外侧发热等。

（三）本经腧穴

本经一侧44穴，左右两侧共88穴。常用腧穴如下。

1. 瞳子髎（Tóngzǐliáo，GB1）

【定位】目外眦外侧约0.5寸凹陷处（图5-49）。

【主治】①头痛；②目疾：目赤肿痛、迎风流泪，目翳等。

【操作】平刺0.3～0.5寸。或三棱针点刺出血。

2. 听会（Tīnghuì，GB2）

【定位】耳屏间切迹前，张口凹陷处（图5-49）。

【主治】①耳疾：耳鸣、耳聋、聤耳等；②齿痛，口眼歪斜，面痛。

【操作】微张口，直刺0.5～0.8寸。

3. 率谷（Shuàigǔ，GB8）

【定位】耳尖直上，入发际1.5寸（图5-49）。

【主治】①头痛、眩晕；②耳鸣、耳聋；③小儿急、慢性惊风；④中风偏瘫。

【操作】平刺0.5～0.8寸。

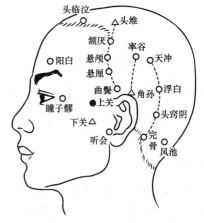

图5-49 瞳子髎、听会、率谷、阳白、头临泣

4. 阳白（Yángbái，GB14）

【定位】目向前正视，瞳孔直上，眉上 1 寸（图 5-49）。

【主治】①前额头痛；②面瘫；③目疾：目痛、视物模糊、眼睑眴动、眼肌无力等。

【操作】平刺 0.5～0.8 寸。

5. 头临泣（Tóulínqì，GB15）

【定位】目向前正视，瞳孔直上，前发际上 0.5 寸。神庭与头维连线的中点（图 5-49）。

【主治】①头痛；②目疾：目痛、目眩、流泪、目翳等；③鼻塞，鼻渊；④小儿惊痫。

【操作】平刺 0.5～0.8 寸。

6. 风池（Fēngchí，GB20）

【定位】项部，胸锁乳突肌与斜方肌上端之间的凹陷中，平风府穴（图 5-49）。

【主治】①内风所致疾病：中风、癫痫、眩晕等；②外风所致疾病：感冒、鼻塞、鼽衄、目赤肿痛、口眼歪斜等；③头痛、颈项强痛；④耳鸣、耳聋。

【操作】针尖微下，向鼻尖方向斜刺 0.8～1.2 寸，或平刺透风府穴。深部中间为延髓，必须严格掌握针刺的角度与深度。

7. 肩井（Jiānjǐng，GB21）

【定位】肩上，第 7 颈椎棘突下与肩峰连线的中点（图 5-50）。

【主治】①局部病证：颈项强痛、肩背疼痛、上肢不遂；②妇产科疾病：难产、胞衣不下、乳痈、乳汁不下、乳癖等；③瘰疬；④诸虚百劳。

【操作】直刺 0.5～0.8 寸。内有肺尖，慎不可深刺；孕妇禁针。

8. 京门（Jīngmén，GB25）肾之募穴

【定位】侧腰部，第 12 肋游离端下缘（图 5-51）。

【主治】①水液代谢失调病证：小便不利、水肿等；②胃肠病证：腹胀、肠鸣、腹泻等；③腰痛、胁痛。

【操作】直刺 0.5～1 寸。

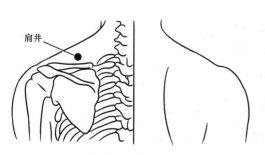

图 5-50 肩井

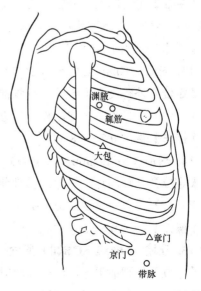

图 5-51 京门、带脉

9. 带脉（Dàimài，GB26）

【定位】侧腹部，第 11 肋游离端直下，平脐处（图 5-51）。

【主治】①妇科经带病证：月经不调、闭经、赤白带下等；②疝气；③腰痛、胁痛。

【操作】直刺 1～1.5 寸。

10. 环跳（Huántiào，GB30）

【定位】侧卧屈髋，在股骨大转子与骶管裂孔连线的外 1/3 与内 2/3 交点处（图 5-52）。

【主治】①腰腿病证：腰胯疼痛、下肢痿痹、半身不遂、膝踝肿痛等；②风疹。

【操作】直刺 2～3 寸。

11. 风市（Fēngshì，GB31）

【定位】大腿外侧正中，腘横纹上 7 寸。垂手直立时，约中指尖下是该穴（图 5-53）。

【主治】①下肢疾患：下肢痿痹、麻木及半身不遂等；②遍身瘙痒。

【操作】直刺 1～1.5 寸。

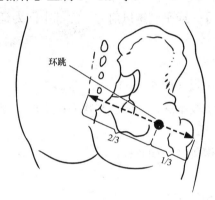

图 5-52 环跳

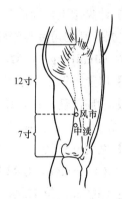

图 5-53 风市

12. 阳陵泉（Yánglíngquán，GB34）合穴；胆下合穴；八会穴之筋会

【定位】腓骨小头前下方凹陷处（图 5-54）。

【主治】①肝胆病及肝胆犯胃病证：黄疸、胁痛、呕吐、吞酸、呃逆等；②下肢及膝关节疾患：膝肿痛、下肢痿痹及麻木等；③小儿惊风；④筋病：面肌痉挛、手足挛痛等。

【操作】直刺 1～1.5 寸。

13. 光明（Guāngmíng，GB37）络穴

【定位】外踝高点上 5 寸，腓骨前缘（图 5-54）。

【主治】①目疾：目痛、夜盲、近视、眼花等；②下肢痿痹；③胸乳胀痛。

【操作】直刺 0.5～0.8 寸。

14. 悬钟（Xuánzhōng，GB39）八会穴之髓会

【定位】外踝高点上 3 寸，腓骨前缘（图 5-54）。

【主治】①髓海不足病证：痴呆、中风等；②下肢痿痹；③胸胁满痛；④颈项强痛。

【操作】直刺 0.5～0.8 寸。

15. 丘墟（Qiūxū，GB40）原穴

【定位】外踝前下方，趾长伸肌腱的外侧凹陷中（图 5-54）。

【主治】①目疾：目赤肿痛、目翳等；②痛证：颈项痛、腋下肿、胸胁痛、外踝肿痛；③足内翻，足下垂；④耳鸣，耳聋。

【操作】直刺 0.5～0.8 寸。

16. 足临泣（Zúlínqì，GB41）输穴；八脉交会穴（通于带脉）

【定位】第 4 跖趾关节的后方，足小趾伸肌腱的外侧（图 5－55）。

【主治】①痛证：偏头痛、目赤肿痛、胁肋疼痛、足跗肿痛等；②月经不调，乳痈；③瘰疬；④耳鸣，耳聋。

【操作】直刺 0.5～0.8 寸。

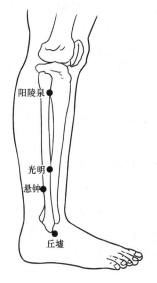

图 5－54　阳陵泉、光明、悬钟、丘墟

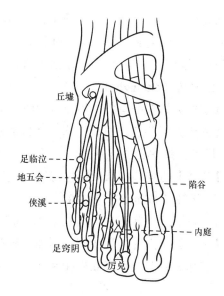

图 5－55　足临泣

三、足太阳膀胱经

（一）经脉循行（图 5－56）

起于目内眦，上额，在颠顶百会穴处与督脉交会。

颠顶部分支：从颠顶分出，下行至耳上角。

直行经脉：从颠顶入颅络脑，下行至项部，沿肩胛内侧夹脊（后正中线旁开 1.5 寸）下行抵达腰部，穿过脊柱旁的肌肉入体腔，联络肾，属于膀胱。

腰部分支：从腰中分出，夹脊柱（后正中线旁开 3 寸）下行，穿过臀部下行入腘窝。

肩胛部分支：从肩胛部分左右沿肩胛内侧和脊柱下行，经过髋骨大转子，沿大腿后侧外缘下行至腘窝，与腰部分支相合，再向下行于小腿后侧至外踝后缘，沿第 5 跖骨至小趾外侧端，与足少阴肾经相接。

（二）主治特点

本经腧穴主要治疗头面五官病、项、背、腰、下肢病证、神志病以及背部各背俞穴和第二侧线腧穴相关的脏腑、组织和器官的病证，以及本经循行部位的疼痛等。

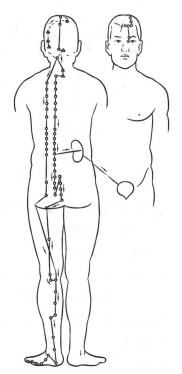

图 5－56　足太阳膀胱经经脉循行图

（三）本经腧穴

本经一侧 67 穴，左右两侧共 134 穴。常用腧穴如下。

1. 睛明（Jīngmíng，BL1）

【定位】目内眦角稍内上方凹陷处（图 5-57）。

【主治】①目疾：目赤肿痛、流泪、视物不明、夜盲等；②急性腰扭伤，坐骨神经痛；③心悸、怔忡。

【操作】嘱被针者闭目，操作者一手轻推眼球向外侧固定，一手缓慢进针，紧靠眶缘直刺 0.5～1 寸。遇到阻力，不宜强行进针，应改变进针方向或退针。不捻转和提插。出针后用棉球按压针孔约 10 分钟，以防出血。针具宜细，严格消毒。禁灸。

2. 攒竹（Cuánzhú，BL2）

【定位】眉头凹陷中，约在目内眦直上（图 5-57）。

【主治】①头痛，眉棱骨痛；②目部病证：眼睑瞤动、眼睑下垂、口眼歪斜、目视不明、目赤肿痛等；③呃逆。

【操作】可向眉中或眼眶内缘平刺或斜刺 0.5～0.8 寸。禁灸。

3. 天柱（Tiānzhù，BL10）

【定位】后发际正中直上 0.5 寸，旁开 1.3 寸，斜方肌外缘凹陷中（图 5-58）。

【主治】①痛证：后头痛、项强、肩背腰痛等；②鼻塞；③癫狂痫；④热病。

【操作】直刺或斜刺 0.5～0.8 寸。不可向内上方深刺以免伤及延髓。

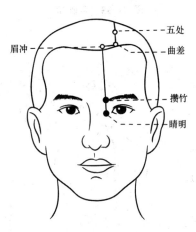

图 5-57　睛明、攒竹

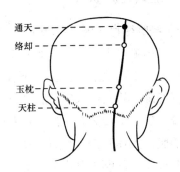

图 5-58　天柱

4. 大杼（Dàzhù，BL11）八会穴之骨会

【定位】第 1 胸椎棘突下，旁开 1.5 寸（图 5-59）。

【主治】①咳嗽；②项强，肩背痛。

【操作】斜刺 0.5～0.8 寸。本经背部诸穴，不宜深刺，以免伤及内部重要脏器。

5. 风门（Fēngmén，BL12）

【定位】第 2 胸椎棘突下，旁开 1.5 寸（图 5-59）。

【主治】①外感病证：感冒、发热、咳嗽、头痛等；②项强，胸背痛。

【操作】斜刺 0.5～0.8 寸。

6. 肺俞（Fèishū，BL13）肺之背俞穴

【定位】第 3 胸椎棘突下，旁开 1.5 寸
（图 5-59）。

【主治】①肺疾：咳嗽、气喘、咯血等；
②阴虚病证：骨蒸潮热、盗汗。

【操作】斜刺 0.5～0.8 寸。

7. 心俞（Xīnshū，BL15）心之背俞穴

【定位】第 5 胸椎棘突下，旁开 1.5 寸
（图 5-59）。

【主治】①心与神志病变：心痛、心悸、失
眠、健忘、癫痫等；②咳嗽，吐血，盗汗。

【操作】斜刺 0.5～0.8 寸。

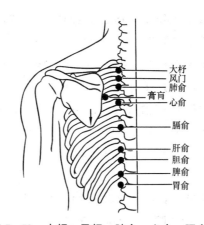

图 5-59　大杼、风门、肺俞、心俞、膈俞、
肝俞、胆俞、脾俞、胃俞、膏肓

8. 膈俞（Géshū，BL17）八会穴之血会

【定位】第 7 胸椎棘突下，旁开 1.5 寸（图 5-59）。

【主治】①上逆之证：呕吐、呃逆、气喘、吐血等；②血证：贫血、血热之相关皮肤病、
血瘀诸证等；③气喘，咳嗽，潮热，盗汗。

【操作】斜刺 0.5～0.8 寸。

9. 肝俞（Gānshū，BL18）肝之背俞穴

【定位】第 9 胸椎棘突下，旁开 1.5 寸（图 5-59）。

【主治】①肝胆病证：黄疸、口苦、胁痛等；②目疾：目赤、目视不明、夜盲、迎风流
泪等；③癫狂痫；④脊背痛。

【操作】斜刺 0.5～0.8 寸。

10. 胆俞（Dǎnshū，BL19）胆之背俞穴

【定位】第 10 胸椎棘突下，旁开 1.5 寸（图 5-59）。

【主治】①肝胆病证：黄疸、口苦、胁痛等；②肺痨，潮热。

【操作】斜刺 0.5～0.8 寸。

11. 脾俞（Píshū，BL20）脾之背俞穴

【定位】第 11 胸椎棘突下，旁开 1.5 寸（图 5-59）。

【主治】①脾胃病证：腹胀、纳呆、呕吐、腹泻、痢疾、水肿等；②背痛。

【操作】斜刺 0.5～0.8 寸。

12. 胃俞（Wèishū，BL21）胃之背俞穴

【定位】第 12 胸椎棘突下，旁开 1.5 寸（图 5-59）。

【主治】①脾胃疾病：胃脘痛、呕吐、腹胀、肠鸣等；②背痛。

【操作】斜刺 0.5～0.8 寸。

13. 肾俞（Shènshū，BL23）肾之背俞穴

【定位】第 2 腰椎棘突下，旁开 1.5 寸（图 5-60）。

【主治】①肾虚病证：头晕、耳鸣、耳聋、腰膝酸软等；②生殖泌尿系疾病：遗尿、遗
精、阳痿、早泄、不育等；③妇科病证：月经不调、带下、不孕等。

【操作】直刺 0.5～1 寸。

14. 大肠俞（Dàchángshū，BL25）大肠之背俞穴

【定位】第4腰椎棘突下，旁开1.5寸（图5-60）。

【主治】①腰腿痛；②胃肠病证：腹胀、腹泻、便秘等。

【操作】直刺0.8～1.2寸。

15. 膀胱俞（Pángguāngshū，BL28）膀胱之背俞穴

【定位】第2骶椎棘突下，旁开1.5寸。约平第2骶后孔（图5-60）。

【主治】①膀胱气化功能失调病证：小便不利、遗尿、癃闭等；②腰骶痛；③腹泻，便秘。

【操作】直刺或斜刺0.8～1.2寸。

16. 次髎（Cìliáo，BL32）

【定位】第2骶后孔中，约当髂后上棘下与骶正中线之间（图5-60）。

【主治】①妇科病证：痛经、月经不调、带下等；②小便不利，疝气，遗精；③腰骶痛，下肢痿痹。

【操作】直刺1～1.5寸。

17. 承扶（Chéngfú，BL36）

【定位】臀横纹的中点（图5-61）。

【主治】①腰、骶、臀、股部疼痛；②痔疾。

【操作】直刺1～2寸。

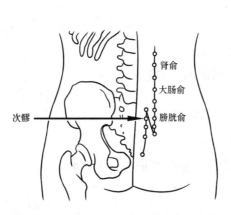
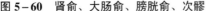
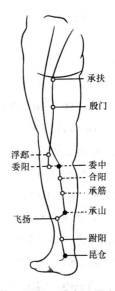

图5-60 肾俞、大肠俞、膀胱俞、次髎　　图5-61 承扶、殷门、委中、承山、飞扬、昆仑

18. 殷门（Yīnmén，BL37）

【定位】承扶穴与委中穴连线上，承扶穴下6寸（图5-61）。

【主治】腰痛，下肢痿痹。

【操作】直刺1～2寸。

19. 委中（Wěizhōng，BL40）合穴；膀胱下合穴

【定位】腘横纹中点（图5-61）。

【主治】①下肢病证：腰背痛、下肢痿痹等；②腹痛，急性吐泻；③小便不利；④丹毒。

【操作】直刺1～1.5寸。或用三棱针点刺出血。

20. 膏肓（Gāohuāng，BL43）

【定位】第4胸椎棘突下，旁开3寸（图5-59）。

【主治】①肺虚损病证：咳嗽、气喘、肺痨等；②肩胛痛；③虚劳诸疾：健忘、遗精、盗汗等。

【操作】斜刺0.5~0.8寸。

21. 志室（Zhìshì，BL52）

【定位】第2腰椎棘突下，旁开3寸（图5-62）。

【主治】①肾虚病证：遗精、阳痿等；②小便不利，不肿；③腰脊强痛。

【操作】斜刺0.5~0.8寸。

22. 秩边（Zhìbiān，BL54）

【定位】平第4骶后孔，骶正中嵴旁开3寸。（图5-62）

【主治】①下肢病证：腰骶痛、下肢痿痹等；②小便不利；③便秘，痔疾；④阴痛。

【操作】直刺1.5~2寸。

23. 承山（Chéngshān，BL57）

【定位】腓肠肌两肌腹之间凹陷的顶端处，约在委中穴与昆仑穴连线之中点（图5-63）。

【主治】①腰腿拘急、疼痛；②痔疾，便秘。

【操作】直刺1~2寸。不宜做过强的刺激，以免引起腓肠肌痉挛。

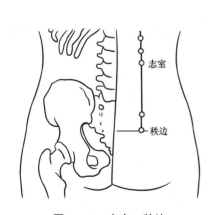

图5-62　志室、秩边

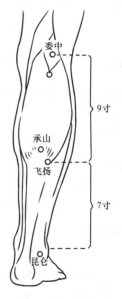

图5-63　承山、飞扬、昆仑

24. 飞扬（Fēiyáng，BL58）络穴

【定位】昆仑穴直上7寸，承山穴外下方1寸处（图5-63）。

【主治】①头痛，目眩；②腰腿疼痛；③痔疾，便秘。

【操作】直刺1~1.5寸。

25. 昆仑（Kūnlún，BL60）经穴

【定位】外踝尖与跟腱之间的凹陷处（图5-63）。

【主治】①痛证：后头痛、项强、腰骶疼痛、足踝肿痛等；②癫痫；③滞产。

【操作】直刺0.3~0.5寸。孕妇禁针。

26. 申脉（Shēnmài，BL62）八脉交会穴（通于阳跷脉）

【定位】外踝直下方凹陷处（图5-64）。

【主治】①头痛，眩晕；②神志疾患：癫狂痫证、失眠；③腰腿酸痛。

【操作】直刺0.3~0.5寸。

27. 束骨（Shùgǔ，BL65）输穴

【定位】第5跖骨小头的后缘，赤白肉际处（图5-64）。

【主治】①头部疾患：头痛、项强、目眩等；②腰腿痛；③癫狂。

【操作】直刺0.3~0.5寸。

28. 至阴（Zhìyīn，BL67）井穴

【定位】足小趾外侧趾甲根角旁0.1寸（图5-64）。

【主治】①胎位不正，滞产；②头痛，目痛；③鼻塞，鼻衄。

【操作】浅刺0.1寸。胎位不正用灸法。

图5-64　申脉、束骨、至阴

第七节　任督二脉与常用经外奇穴

一、任脉

（一）经脉循行（图5-65）

起于小腹，下出会阴部，向前上行于阴毛部，沿腹内前正中线经关元穴上行至咽喉，经下颌，沿面部入目。

（二）主治特点

本经腧穴主要治疗少腹、脐腹、胃脘、胸、颈、咽喉、头面等局病证和相应的内脏病证，部分腧穴有强壮保健作用或可治疗神志病。

（三）本经腧穴

本经腧穴1名1穴，共24穴。常用腧穴如下。

1. 中极（Zhōngjí，RN3）膀胱募穴

【定位】前正中线上，脐下4寸（图5-66）。

【主治】①泌尿系病证：遗尿、小便不利、癃闭等；②妇科病证：月经不调、崩漏、阴挺、阴痒、不孕、带下等；③男科病证：遗精、阳痿、不育等。

【操作】直刺1~1.5寸；孕妇慎用。

2. 关元（Guānyuán，RN4）小肠募穴

【定位】前正中线上，脐下3寸（图5-66）。

【主治】①元气虚损病证：中风脱证、虚劳冷惫、羸瘦无力等；②少腹疼痛，疝气；③肠腑病证：腹泻、痢疾、脱肛、便血等；④泌尿系病证：淋证、尿血、尿闭、尿频等；⑤妇科病证：月经不调、痛经、经闭、崩漏、阴挺、带下等；⑥男科病证：遗精、阳痿、早泄、白浊等。

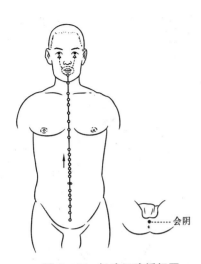

图 5-65 任脉经脉循行图

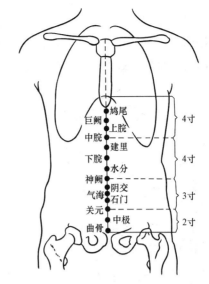

图 5-66 中极、关元、气海、神阙、中脘

【操作】直刺 1～1.5 寸；多用灸法。孕妇慎用。

3. 气海（Qìhǎi，RN6）肓之原穴

【定位】前正中线上，脐下 1.5 寸（图 5-66）。

【主治】①气虚病证：真气不足、虚脱、形体羸瘦、脏气衰惫、乏力等；②肠腑病证：腹泻、痢疾、脱肛、便秘、水谷不化等；③泌尿系病证：小便不利、遗尿等；④妇科病证：月经不调、痛经、经闭、崩漏、阴挺、带下、产后恶露不止等；⑤男科病证：遗精、阳痿、早泄等。

【操作】直刺 1～1.5 寸；多用灸法。孕妇慎用。

4. 神阙（Shénquè，RN8）

【定位】肚脐窝中央（图 5-66）。

【主治】①元阳暴脱证：虚脱、四肢厥冷、中风脱证等；②肠腑病证：腹痛、腹胀、腹泻、痢疾、脱肛、便秘等；③水肿、小便不利。

【操作】禁针；可灸（可用艾条灸或艾炷隔物灸）。

5. 中脘（Zhōngwǎn，RN12）胃之募穴；八会穴之腑会

【定位】前正中线上，脐上 4 寸（图 5-66）。

【主治】①脾胃病证：胃痛、腹胀、纳呆、呕吐、吞酸、呃逆、小儿疳积等；②黄疸；③神志疾患：癫狂、脏躁、痫证等；④咳喘痰多。

【操作】直刺 1～1.5 寸。

6. 膻中（Dànzhōng，RN17）心包募穴；八会穴之气会

【定位】前正中线上，平第 4 肋间隙；或两乳头连线中点（图 5-67）。

【主治】①胸中气机不畅病证：咳嗽、气喘、胸闷、心痛、噎膈、呃逆、呕吐等；②乳病：乳痈、乳癖、产后乳少等。

【操作】平刺 0.3～0.5 寸。

7. 天突（Tiāntū，RN22）

【定位】胸骨上窝正中（图 5-68）。

【主治】①肺系病证：咳嗽、气喘、胸痛、咽喉肿痛、暴暗等；②气机不畅病证：瘿气、

梅核气、噎膈等。

【操作】先直刺 0.2～0.3 寸，再将针尖向下，紧靠胸骨柄后方刺入 1～1.5 寸。必须严格掌握针刺的角度和深度，以防刺伤肺和有关动、静脉。

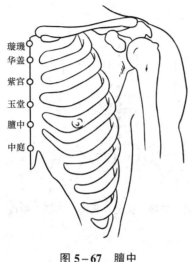

图 5-67 膻中

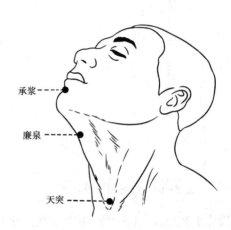

图 5-68 天突、廉泉、承浆

8. 廉泉（Liánquán，RN23）

【定位】微仰头，在喉结上方，舌骨体上缘的中点（图 5-68）。

【主治】咽喉口舌病证：中风失语、暴喑、吞咽困难、舌缓流涎、舌下肿痛、口舌生疮、喉痹等。

【操作】向舌根方向斜刺 0.5～0.8 寸。

9. 承浆（Chéngjiāng，RN24）

【定位】颏唇沟的正中凹陷处（图 5-68）。

【主治】①口部病证：口歪、齿龈肿痛、流涎等；②暴喑；③癫狂。

【操作】斜刺 0.3～0.5 寸。

二、督脉

（一）经脉循行（图 5-69）

起于小腹，下出会阴部，向后上行经长强穴沿脊柱正中上行至项部风府，进入脑内，上行颠顶，沿前额下行至鼻柱，向下止于上唇内龈交穴。

（二）主治特点

本经腧穴主要治疗神志病，热病，腰、骶、背、头项等局部病证及相应的内脏病证。

（三）本经腧穴

本经腧穴 1 名 1 穴，共 29 穴。常用腧穴如下。

1. 长强（Chángqiáng，DU1）络穴

【定位】尾骨尖端与肛门连线的中点处（图 5-70）。

【主治】①肠腑病证：腹泻、痢疾、便血、便秘、

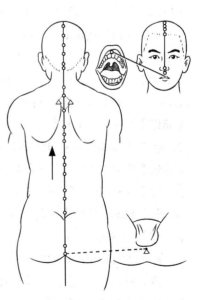

图 5-69 督脉经脉循行图

痔疮、脱肛等；②癫狂痫；③腰脊和尾骶部疼痛。

【操作】紧靠尾骨前面斜刺 0.8～1 寸；不宜直刺，以免伤及直肠。

2. 腰阳关（Yāoyángguān，DU3）

【定位】后正中线上，第4腰椎棘突下凹陷中，约与髂嵴相平（图5-70）。

【主治】①腰骶疼痛，下肢痿痹；②妇科病证：月经不调、赤白带下、痛经、经闭、不孕等；③男科病证：遗精、阳痿、早泄等。

【操作】向上斜刺 0.5～1 寸；多用灸法。

3. 命门（Mìngmén，DU4）

【定位】后正中线上，第2腰椎棘突下凹陷中（图5-70）。

【主治】①腰脊强痛，下肢痿痹；②妇科病证：月经不调、赤白带下等；③男科病证：遗精、阳痿、精冷不育、小便频数等；④小腹冷痛，腹泻。

【操作】向上斜刺 0.5～1 寸；多用灸法。

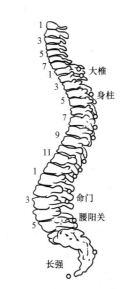

图 5-70 长强、腰阳关、命门、身柱、大椎

4. 身柱（Shēnzhù，DU12）

【定位】后正中线上，第3胸椎棘突下凹陷中。约与两侧肩胛冈高点相平（图5-70）。

【主治】①外感病证：身热、头痛、咳嗽、气喘等；②神志病证：惊厥、癫狂痫等；③腰脊强痛；④疔疮发背。

【操作】向上斜刺 0.5～1 寸。

5. 大椎（Dàzhuī，DU14）

【定位】后正中线上，第7颈椎棘突下凹陷中（图5-70）。

【主治】①外感病证：热病、疟疾、恶寒发热、咳嗽、气喘等；②骨蒸潮热；③神志病证：癫狂痫、小儿惊风等；④项强脊痛；⑤风疹，痤疮。

【操作】向上斜刺 0.5～1 寸。

6. 哑门（Yǎmén，DU15）

【定位】第1颈椎下，后发际正中直上 0.5 寸（图5-71）。

【主治】①暴喑，舌缓不语；②神志病证：癫狂痫、癔症等；③头痛、颈项强痛。

【操作】正坐位，头微前倾，项部放松，向下颌方向缓慢刺入0.5～1寸；不可向上深刺，以免刺入枕骨大孔，伤及延髓。

7. 风府（Fēngfǔ，DU16）

【定位】正坐位，头微前倾，后发际正中直上1寸（图5-71）。

【主治】①神志病证：中风、癫狂痫、癔症等；②内、外风为患病证：头痛、眩晕、颈项强痛、咽喉肿痛、失音、目痛、鼻衄等。

【操作】正坐位，头微前倾，项部放松，向下颌方向缓慢刺入 0.5～1 寸；不可向上深刺，以免刺入枕骨大孔，伤及延髓。

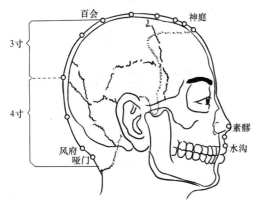

图 5-71 哑门、风府、百会、神庭、素髎、水沟

8. 百会（Bǎihuì，DU20）

【定位】后发际正中直上7寸，或两耳尖连线与前正中线交点处（图5-71）。

【主治】①神志病证：痴呆、中风、失语、失眠、健忘、癫狂痫、癔症等；②头面病证：头风、头痛、眩晕、耳鸣等；③气虚下陷病证：脱肛、阴挺、胃下垂、肾下垂等。

【操作】平刺0.5～0.8寸。补气升阳可用灸法。

9. 神庭（Shéntíng，DU24）（图5-71）

【定位】前发际正中直上0.5寸。

【主治】①神志病证：癫狂、失眠、惊悸等；②头面五官病证：头痛、眩晕、目赤、目翳、鼻渊、鼻衄等。

【操作】平刺0.5～0.8寸。

10. 素髎（Sùliáo，DU25）

【定位】鼻尖正中（图5-71）。

【主治】①急危重症：昏迷、惊厥、新生儿窒息、休克、呼吸衰竭等；②鼻病：鼻渊、鼻衄等。

【操作】向上斜刺0.3～0.5寸；或点刺出血。

11. 水沟（Shuǐgōu，DU26）

【定位】在人中沟的上1/3与下2/3交点处（图5-71）。

【主治】①急危重症：昏迷、昏厥、中风、中暑、休克、呼吸衰竭等；②神志病证：癔症、癫狂痫、急慢惊风等；③面鼻口病：鼻塞、鼻衄、面肿、口歪、齿痛、牙关紧闭等；④闪挫腰痛。为急救要穴之一。

【操作】向上斜刺0.3～0.5寸，强刺激。或用指甲掐按。

三、常用经外奇穴

1. 四神聪（Sìshéncōng，EX-HN1）

【定位】头顶部，百会穴前后左右各1寸处，共4穴（图5-72）。

【主治】①神志病证：头痛、眩晕、失眠、健忘、癫痫、痴呆等；②目疾。

【操作】平刺0.5～0.8寸。

2. 印堂（Yìntáng，EX-HN3）

【定位】在额部，两眉头的中间（图5-73）。

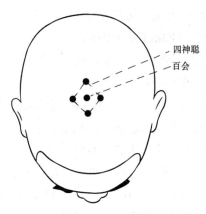

图5-72 四神聪

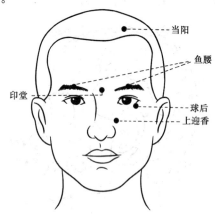

图5-73 印堂

【主治】①神志病证：痴呆、癫痫、失眠、健忘等；②头痛，眩晕；③鼻衄，鼻渊；④小儿惊风，产后血晕，子痫。

【操作】提捏局部皮肤，平刺 0.3～0.5 寸，或点刺出血。

3. 太阳（Tàiyáng，EX－HN5）

【定位】在颞部，眉梢与目外眦之间，向后约 1 横指的凹陷处（图 5－74）。

【主治】①头痛，眩晕；②目疾；③面瘫。

【操作】直刺或斜刺 0.3～0.5 寸，或点刺出血。

4. 耳尖（Ěrjiān，EX－HN6）

【定位】在耳廓上方，当折耳向前，耳上方的尖端处（图 5－74）。

【主治】目疾，头痛，咽喉肿痛。

【操作】直刺 0.1～0.2 寸，或点刺出血。

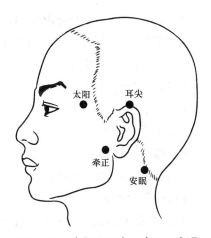

图 5－74 太阳、耳尖、牵正、安眠

5. 牵正（Qiānzhèng）

【定位】在面颊部，耳垂前 0.5～1 寸处（图 5－74）。

【主治】口歪，口疮，面瘫。

【操作】向前斜刺 0.5～0.8 寸。

6. 安眠（Ānmián）

【定位】在项部，翳风穴与风池穴连线的中点处（图 5－74）。

【主治】①失眠，头痛，眩晕；②心悸；③癫狂。

【操作】直刺 0.8～1.2 寸。

7. 定喘（Dìngchuǎn，EX－B1）

【定位】在背上部，第 7 颈椎棘突下，旁开 0.5 寸（图 5－75）。

【主治】①哮喘，咳嗽；②肩背痛，落枕。

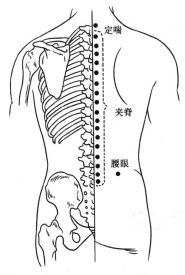

图 5－75 定喘、夹脊、腰眼

【操作】直刺 0.5～0.8 寸。

8. 夹脊（Jiájí，EX－B2）

【定位】在背腰部，第 1 胸椎至第 5 腰椎棘突下，旁开 0.5 寸。一侧 17 穴，左右两侧共 34 穴（图 5－75）。

【主治】适应范围广，其中上胸部的穴位治疗心肺、上肢疾病；下胸部的穴位治疗胃肠疾病；腰部的穴位治疗腰腹及下肢疾病。

【操作】直刺 0.3～0.5 寸；或用梅花针叩刺。

9. 腰眼（Yāoyǎn，EX－B7）

【定位】在腰部，第 4 腰椎棘突下，旁开 3.5 寸凹陷中（图 5－75）。

【主治】①腰痛；②月经不调，带下；③虚劳。

【操作】直刺 1～1.5 寸。

10. 腰痛点（Yāotòngdiǎn，EX–UE7）

【定位】在手背侧，第2、3掌骨及第4、5掌骨之间，腕横纹与掌指关节中点处，一侧2穴，左右手4穴（图5–76）。

【主治】急性腰扭伤。

【操作】由两侧向掌中斜刺0.5～0.8寸。

11. 外劳宫（Wàiláogōng，EX–UE8）

【定位】在手背侧，第2、3掌骨间，掌指关节后约0.5寸（图5–76）。

【主治】①落枕，颈项痛，手臂肿痛；②脐风。

【操作】直刺0.5～0.8寸。

12. 鹤顶（Hèdǐng，EX–LE15）

【定位】在膝上部，髌底的中点上方的凹陷处（图5–77）。

【主治】膝痛，足胫无力，瘫痪。

【操作】直刺0.8～1寸。

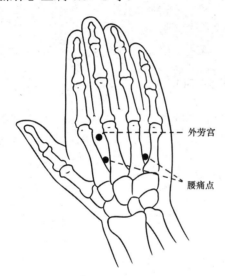

图5–76　腰痛点、外劳宫

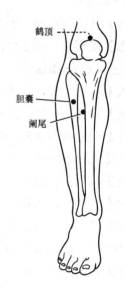

图5–77　鹤顶、阑尾、胆囊

13. 阑尾（Lánwěi，EX–LE17）

【定位】在小腿前侧上部，犊鼻穴下5寸，胫骨前嵴旁开1横指（图5–77）。

【主治】①急慢性阑尾炎；②消化不良；③下肢痿痹。

【操作】直刺1.5～2寸。

14. 胆囊（Dǎnnáng，EX–LE16）

【定位】在小腿外侧上部，腓骨小头前下方凹陷处直下2寸（图5–77）。

【主治】①胆腑病证：急慢性胆囊炎、胆石症、胆道蛔虫症等；②下肢痿痹。

【操作】直刺1～2寸。

第八节　小儿推拿特定穴

小儿推拿特定穴是小儿推拿本身所特有，有其自身的特点。其一，形状多样，呈点、

扫码"学一学"

线、面状。如小天心、一窝风等都是孔穴点状；三关、天河水等都是从某点到另一点的连线；而腹、胁肋等，都是一个部位的面。其二，主要分布在头面、四肢，特别是双手，有"小儿百脉汇于两掌"之说。其三，穴位分散，无经络线相连（图5-78、图5-79）。

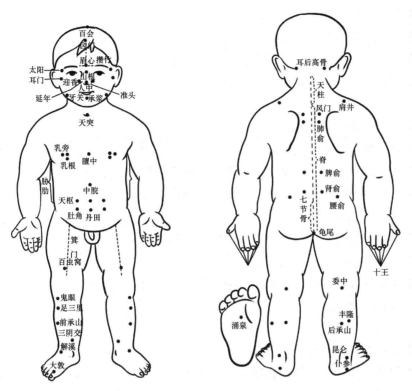

图5-78　正面和背面特定穴

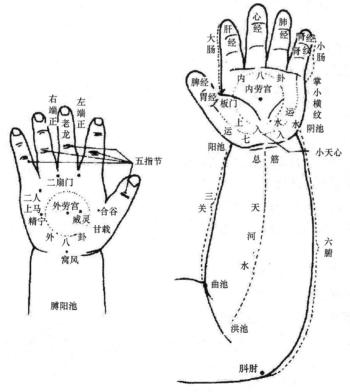

图5-79　上肢部特定穴

一、头面部特定穴

天门

【定位】两眉中点至前发际的连线。

【作用】疏风解表，开窍醒脑，镇静安神。

【应用】①外感；②精神萎靡；③惊惕、烦燥不安。

【操作】推法。可用大拇指交替自下往上直推。

坎宫

【定位】眉头至眉梢的连线。

【作用】疏风解表，醒脑明目，止头痛。

【应用】①外感；②精神萎靡；③目赤痛、视物不明；④头痛。

【操作】推法。可用大拇指自眉头向眉梢做分推。

太阳

【定位】眉梢与目外眦之间，向后约1横指凹陷处。

【作用】疏风解表，清热，明目，止头痛。

【应用】①外感发热；②目赤痛、视物不明；③头痛。

【操作】揉法；运法。

印堂

【定位】两眉头连线中点处。

【作用】掐印堂能醒脑安神，揉印堂能祛风通窍。

【应用】①感冒头痛；②惊风；③头痛。

【操作】掐法；揉法。

山根

【定位】两目内眦中间。

【作用】开关窍，醒目定神。

【应用】急症：惊风、昏迷、抽搐等。本穴常作为小儿望诊部位之一。

【操作】掐法。

囟门（泥丸）

【定位】前发际正中直上，百会前骨陷中。

【作用】镇惊安神、通窍。

【应用】①头痛；②惊风；③鼻塞。

【操作】摩法；揉法；推法。可用两拇指自前发际交替推至囟门或自囟门向两旁分推。

耳后高骨

【定位】耳后乳突后下缘凹陷中。

【作用】疏风解表，安神除烦。

【应用】①感冒头痛；②神昏、烦燥。

【操作】摩法；揉法；推法。可用两拇指自前发际交替推至囟门或自囟门向两旁分推。

天柱骨

【定位】颈后发际正中至大椎穴的连线。

【作用】降逆止呕，祛风散寒。

【应用】①恶心、呕吐；②外感发热、颈项强痛；③暑热发痧。

【操作】推法；刮法。可用拇指或食、中指指腹自上而下直推。

桥弓

【定位】在颈部两侧，沿胸锁乳突肌成一线。

【作用】活血化瘀，消肿。

【应用】小儿肌性斜颈。

【操作】揉法；抹法；推法；捏法；拿法。

二、上肢部特定穴

脾经（脾土）

【定位】拇指桡侧缘或拇指末节螺纹面。

【作用】补脾经能健脾胃，补气血；清脾经能清热利湿，化痰止呕。

【应用】①脾胃虚弱病证：食欲不振、消化不良、腹泻、疳积、消瘦、咳嗽等；②湿热病证：黄疸、恶心呕吐等；③乳食积滞证。

【操作】推法。由指尖向指根方向直推或旋推拇指末节螺纹面为补；自指根推向指尖方向为清。补脾经和清脾经统称为推脾经。小儿脾常不足，宜补不宜清，若湿热应清时则需清后加补。

肝经（肝木）

【定位】食指末节螺纹面。

【作用】清肝经能平肝泻火，息风镇惊，解郁除烦。

【应用】①惊风，抽搐；②烦躁不安；③五心烦热。

【操作】推法。由指尖向指根方向直推或旋推食指末节螺纹面为补；自指根推向指尖方向为清。小儿肝常有余，肝经宜清不宜补，若肝虚应补时则需补后加清，或以补肾经代之，称为滋肾养肝法。

心经（心火）

【定位】中指末节螺纹面。

【作用】清心经能清退心热。

【应用】①高热，神昏；②面赤、目赤、口疮；③小便短赤。

【操作】推法。由指尖向指根方向直推或旋推中指末节螺纹面为补；自指根推向指尖方向为清。小儿心常有余，心经宜清不宜补，恐动心火。若气血不足需要用补时，则需补后加清，或以补脾经代之。

肺经（肺金）

【定位】无名指末节螺纹面。

【作用】补肺经能补益肺气，清肺经能宣肺清热。

【应用】①肺经虚寒病证：咳嗽、气喘、怕冷等；②外邪犯肺病证：感冒发热、鼻塞流涕、咳嗽气喘、痰鸣等；③五心烦热。

【操作】推法。由指尖向指根方向直推或旋推无名指末节螺纹面为补；自指根推向指尖方向为清。补肺经和清肺经统称为推肺经。

肾经（肾水）

【定位】小指末节螺纹面。

【作用】补肾经能补肾益脑，温养下元，清肾经能清利下焦湿热。

【应用】①先天不足，久病体虚；②肾虚病证：久泻、多尿、遗尿、虚汗喘息等；③小便赤涩。

【操作】推法。由指根向指尖方向直推或旋推小指末节螺纹面为补；自指尖推向指根方向为清。补肾经和清肾经统称为推肾经。小儿肾常不足，肾经宜补不宜清，需用清法时，多以清小肠代之。

胃经

【定位】大鱼际外侧缘赤白肉际处，自掌根至拇指根部。或拇指掌面第一节。

【作用】补胃经能健脾胃，助运化；清胃经能清中焦湿热，和胃降逆，泻胃火，除烦止渴。

【应用】①脾胃虚弱病证：消化不良、食欲不振等；②胃实热病证：上逆呕恶、脘腹胀满、发热烦渴、便秘、纳呆、衄血等；③饮食积滞证。

【操作】推法。旋推拇指掌面第一节为补；自掌根推向指根方向为清。清胃经和补胃经统称为推胃经。胃气主降，清胃则气下降，一般临床多用清法。

大肠

【定位】食指桡侧缘，自食指尖至虎口的连线。

【作用】补大肠能涩肠固脱，温中止泻；清大肠能利肠腑，清湿热，导积滞。

【应用】①虚寒腹泻，脱肛；②湿热、积食滞留肠道病证：身热腹痛、腹泻、痢下赤白、便秘等。

【操作】推法。自食指尖推向虎口为补；自虎口推向指尖方向为清。清大肠经和补大肠经统称为推大肠经。本穴又称三关，用于小儿指纹望诊。

小肠

【定位】小指尺侧缘，自指尖至指根的连线。

【作用】清小肠能清热利尿，泌别清浊；补小肠能滋阴补虚。

【应用】①小便短赤，尿闭；②水泻；③口舌糜烂。

【操作】推法。自小指尖推向指根为补；自指根推向指尖方向为清。清小肠经和补小肠经统称为推小肠经。临床多用清法。

肾顶

【定位】小指顶端。

【作用】补肾顶能收敛元气，固表止汗。

【应用】自汗，盗汗，大汗淋漓不止。

【操作】揉法。

四横纹

【定位】食指、中指、无名指、小指掌面，第一指间关节横纹处。

【作用】掐四横纹能退热除烦，散瘀结；推四横纹则调中行气，和气血，消胀满。

【应用】①小儿疳积；②消化不良，腹胀，腹痛；③胸闷，痰喘。

【操作】掐、揉法；推法。

小横纹

【定位】食指、中指、无名指、小指掌面，掌指关节横纹处。

【作用】退热消胀，散结。

【应用】①腹胀；②咳嗽，肺部干性啰音；③口唇破裂，口舌生疮。

【操作】掐法；推法。

板门

【定位】手掌大鱼际平面。

【作用】健脾和胃，消食化滞，运达上下之气。

【应用】乳食积滞病证：腹胀、腹泻、食欲不振、呕吐、嗳气等。

【操作】揉法；推法。板门推向掌横纹止泻，横纹推向板门止呕。

内八卦

【定位】手掌面，以掌心为圆心，从圆心至中指根横纹约 2/3 长度为半径，所作圆周即是。

【作用】顺运八卦能宽胸利膈，理气化痰，行滞消食。逆运八卦能降气平喘。

【应用】①乳食内伤病证：腹胀、胸闷、纳呆等；②呕吐；③痰喘咳嗽。

【操作】运法。自大、小鱼际相交略偏小鱼际处向大鱼际方向顺时针运一圈为顺运内八卦，反之则为逆运。

小天心

【定位】大、小鱼际交接处凹陷中。

【作用】掐揉小天心能清热、镇惊、利尿、明目；掐、捣小天心能镇惊安神。

【应用】①心经有热病证：目赤肿痛、口舌生疮；②惊惕不安，惊风抽搐，夜啼；③小便短赤，遗尿；④疹痘欲出不透。

【操作】掐法、揉法、捣法。

大横纹

【定位】掌面，掌横纹。近拇指端称阳池，近小指端称阴池。

【作用】分手阴阳能平衡阴阳，调和气血，行滞消食；合手阴阳能行痰散结。

【应用】①阴阳不调，气血不和病证：寒热往来、烦躁不安、腹胀、腹泻、呕吐等；②痰结喘嗽，胸闷。

【操作】推法。由中间向两旁分推，称分手阴阳；自两旁向中间合推，称合手阴阳。若实热证阴池宜重分，虚寒证阳池宜重分，使阴阳平衡，气血调和。

老龙

【定位】中指甲根中点上一分处。

【作用】醒神开窍

【应用】急症：小儿急惊风，高热抽搐等。

【操作】掐法。

五指节

【定位】五指背侧，第一指间关节处。

【作用】安神镇惊，祛风痰，通关窍。

【应用】①惊惕不安，惊吓啼，惊风；②胸闷，痰喘。

【操作】掐法。

二扇门

【定位】手背，中指掌指关节两侧凹陷处。

【作用】发汗透表，退热平喘。发汗效穴。

【应用】外感，发热无汗，急惊风。

【操作】掐、揉法。揉时要稍用力，速度宜快。如体虚患儿，必须先固表（补脾、肾经，揉肾顶，再用本法。

二人上马

【定位】手背无名指与小指掌指关节之间的后方凹陷中。

【作用】滋阴补肾，顺气散结，利水通淋。补肾滋阴要穴。

【应用】①阴虚阳亢病证：潮热烦躁、牙痛、小便赤涩淋沥等；②肺部啰音。

【操作】掐法；揉法。

外劳宫

【定位】手背中，与内劳宫相对处。

【作用】温阳散寒，升阳举陷，发汗解表。

【应用】一切寒证，外感风寒、脏腑积寒及虚寒。

【操作】揉法。

一窝风

【定位】手背腕横纹正中凹陷处。

【作用】温中行气，止痹痛，利关节。

【应用】①受寒或食积腹痛；②外感风寒或寒滞经络之痹痛；③急慢惊风。

【操作】揉法。

膊阳池

【定位】手背腕横纹上3寸，尺桡骨之间。

【作用】止头痛，通大便，利小便。

【应用】①便秘；②感冒头痛；③小便短赤。

【操作】揉法；掐法。

三关

【定位】前臂桡侧，腕横纹至肘横纹成一直线。

【作用】补气行气，温阳散寒，发汗解表。

【应用】①一切虚寒病证：四肢厥冷，面有针对性无华，食欲不振，疳积，吐泻等；②感冒风寒：恶寒无汗或疹出不透。

【操作】推法。自腕部推向肘部。

天河水

【定位】前臂正中，腕横纹至肘横纹成一直线。

【作用】清热解表，泻火除烦。

【应用】一切热证，实热、虚热皆可用，主要清卫分、气分之热。如感冒发热、汗出、咽痛、或五心烦热、口燥咽干、唇舌生疮、夜啼等。

【操作】推法。自腕部推向肘部，称清天河水。用食指蘸水自腕横纹处，一起一落弹打直至肘横纹，同时一面用口吹气随之，称打马过天河。

六腑

【定位】前臂尺侧，腕横纹至肘横纹成一直线。

【作用】清热，凉血，解毒。

【应用】实热证：壮热烦渴、发斑、腮腺炎及肿毒等。

退六腑与推三关是大凉大热之法，可单用，亦可合用。合用能平衡阴阳，防止大凉大热，伤其正气。如寒热夹杂，以热为主，则退六腑 3 次推三关 1 次，即 3:1 操作，称为退三推一；以寒为主，则推三关 3 次退六腑 1 次，即 3:1 操作，称为推三退一；

【操作】推法。自肘部推向腕部，称退六腑。

三、胸腹部特定穴

天突

【定位】胸骨上窝正中凹陷处。

【作用】理气化痰，降逆止呕，止咳平喘。

【应用】①痰喘；②呕吐；③外感发热，咽喉肿痛。

【操作】按揉法；挤捏法。

膻中

【定位】两乳头连线中点。

【作用】宽胸理气，止咳化痰。

【应用】①咳嗽，痰喘；②呕吐；③胸闷。

【操作】揉法；推法。可自膻中向两旁分推至乳头，称分推膻中；自胸骨上窝向下推至剑突，称推膻中。

乳根

【定位】乳头直下 0.2 寸，平第 5 肋间隙。

【作用】化痰止咳，消食化滞。

【应用】①咳喘；②胸闷，胸痛。

【操作】揉法。

乳旁

【定位】乳头外侧旁开 0.2 寸。

【作用】揉乳旁能宽胸理气，止咳化痰；拿乳旁能降逆止呕。

【应用】①咳喘；②胸闷，胸痛；③呕吐。

【操作】揉法；拿法。

胁肋

【定位】从腋下两胁至天枢处。

【作用】顺气化痰，除胸闷，开积聚。

【应用】①咳嗽，气喘；②胸闷；③腹胀，纳呆。

【操作】搓摩。

腹

【定位】腹部。

【作用】健脾和胃，理气消食。

【应用】①恶心，呕吐；②腹胀，厌食；③腹泻，便秘。

【操作】摩法；揉法；推法。自剑突下沿肋弓边缘向两旁分推，从中脘至脐，称分推腹阴阳。

脐

【定位】肚脐中。

【作用】补之能温阳散寒，补益气血，健脾和胃；泻之能消食导滞。

【应用】①腹泻，便秘；②疳积；③腹痛。

【操作】摩法；揉法。逆时针方向操作为补，顺时针主向操作为泻，顺逆各半操作为平补平泻。

丹田

【定位】脐下2寸与3寸之间。

【作用】培肾固本，温补下元，分清别浊。

【应用】①腹痛；②遗尿，尿潴留；③脱肛。

【操作】摩法；揉法。

肚角

【定位】脐下2寸，旁开2寸的两大筋。

【作用】理气消滞，止腹痛。

【应用】腹痛。

【操作】拿法。

四、背腰部特定穴

脊柱

【定位】大椎至长强成一直线。

【作用】捏脊能调阴阳、理气血、和脏腑、通经络、培元气；重推脊能清热，轻推脊能安神。

【应用】①强壮保健；②小儿疳积；③外感，发热；④惊啼，夜寐不安。

【操作】捏法；推法。捏脊3遍，再捏三下即向上提一下，称为"捏三提一"法。在捏脊前先在背部轻轻抚摩几遍，使肌肉放松。

七节骨

【定位】第4腰椎至尾椎骨端成一直线。

【作用】推上七节骨能温阳止泻，推下七节骨能泻热通便。

【应用】①腹痛，腹泻，痢疾，便秘；②脱肛，遗尿。

【操作】推法。自尾椎骨端推向第4腰椎为推上七节骨，反之为推下七节骨。

龟尾

【定位】尾椎骨端。

【作用】通调督脉之经气，调理大肠。

【应用】腹泻，便秘

【操作】揉法。

五、下肢部特定穴

箕门

【定位】大腿内侧，膝盖上缘至腹股沟成一直线。

【作用】利尿清热。

【应用】①尿潴留；②小便赤涩不利。

【操作】推法。尿闭则自上往下推，水泻无尿则自下往上推。

百虫窝

【定位】膝上内侧肌肉丰厚处。

【作用】疏通经络，止抽搐。

【应用】下肢瘫痪，痹痛。

【操作】按法；拿法。

涌泉

【定位】足掌心，第2、3趾缝至足跟连线的前1/3与2/3交界处的凹陷中。

【作用】推涌泉能滋阴退热，引火归原；左揉涌泉能降逆止呕，右揉能理肠止泻。

【应用】①虚热病证：五心烦热，烦躁不安，夜啼等；②呕吐；③腹泻。

【操作】推法；揉法。

📋 知识链接

《小儿按摩经》奠定了小儿推拿的理论体系，不同时期、地域和文化背景的后世医家在此基础上不断补充完善，在发展过程中形成了不同的流派。不同的流派，对小儿推的特定穴位置、操作手法及应用产生不同的理解，各具自身特色和风格。目前国内发展较好，影响较大的小儿推拿流派有山东的推拿三字经流派、孙重三推拿流派及张汉臣流派；北京的冯泉福小儿捏脊流派；上海的海派儿科推拿及湖南的刘开运儿科推拿流派等。不同流派充实了小儿推拿理论体系，推动了小儿推拿整个学术体系的发展。

本 章 小 结

1. 经络与腧穴是针灸推拿学科的核心理论，概念比较抽象，需要以取类比象和思辨的方法去理解。这部分知识对中医康复技术实践有着非常重要的临床指导作用，只有掌握了这些理论，才能为进一步学习打下坚实的基础。

2. 经络是人体运行全身气血，沟通联络脏腑肢节，调节体内各部的特殊通路。经络有庞大系统，其中十二经脉是主体。十二经脉的命名有依据，其分布、循行走向及交接有一定规律，循行其中的气血流注逐经相传，周而复始，如环无端；经络运行气血，通达内外，对人体各部进行沟通联系，使人体的生理功能活动作为一个整体正常进行并保持相对平衡，以抵御外邪，保卫机体，同时经络也能反映人体病态，并指导疾病的预防、诊断和治疗。

3. 腧穴是人体脏腑经络之气输注于体表的特殊部位，分为十四经穴、经外奇穴和阿是穴；腧穴的治疗作用有共同特点和规律，即近治作用、远治作用和特殊作用，掌握这些规律为以后各腧穴的主治作用的记忆有重要意义；特定穴是十四经穴中具有特殊的性能和治疗作用的穴位，临床中最常用，需重点学习；针灸推拿治疗都离不开精准取穴，必须掌握腧穴的定位方法。常用腧穴定位方法有四种，即骨度分寸定位法、体表解剖标志定位法、手指同身寸定位法和简便定位法。其中骨度分寸定位法及体表解剖标志定位法为较准确的取穴法，但在临床上为了定穴准确，常需同时采用几种取穴法互相参照。

4. 十四经具体循行路线都有一定的规律，如手三阴经循行路线皆从胸走手，依次分布于上肢内侧的前、中、后三线；手三阳经循行路线皆从手走头，依次分布于上肢外侧的前、中、后三线；足三阴循行路线皆从足走胸腹，依次分布于下肢内侧的前、中、后三线；足三阳经循行路线皆从头走足，依次分布于下肢外侧的前、中、后三线。十四经腧穴都分布在本经的循行线路上。对十四经络循行路线及其常用腧穴定位的学习，要善于在自己或他人身上摸穴描线，以增强记忆。重视在实践中学习，切忌只背而不进行实际操作。十四经常用腧穴的主治作用则是要在本经主治概要的基础上结合该穴的作用特点进行总结、分析、归纳并和其他穴位进行鉴别。

5. 经外奇穴散在分布，不在十四经循行线路上。有的经外奇穴并不专指某一个部位，而是指一组腧穴如十宣、四缝等。经外奇穴在临床应用上，针对性较强，如四缝治疳积、太阳治目赤等。

6. 小儿推拿特定穴有特殊的位置和作用，在临床应用时有特殊的操作手法，其取穴方法与经穴的取穴方法相同。小儿推拿特定穴按其主治作用可进行分类，如天河水、六腑、小天心、内劳宫、涌泉等都有清热的作用，可归纳为清热类；二扇门、一窝风、外劳宫、三关、丹田等都有温阳散寒的作用，可归纳为温阳散寒类；板门、四横纹、内八卦、腹等都有消食化滞的作用，可归纳为消食化滞类。余如此法进行总结归纳。

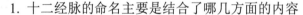

习 题

一、选择题

1. 十二经脉的命名主要是结合了哪几方面的内容
    A. 阴阳　五行　脏腑　　　　　　　B. 五行　手足　阴阳
    C. 手足　阴阳　六腑　　　　　　　D. 脏腑　手足　阴阳
    E. 脏腑　手足　五行

2. 手三阴经在上肢部分布的规律是
    A. 太阴在前　厥阴在中　少阴在后　　B. 太阴在前　少阴在中　厥阴在后
    C. 少阴在前　太阴在中　厥阴在后　　D. 少阴在前　厥阴在中　太阴在后
    E. 厥阴在前　太阴在中　少阴在后

3. 相表里的阴经与阳经相交接的部位是
    A. 四肢末端　　　B. 头面部　　　　C. 胸中　　　　D. 腹部
    E. 以上都不是

4. 下列哪项不属于十二经脉表里属络关系
    A. 手太阳肺经与手阳明大肠经　　　　B. 足阳明胃经与足太阴脾经
    C. 手少阳心经与手太阳小肠经　　　　D. 足太阳膀胱经与足少阴肾经
    E. 手厥阴心包经与足厥阴肝经

5. 十二经脉流注的起止经是
    A. 从肺经开始到三焦经止　　　　　　B. 从肺经开始到脾经止
    C. 从肺经开始到肝经止　　　　　　　D. 从肺经开始到肾经止
    E. 从肺经开始到心经止

扫码"练一练"

6. 足三阳经的循行走向是

    A. 从头走足　　　　B. 从足走腹、胸　　　C. 从足走头　　　　D. 从腹、胸走足

    E. 从足走手

7. 有"阳脉之海"之称的是

    A. 任脉　　　　　　B. 阳维脉　　　　　　C. 督脉　　　　　　D. 阳跷脉

    E. 足太阳膀胱经

8. 下列哪项不属于奇经八脉的内容

    A. 督脉　　　　　　B. 任脉　　　　　　C. 冲脉　　　　　　D. 络脉

    E. 阴维脉

9. 脏腑原气输注、经过和留止的部位，称为

    A. 郄穴　　　　　　B. 俞穴　　　　　　C. 募穴　　　　　　D. 下合穴

    E. 原穴

10. 五输穴从四肢末端向肘膝方向排列顺序是

    A. 井、经、输、荥、合　　　　　　　　B. 井、输、荥、经、合

    C. 井、荥、输、经、合　　　　　　　　D. 荥、井、经、输、合

    E. 以上都不对

11. 下面的骨度分寸错误的是

    A. 前发际至后发际 12 寸　　　　　　　B. 歧骨至后发际 9 寸

    C. 两乳头之间 8 寸　　　　　　　　　　D. 两肩胛骨脊柱缘之间 6 寸

    E. 耳后完骨之间 9 寸

12. 入上齿中的经脉是

    A. 手太阳小肠经　　B. 足阳明胃经　　　C. 足少阳胆经　　　D. 手少阳三焦经

    E. 手阳明大肠经

13. 腰部后正中线上，第 4 腰椎棘突下凹陷中的穴位是

    A. 肾俞　　　　　　B. 命门　　　　　　C. 腰眼　　　　　　D. 腰阳关

    E. 大肠俞

14. 第 2 腰椎棘突下旁开 1.5 寸的穴位是

    A. 肾俞　　　　　　B. 命门　　　　　　C. 腰眼　　　　　　D. 腰阳关

    E. 大肠俞

15. 头部，发际正中直上 5 寸，当两耳尖连线的中点处是

    A. 百会　　　　　　B. 太阳　　　　　　C. 神庭　　　　　　D. 风池

    E. 完骨

16. 在腹部前正中线上，当脐下 1.5 寸的是

    A. 神阙　　　　　　B. 气海　　　　　　C. 关元　　　　　　D. 中极

    E. 中脘

17. 一患者夜间失眠，心烦，治疗应选用

    A. 曲池　　　　　　B. 曲泽　　　　　　C. 养老　　　　　　D. 神门

    E. 小海

18. 在前臂背侧，腕背横纹上 2 寸，能治疗热病，耳鸣耳聋，胁痛的穴位是

    A. 支沟　　　　　　B. 外关　　　　　　C. 内关　　　　　　D. 神门

E. 曲池

19. 属胃的下合穴，常用来治疗胃肠疾病，有强壮作用，为保健要穴的是

A. 梁丘　　　　　　B. 涌穴　　　　　　C. 养老　　　　　　D. 足三里

E. 上巨虚

20. 前臂正中，腕横纹至肘横纹的直线为

A. 三关　　　　　　B. 天河水　　　　　　C. 板门　　　　　　D. 六腑

E. 箕门

二、思考题

1. 腧穴的治疗作用有何特点，并举例说明。

2. 十二经脉在四肢的分布规律。

（何华香）

第六章

病　因

学习目标

1. **掌握**　中医病因的概念；六淫、疠气的性质与致病特点。
2. **熟悉**　内伤病因与病理产物病因。
3. **了解**　其他病因。

案例分析

【案例】

李某，男，27岁。剧烈运动之后汗出当风，次日出现鼻塞声重，喷嚏、流清涕，恶寒，发热不明显，无汗，咳嗽痰白质稀，舌苔薄白，脉浮紧。

【讨论】

1. 该患者病因是什么？
2. 该病因的性质与治病特点有哪些？
3. 如果进行治疗，怎么区别内伤病因和外感病因？

病因，指引起疾病的原因，包括外感病因（六淫和疠气）、内伤病因（七情内伤、饮食失宜、劳逸过度）、病理产物性病因（痰饮、瘀血）等。病因学说，就是研究各种致病因素的性质、致病特点及其临床表现的系统理论。

一切疾病的发生，都是某种致病因素影响和作用于人体的结果，由于病因的性质和致病特点不同，以及机体对致病因素的反应各异，所以表现出来的症状和体征也不尽相同。中医认识病因，以病证的临床表现为依据，通过综合分析疾病的症状、体征来推求病因，为治疗用药提供依据。这种方法称之为"辨证求因""审因论治"。

第一节　外感病因

外感致病因素是指来源于自然界，多从肌表、口鼻侵入人体的病邪。外感致病因素包括六淫、疠气。

一、六淫

六淫，即风、寒、暑、湿、燥、火六种外感病邪的统称。风、寒、暑、湿、燥、火（热），在正常情况下，称为"六气"，是自然界六种不同的气候变化。"六气"是万物赖以生长的条件，对于人体是无害的。当自然界气候变化异常，如六气发生太过或不及，非其时而有其气（如春天应温而反寒，秋天应凉而反热等），以及气候变化过于急骤（暴冷、暴热等），或人体的正气不足，抵抗力下降时，六气才能成为致病因素，侵犯人体而产生疾病。这伤人致病的六气，便称为"六淫"，又称为"六邪"。

（一）六淫致病的共同特点

六淫致病，一般具有下列共同的特点。

1. 外感性 六淫邪气多从肌表、口鼻侵犯人体而发病，故有"外感六淫"之称。六淫所致疾病，又称为外感病。

2. 季节性 六淫致病常有明显的季节性，如春季多风病，夏季多暑病，长夏多湿病，秋季多燥病，冬季多寒病等。故六淫致病又称为"时令病"。

3. 地区性 六淫致病常与居住地区和环境密切相关。如西北高原地区多寒病、燥病，东南沿海地区多湿病、温病；久居潮湿环境多湿病，高温环境作业者多易患火热燥病。

4. 相兼性 六淫邪气既可单独侵袭人体致病，亦可两种以上兼挟同时侵犯人体而致病，如风寒感冒、风热感冒、风寒湿痹等。

5. 转化性 六淫致病在一定条件下，其证候可发生转化。如寒邪入里可以化热；热邪不解可以伤阴化燥等。

（二）六淫的性质和致病特点

1. 风 凡致病具有善动不居、轻扬开泄等特性的外邪，称为"风邪"。

风为春季的主气，但当其太过、不及时，四季均可使人患病，惟春季为多。中医认为，风邪实为外感病症的先导，寒、湿、燥、暑、热等外邪，多依附于风而入侵人体。因而《素问·骨空论》有"风为百病之长""风者，百病之始也"等生动的理论概括。风邪多从皮毛肌腠侵犯人体从而产生外风病证，是外感发病的一种较为重要和广泛的致病因素。

风邪的性质及致病特点如下。

（1）风为阳邪，其性开泄，易袭阳位：风邪具有轻扬、向上、升发、向外的特性，故属于阳邪。其性开泄是指风邪侵犯人体易使腠理疏泄而开张。风邪侵袭，常伤及人体的头面、肌表等属于阳的部位，而出现发热，恶风，汗出，头痛，流涕，脉浮等症状。故《素问·太阴阳明论》云："伤于风者，上先受之。"

（2）风性善行而数变："善行"，是指风邪致病具有病位游移，行无定处的特性。如风寒湿三气杂至引起的痹证，若见游走性关节疼痛，痛无定处，便属于风气偏盛的表现。"数变"，是指风邪致病具有变化无常和发病迅速的特性。如风疹有皮肤瘙痒，发无定处，此起彼伏的特点。

（3）风性主动："动"是指动摇不定。风邪致病具有使人体产生动摇不定症状的特点。临床常见眩晕、震颤、抽搐、肢体麻木、颈项强直、口眼㖞斜、半身不遂等症状，皆属于"风胜则动"（《素问·阴阳应象大论》）的表现。

（4）风为百病之长："长"，始、首之意。风邪是外邪致病的先导，六淫中其他病邪多依附于风邪而侵犯人体，如风寒、风热、风湿等。因风邪为外感疾病的主要致病因素，又多与其他邪气相合而致病，故称风为百病之长，六淫之首。

2. 寒 凡致病具有寒冷、凝结、收引特性的外邪，称为"寒邪"。

寒为冬季主气，故冬季多寒病，但亦可见于其他季节气温骤降之时。此外，淋雨涉水、贪凉饮冷或汗出当风，亦常为感受寒邪之重要原因。寒邪致病根据其侵犯的部位深浅不同而有伤寒、中寒之别：寒邪伤于肌表，阻遏卫阳，称为"伤寒"；寒邪直中于里，伤及脏腑阳气，则为"中寒"。

寒邪的性质和致病特点如下。

（1）寒为阴邪，易伤阳气：寒为阴气盛的表现，其性属阴，故寒为阴邪。阴寒偏盛，则阳气不足以驱除阴寒之邪，反为阴寒所遏伤，即"阴盛则阳病"（《素问·阴阳应象大论》）。如：寒邪袭表，卫阳被遏，就会见到恶寒；寒邪直中太阴，损伤脾阳，则见脘腹冷痛、呕吐、腹泻等症。

（2）寒性凝滞，主痛："凝滞"即凝结、阻滞不通之义。寒邪侵犯人体，阳气受损，往往会使经脉气血凝结，阻滞不通，不通则痛，从而出现各种疼痛的症状。例如：寒邪袭表之太阳伤寒证，可见头项强痛、骨节疼痛；寒邪直中胃脘，可见脘腹冷痛等。

（3）寒性收引："收引"，即收缩牵引之义。寒邪侵袭人体，可使气机收敛，皮肤、肌腠、筋脉收缩挛急。如寒邪侵袭肌表，毛窍腠理闭塞，卫阳被郁不得宣泄，可见恶寒发热，无汗；寒邪客于经络关节，经脉拘急收引，则可使肢体屈伸不利，拘挛作痛；寒入厥阴肝脉，可见少腹拘急不仁。

3. 暑 凡致病具有炎热、升散兼湿特性的外邪，称为"暑邪"。

暑为夏季的主气，乃火热所化，暑邪致病具有明显的季节性，主要发生于夏至以后，立秋之前。故《素问·热论》云："先夏至日者为病温，后夏至日者为病暑"。暑邪致病，起病缓，病情轻者为"伤暑"；起病急，病情重者为"中暑"。暑邪纯属外感，无"内暑"之说。

暑邪的性质和致病特点如下。

（1）暑为阳邪，其性炎热：暑为夏季火热之气所化，火热属阳，故暑属阳邪。暑邪伤人多出现一派明显的阳热症状，如高热，面赤，心烦，脉洪大等。暑热上炎，又易扰动心神，常见心烦闷乱不宁，甚至神志昏迷等症。

（2）暑性升散，最易伤津耗气："升"是指向上；"散"是指向外。暑为阳邪，主升主散，故暑邪侵犯人体，多直入气分，可致腠理开泄而多汗。汗出过多，则易伤津液，津液亏损，即可出现口渴喜饮，尿赤短少等症。在汗出的同时，往往气随津泄而致气虚，故伤于暑者还可见气短乏力之象。

（3）暑多夹湿：暑季气候炎热，且常多雨而潮湿，热蒸湿动，故暑邪常兼夹湿邪侵犯人体。其临床特点，除发热、烦渴等暑热症状外，常兼见四肢困倦，胸闷呕恶，大便溏泻而不爽等湿阻症状。

4. 湿 凡致病具有重浊、黏滞、趋下特性的外邪，称为"湿邪"。

湿为长夏主气。长夏乃夏秋之交，阳热尚盛，雨水较多，氤氲熏蒸，水气上腾，潮湿充斥，为一年之中湿气最盛的季节，故湿邪为病长夏居多。但其他季节雨雪多亦可现潮湿气候。此外，涉水淋雨，居处潮湿，水中作业等，亦常为感受湿邪的重要原因。

湿邪的性质及致病特点如下。

（1）湿为阴邪，易阻遏气机，损伤阳气：湿性重浊而类水，故为阴邪。湿邪侵犯人体，留滞于脏腑经络，最易阻遏气机，常出现胸闷脘痞，大便不爽，小便短涩等症。"阴胜则阳病"，故湿邪入侵，常易损伤人体阳气。脾为阴土，主运化水湿，性喜燥恶湿，故湿邪留滞，常先困脾，而使脾阳不振，运化失权，水湿内停，发为腹泻，水肿，腹水等。

（2）湿性重浊："重"，即沉重或重着之意。是指感受湿邪而发病，其临床表现具有沉重、重着的特点。如湿邪袭表，可见周身困重，四肢倦怠，头重如裹。湿邪留滞经络关节，可见关节疼痛重着。"浊"，即秽浊，多指分泌物及排泄物秽浊不清而言。湿邪致病可出现各种秽浊症状，如面垢多眵、小便浑浊、大便溏泻、下痢黏液脓血、湿疹浸淫流水、妇女白带过多等。

（3）湿性黏滞："黏"是指黏腻；"滞"是指停滞。湿性黏腻停滞，主要表现在两个方面：一是症状的黏滞性。如湿滞大肠，腑气不利，大便黏滞不爽；湿滞膀胱，气化不利，小便涩滞不畅，以及舌苔黏腻等。二是病程的缠绵性，如湿疹、湿痹、湿温等病，均有反复发作，或时起时伏，病程较长，缠绵难愈的特点。

（4）湿性趋下，易袭阴位：湿性类水，水性下行，故湿邪有下趋的特性。湿邪致病具有易伤人体下部的特点。如水肿多以下肢较明显；淋浊、带下、泻痢等病证，多由湿邪下注所致。故《素问·太阴阳明论》云："伤于湿者，下先受之"。

5. 燥　凡致病具有干燥、收敛特性的外邪，称为"燥邪"。

燥为秋季主气。秋季气候干燥，此时燥邪最易从口鼻皮毛而入，侵犯肺卫而产生外燥病证。燥邪为病，因相兼的寒热邪气不一，可分为温燥和凉燥。初秋尚有夏热之余气，多为温燥；深秋有近冬之寒气，多为凉燥。其他季节若久晴不雨，气候干燥也可发病。

燥邪的性质及致病特点如下。

（1）燥性干涩，易伤津液：燥邪其性干燥，故外感燥邪最易耗伤人体的津液，造成阴津亏虚的证候，可见口鼻干燥、咽干口渴、皮肤干涩、毛发不荣、大便干结等症。

（2）燥易伤肺：肺为娇脏，喜润而恶燥，肺开窍于鼻，外合皮毛，而燥邪伤人，常自口鼻而入，故燥邪最易伤肺。燥邪犯肺，宣降失司，肺阴受损，从而出现干咳少痰、痰黏难咯、喘息胸痛，甚则痰中带血等症。

6. 火（热）　凡致病具有炎热升腾等特性的外邪，称为"火（热）邪"。

火邪与热邪的本质都是阳盛，故往往火热并称。热为火之渐，火为热之极，两者只是程度上的不同。

火（热）邪的性质和致病特点如下。

（1）火（热）为阳邪，其性炎上："炎"是指炎热，火热伤人，常见阳气偏亢之实热症状，如高热、恶热等。"上"是指向上，一指火热之症容易反映于头面官窍，发生头痛、目赤、鼻衄、耳鸣、牙痛、咽肿、唇口糜烂等；二指火热之邪容易上扰心神，出现心烦、失眠等。

（2）火（热）易伤津耗气：火热之邪，最易迫津外泄，消灼阴液，使人体阴津耗伤，故火邪致病，除有热象外，往往伴有口渴喜饮，咽干舌燥，小便短赤，大便秘结等津伤液耗之症。同时，热邪迫津外泄，往往气随津泄，气津两伤，因此临床上还可见体倦乏力少气等气虚的症状。

（3）火（热）易生风动血："生风"是指肝风内动。火热亢盛耗伤肝经津血，不能正常濡养筋脉，筋失所养而致肝风内动，又称"热极生风"，出现四肢抽搐、颈项强直、角弓反张等。"动血"是指出血。火热亢盛，灼伤血络，迫血妄行，导致咳血、吐血、尿血、便血、妇女月经过多、崩漏等各种出血证。

（4）火（热）易扰心神：心在五行中属火，火热性躁动，与心相应，故火热之邪入营血，易影响心神，轻者心神不宁而心烦失眠；重者可出现狂躁不安，神昏谵语等症。

（5）火（热）易致肿疡：火热之邪入于血分，可聚于局部，腐蚀血肉发为痈肿疮疡。如咽喉肿痛，口舌生疮及疖、疔、丹毒等。临床辨证，以疮疡红肿热痛，甚至化脓溃烂为特征。

二、疠气

（一）疠气的基本概念

疠气，是一类具有强烈传染性的致病因素，又称"疫气""异气""戾气""毒气""乖戾之气""疫毒"等。因疠气引起的疾病则称为"疫病""瘟病"或"瘟疫病"。疠气是外来的致病因素，不同于六淫之气，是六淫邪气以外的一种异气。疠气的传播途径，前人认识到主要是通过空气传染，多从口鼻侵入人体致病。此外，疠气也可随饮食、接触、蚊虫叮咬及其他途径侵入人体而致病。

疠气致病的种类很多，如大头瘟、虾蟆瘟、疫毒痢、白喉、烂喉丹痧、天花、霍乱，以及近几年流行的传染性非典型性肺炎、禽流感等，均属于中医学疠气所致瘟疫的范畴。疠气多在气候反常、环境卫生恶劣、社会动荡、预防隔离失当的情况下形成和流行。

（二）疠气的致病特点

1. 传染性强，易于流行 疠气可通过空气、食物、接触等途径在人群中传播，故具有强烈的传染性和流行性。

2. 发病急骤，病情危重 一般来说，六淫致病比内伤杂病发病急，而疠气发病则比六淫发病更急，且来势凶猛、病情危笃。故《诸病源候论》云："人感乖戾之气而生病，则病气转相染易，乃至灭门"。

3. 一气一病，症状相似 疠气所致疾病种类很多，一种疠气具有导致相应的一种疫病的特异性。故当某一种疠气流行时，其临床症状基本相似。此外，疠气有特异的亲和力，某种疠气会专门侵犯某脏腑经络或某一部位发病。例如大头瘟，无论患者是男是女，一般都表现为耳下腮部发肿。

（三）影响疠气发生与流行的因素

1. 气候因素 自然气候严重或持久的反常变化，如久旱酷热、水涝、湿雾瘴气等，均可助长疠气滋生传播而导致疫疠的流行。

2. 环境污染和饮食不洁 环境卫生不良，如水源、空气污染易滋生疠气，食物污染、饮食不当也易引起疫疠的发生与流行。

3. 预防因素 预防隔离是防止疫疠发生、控制其流行蔓延的有效措施。预防隔离工作不力，会导致疫疠的发生与流行。

4. 社会因素 社会因素对疠气的发生与疫疠的流行也有一定的影响。若战乱不停，社会动荡不安，国家贫穷落后，人们工作环境恶劣，则疫病不断发生和流行。若国家安定，且注意卫生防疫工作，采取一系列积极有效的防疫和治疗措施，疫病即能得到有效的预防和控制。

第二节　内伤病因

内伤病因是指因人的情志或行为不循常度，直接伤及脏腑而发病的原因。内伤病因与外感病因相对而言，包括七情、饮食失宜、劳逸过度等。

一、七情

（一）七情的概念

七情是指人的喜、怒、忧、思、悲、恐、惊七种情志变化。在正常情况下，七情是人体对外界客观事物和现象作出的不同情志反映。若将七情分属于五脏，则可以喜、怒、思、悲、恐为代表，分属于心、肝、脾、肺、肾，称为五志。七情一般不会使人发病，只有突然、强烈或长期持久的情志刺激，超过人体本身的生理活动调节范围，引起脏腑气血功能紊乱，才会导致疾病的发生。七情致病与六淫、疠气不同，是直接影响相关内脏而发病，病由内生，因而又称内伤七情。

《素问·阴阳应象大论》云："人有五脏化五气，以生喜怒悲忧恐"。脏腑气血的变动会影响情志的变化；反之，强烈的精神刺激、情绪波动，亦会导致脏腑气血失调而发生疾病。

（二）七情的致病特点

1. 与精神刺激有关　七情致病不以人体正气盛衰，抗病能力为前提，而是以情志反应的强度和持续时间为前提，故本病常在长期或突然强烈的情志刺激后发病。病人通常有明显的精神刺激病史。而且，在整个病程中，情绪的改变，可使病情发生明显的变化。

2. 直接伤及内脏　由于五脏与情志活动有相对应的密切关系，故不同的情志刺激，可损伤相应的脏腑，即"怒伤肝""喜伤心""思伤脾""忧伤肺""恐伤肾"。人体是一个有机的整体，心脏是人体生命活动的主宰，既主宰人的生理活动，也主宰人的心理活动，包括情志活动。所以七情刺激均可损及心脏，心神受损又常影响波及其他脏腑而发病。此外，肝藏血，主疏泄条畅情志；脾为气血生化之源，气机升降之枢纽，故临床上情志所伤的病证，以心、肝、脾三脏多见。如伤肝可见精神抑郁，烦躁易怒，头晕目眩，两胁胀痛，嗳气太息，或咽中梗塞，或妇女月经不调，乳房胀痛结块；伤心可见心悸怔忡，失眠多梦，心神不宁，或精神恍惚，哭笑无常，或狂躁妄动，精神错乱；伤脾可见饮食不振，脘腹痞满等。

3. 影响脏腑气机　七情致病常常影响脏腑气机，导致气血运行紊乱。

喜则气缓，包括缓和紧张情绪和心气涣散两个方面。在正常情况下，喜能缓和精神紧张，使营卫通利，心情舒畅。但暴喜过度，又可使心气涣散，神不守舍，出现精神不集中，甚则失神狂乱。

怒则气上，是指过度愤怒可使肝气疏泄太过，而致肝气上逆，血随气逆，并走于上。临床常见肝气上逆症状有：头胀头痛，面红目赤，或呕血，甚则昏厥卒倒。

思则气结，是指思虑过度，可使脾气郁结，以致脾不健运，出现纳呆，脘腹胀满，腹泻等症。

悲则气消，是指过度悲忧，可耗伤肺气，出现胸闷气短，意志消沉，情绪低落等症。

恐则气下，是指恐惧过度，可使肾气不固，气泄以下，临床上可见溺频溲多，或二便失禁，遗精等症。《灵枢·本神》云："恐惧而不解则伤精，精伤则骨酸痿厥，精时自下"。

惊则气乱，是指突然受惊，损伤心气，导致心气紊乱，心无所倚，神无所归，虑无所定，临床出现心悸、惊慌失措等症。

 知识链接

范进中举

屡试不第的范进在 50 多岁时中举后，喜极而疯，一边拍手，口里高叫"中了，中了"，一跤跌在池塘里，挣扎起来，两手黄泥，一身湿淋淋的，披头散发，鞋也丢了一只，仍不停地拍掌，高喊"中了！中了！"在家人悲伤和邻里的惋惜声中，一个报喜官差出主意，找一个他平素最害怕的人抽他一记耳光，并对他说他不曾中，就能治好他的疯病。于是人们找来范进最怕的老丈人胡屠户，他壮着胆子打了"文曲星"一个嘴巴，还真的让女婿清醒过来。范进由于喜出望外而疯，乐极生悲。为什么一定要让一个他平素惧怕的人来打他耳光呢？从五行相克关系分析，恐胜喜，也就是肾水克心火。

4. 影响病情变化　在许多疾病的演变过程中，若患者受七情刺激而引起较剧烈的情志波动，往往会使病情加重，或急剧恶化。如素有肝阳上亢的病人，若遇事恼怒，肝阳暴张，血气上逆，便会突然出现眩晕欲仆，甚至昏厥不省人事，半身不遂，口眼㖞（歪）斜等而发为中风病。反之，乐观豁达，积极向疾病做斗争，可使五脏安和，气机调畅，病情往往可减轻，甚至痊愈。所以，正确的调摄精神情志，不仅可以祛病康体，对于摄生、延缓衰老也有十分重要的意义。

二、饮食失宜

饮食是人体摄取营养，维持生命活动的必要条件，但是饥饱失常，饮食不洁，或饮食偏嗜，又常为导致疾病发生的原因。饮食物靠脾胃消化，故饮食失宜主要损伤脾胃，导致脾胃升降失常，或食积，或聚湿、生痰、化热，或累及其他脏腑而变生它病。饮食内伤，一般包括以下三个方面。

1. 饥饱失常　所谓饥饱失常，一方面是指饮食量明显低于或超过本人的适度饮食量，即过饥与过饱；另一方面指进食的餐数及时间无定时，称为食无定时。

（1）过饥：饮食水谷摄入量不足，气血生化乏源，气血得不到足够的补充，日久则气血衰少而为病，临床上常可出现面色无华，心悸气短，全身乏力等症状。同时还可因正气虚弱，抵抗力降低而继发其他病证。

（2）过饱：暴饮暴食，饮食摄入过量，超过脾胃受纳运化与六腑传化的能力，可导致饮食停滞，脾胃损伤，升降失司，出现脘腹胀满、嗳腐吞酸、厌食、恶心呕吐、大便溏泻等症。小儿由于脾胃功能较弱，又加之食量不知自控，故常易发生食伤脾胃的病证。食积日久还可郁而化热，或聚湿生痰。小儿食积日久可酿成疳积，出现面黄肌瘦，脘腹胀满，手足心热，心烦易哭等症，还可继发其他病变。另外，经常饮食过量，可导致脾胃损伤消化不良或营养过剩，常易影响肠道气血流通，使筋脉瘀滞，引起痢疾或痔疮；或阻滞心脉，导致心痹。而在疾病初愈阶段，由于脾胃尚虚，饮食过量或进食不易消化的食物，常可引起疾病复发，称为"食复"。

（3）食无定时：食无定时，主要是影响脾胃气机升降以及六腑传化虚实更替的正常秩序，久则气机逆乱，纳运失常，脾胃功能失调。

2. 饮食不洁　饮食不洁是指食用了不清洁、不卫生，或陈腐变质，或有毒的食物。饮食不清洁、不卫生可引起多种胃肠道疾病，出现腹痛、吐泻、痢疾等症；或引起寄生虫病，如蛔虫、绦虫等，出现腹痛，嗜食异物，面黄肌瘦等症。若进食腐败变质、有毒食物，可导致食物中毒，常出现剧烈腹痛，吐泻，重者可出现昏迷或死亡。

3. 饮食偏嗜　饮食偏嗜是指偏食、专食某种性味的食物。饮食品种多样化，才能满足人体对各种营养成分的需要。若饮食过寒过热，或五味偏嗜，均可导致阴阳失调，或营养缺乏而发病。

（1）五味偏嗜：饮食的五味是指食物的酸、苦、甘、辛、咸五种性味。五味与五脏，各有其亲和性。《素问·至真要大论》云："夫五味入胃，各归所喜，故酸先入肝，苦先入心，甘先入脾，辛先入肺，咸先入肾"。如果长期嗜好某种食物就会造成与之相应的内脏机能偏盛，久之则可损伤其他脏腑，破坏五脏的平衡协调，导致疾病的发生。如多食肥甘厚味，易生痰、化热，发生眩晕、胸痹、昏厥、痈疡等病证；嗜好饮酒，或恣食辛辣，不仅可以损伤脾胃之阴液，而且饮酒过量，能致中毒昏迷；缺乏某些必要的营养可致瘿瘤、夜盲、佝偻病等。

（2）寒热偏嗜：饮食偏寒偏热，可引起脏腑阴阳盛衰变化而导致疾病的发生。若过食生冷寒凉之品，可损伤脾胃阳气，从而内生寒湿，发生腹痛腹泻等症；若偏嗜辛温燥热之品，则可导致胃肠积热，出现口渴、口臭、便秘或酿成痔疮等症。

第三节　病理产物性病因

致病因素除了外感病因、内伤病因以外，在疾病过程中形成的病理产物也可以成为引起其他疾病的致病因素。痰饮和瘀血就是人体受某种致病因素作用后在疾病过程中所形成的病理产物。这些病理产物形成之后，又能直接作用于人体，引起多种病症。由于疾病的初期有原发病因，继而导致病理产物的形成，所以病理产物也被称之为继发性致病因素。

一、痰饮

1. 痰饮的概念　痰和饮都是水液代谢障碍所形成的病理产物。痰饮源于内生水湿，当属阴邪。一般认为，湿聚为水，水停成饮，饮凝成痰。就其形质而言，稠浊者为痰，清稀者为饮，清澈澄明者为水，而湿乃是水气弥散于人体组织中的一种状态，其形质不如痰、饮、水明显。

痰又有"有形之痰"和"无形之痰"之别。视之可见、闻之有声、触之可及的为有形之痰，如咯吐出来的痰液，触之可及的瘰疬、痰核等；视之不见、闻之无声、触之难及，只见其征象，不见其形的为无形之痰，如临床上可通过其表现的证候来确定的停滞在脏腑经络等组织中未被排出的痰液。

饮即水液停留于人体局部者，因其所停留的部位及症状不同而有"痰饮""悬饮""溢饮""支饮"等不同名称。由于痰饮均为津液在体内停滞而成，因而许多情况下，痰与饮并不能截然分开，故常常统称为痰饮。

2. 痰饮的形成 痰饮多由外感六淫，饮食或七情内伤等，使脏腑气化功能失常，水液代谢障碍，以致水津停滞而成。湿聚成饮，饮凝成痰。人体津液代谢与肺、脾、肾及三焦的功能关系密切，肺主通调水道，脾主运化水液，肾主水，三焦为水液运行之通道。故凡肺、脾、肾、三焦功能失调，皆可致津液停滞而形成痰饮。

3. 痰饮的致病特点 痰饮形成后，饮多留积于肠胃、胸胁及肌肤，而痰则随气升降流行，内而脏腑，外至筋骨皮肉，形成多种病症。其致病特点有以下几个方面。

（1）阻滞气机、气血运行：水湿痰饮为有形的病理产物，一旦形成既可阻滞气机，影响脏腑气机的升降；又可以流注经络，阻碍气血的运行。如痰饮停留于肺，使肺失宣肃，可出现胸闷气喘、咳嗽咯痰等；痰饮停胃，胃失和降，则见恶心呕吐；痰迷心窍可见胸闷心悸、或呆或癫；痰饮流注经络，易使经络阻滞，气血运行不畅，出现肢体麻木，屈伸不利，甚至半身不遂；痰饮结聚于局部，则形成痰核、瘰疬，或阴疽、流注等。

 知识链接

痰核、瘰疬、流注、疽

痰核：是指发生在颈项、下颌及四肢等部位的结块，不红不肿，不硬不痛，常以单个出现皮下，以其肿硬如核大，故名痰核。

瘰疬：是指发生于颈部、下颌部的淋巴结结核。小者为瘰，大者为疬，以其形状累累如珠故名。

流注：指毒邪流走不定而发生于较深部组织的一种化脓性疾病。

疽：为发于肌肉筋骨间之疮肿。其漫肿平塌，皮色不变，不热少痛者为"阴疽"。

（2）影响水液代谢：痰饮本为水液代谢失常的病理产物，其一旦形成之后，便作为一种致病因素反过来作用于机体，进一步影响肺、脾、肾的水液代谢功能。如寒饮阻肺，可致宣降失常，水道不通；痰湿困脾，可致水湿不运；饮停于下，影响肾阳的功能，可致蒸化无力。从而影响人体水液的输布和排泄，使水液进一步停聚于体内，导致水液代谢障碍更为严重。

（3）易于蒙蔽神明：痰浊上扰，蒙蔽清阳，则会出现头昏目眩、精神不振、痰迷心窍，或痰火扰心、心神被蒙，则可导致胸闷心悸、神昏谵妄，或引起癫狂痫等疾病。

（4）致病广泛多端：痰饮可随气机升降，内而五脏六腑，外而四肢百骸、肌肤腠理，无所不至而致病。由于其致病面广，发病部位不一，且又易于兼邪致病，因而在临床上形成的病证繁多，症状表现十分复杂，故有"百病多由痰作祟"之说。如痰饮停滞于体内，其病变的发展，可以伤阳化寒，可以郁而化火，也易与其他邪气相合，形成风痰、热痰、寒痰、痰瘀互结等多种病症。其临床表现，可归纳为咳、喘、悸、眩、呕、满、肿、痛八大症。

二、瘀血

1. 瘀血的概念 瘀血是指体内有血液停滞，包括离经之血积存体内，或血运不畅，阻滞于经脉及脏腑内的血液，均称为瘀血。瘀血是疾病过程中形成的病理产物，又是某些疾病的致病因素。

2. 瘀血形成的原因 造成血行迟滞而成瘀血的原因有气虚、气滞、血寒、血热、外伤等。

（1）气虚：气虚运血无力，血行瘀滞；或气虚不能统血，血溢脉外而为瘀血。

（2）气滞：气为血之帅，气行则血行，气滞则血瘀。

（3）血寒：寒邪客于血脉，则血液凝涩，运行不畅而成瘀。

（4）血热：热入营血，血热搏结，使血液黏滞而运行不畅；或热灼脉络，迫血妄行，均可导致瘀血。

（5）出血：因各种外伤致脉管破损而出血，成为离经之血；或其他原因，如脾不统血、肝不藏血而致出血，若所出之血不能及时消散或排出体外，留积于体内则成瘀血。

3. 瘀血的致病特点 瘀血一经形成，不仅失去正常的濡养作用，还每每阻滞气机，阻碍血脉运行，影响新血的生成，产生"瘀血不去，新血不生"的不良后果。瘀血致病具有病位相对固定的特征，而且，瘀血阻滞的部位不同，临床表现各异。瘀血所致的病症一般具有如下特征。

（1）疼痛：瘀血所致痛特点为刺痛，痛处固定不移、拒按、夜间痛甚。

（2）肿块：瘀血阻内，凝聚不散，会形成肿块。积于体表则可见青紫肿胀，积于体内则成癥块，触之痞硬，且有压痛，固定难移。

（3）出血：血色多呈紫暗色，或夹有血块。

（4）发绀：面色黧黑或紫暗，肌肤甲错，口唇、爪甲青紫。

（5）舌象：舌质紫暗，或有瘀点、瘀斑，舌下脉络青紫、曲张、迂曲。

（6）脉象：多见脉细涩、沉弦或结或代等。

第四节　其他病因

在中医病因学中，除外感病因、内伤病因和病理产物之外的致病因素，统称为其他病因，包括外伤、诸虫、药邪、医过、先天因素等。

一、外伤

（一）外伤的概念

外伤指机械暴力等外力如扑击、跌仆、利器等击撞，以及烫伤、烧伤、冻伤等而致皮肤、肌肉、筋骨损伤的因素。广义的外伤还包括雷击、溺水、化学伤等。

（二）外伤的致病特点

1. 外力损伤 外力损伤是指枪弹、金刃、跌打等因机械暴力所引起的损伤，轻者为皮肉损伤，出现局部的疼痛、青紫瘀斑、出血肿胀。重者损伤筋骨内脏，关节脱臼、骨折、大出血，甚至昏迷、抽搐、亡阳等严重病变。

2. 烧烫伤 烧烫伤又称"火烧伤""火疮"等。烧烫伤多由沸水（油）、高温物品、烈火、电等作用于人体而引起，一般以火焰和热烫伤为多见。烧烫伤总以火毒为患。轻者损伤肌肤，创面红、肿、热、痛，表面干燥或起水泡，剧痛。重度烧伤可损伤肌肉筋骨，痛觉消失，创面如皮革样，蜡白、焦黄或炭化，干燥。甚至伤津耗液而致亡阴亡阳。

3. 冻伤 冻伤是指人体遭受低温侵袭所引起的全身性或局部性损伤。冻伤在我国北方冬季常见，冻伤的程度与温度和受冻的时间、部位等直接相关，温度越低，受冻时间越长，则冻伤程度越重。冻伤一般有局部冻伤和全身冻伤之分。

（1）局部性冻伤 轻者受冻部位皮肤苍白，局部寒冷麻木，继而肿胀，皮色转为紫红，或有结块不甚而皮肤坼裂，自觉灼痛、瘙痒；或有大小不等的水泡、血泡，自觉疼痛，感觉不灵敏。如无染毒，则逐渐消肿，结成紫黑色痂皮，不久痂皮脱落而愈。重者局部麻木冷痛，青紫漫肿，感觉丧失，有大水泡，水泡破后显露出紫红色创面，流溢滋水，溃烂成疮，甚至肌肤变黑，骨脱筋连，成为坏疽。

（2）全身性冻伤 全身性冻伤也指冻僵。寒为阴邪，易伤阳气，寒主凝滞收引。阴寒过盛，阳气受损，失去温煦和推动血行作用，则为寒战，体温逐渐下降，面色苍白，唇舌、指甲青紫，感觉麻木，神疲乏力，或昏睡，呼吸减弱，脉迟细，如不救治，易致死亡。

4. 化学伤 某些化学物质对人体的直接损伤，局部可见皮肤黏膜红肿水泡、糜烂，全身症状是头晕头痛、恶心呕吐或昏迷抽搐。

5. 电击伤 意外触电事故造成的人体损害，有触电或雷击史，局部有程度不等的烧伤、血肿，短暂或长久昏迷或呼吸停止，面色苍白或青紫，脉搏细微，或惊厥痉挛甚或僵直者。

6. 虫兽伤 虫兽伤包括毒蛇、猛兽、昆虫、疯狗咬伤等。轻则局部肿疼、出血，重可损伤内脏，或出血过多，或毒邪内陷而死亡。

二、寄生虫

1. 寄生虫的基本概念 寄生虫是动物性寄生物的统称。寄生虫寄居于人体内，不仅消耗人的气血津液等营养物质，而且能损伤脏腑的生理功能，导致疾病的发生。

2. 寄生虫的致病特点 中医学早已认识到寄生虫能导致疾病的发生。诸如：蛔虫、钩虫、蛲虫、绦虫（又称寸白虫）、血吸虫等。患病之人，或因进食被寄生虫虫卵污染的食物，或接触疫水、疫土而发病。由于感染的途径和寄生虫寄生的部位不同，临床表现也不一样。如蛔虫病，常可见胃脘疼痛，甚则四肢厥冷等，称之为"蛔厥"；蛲虫病可有肛门瘙痒之苦；血吸虫病，因血液运行不畅，久则水液停聚于腹，形成"蛊胀"（臌胀）。上述蛔虫、蛲虫、血吸虫等肠道寄生虫，其为病多有面黄肌瘦、嗜食异物、腹痛等临床特征。

三、胎传

胎传是指禀赋与疾病由亲代经母体而传及子代的过程。禀赋和疾病经胎传使胎儿出生之后易于发生某些疾病，成为一种由胎传而来的致病因素。胎传因素引起的疾病称之为胎证、胎中病。胎寒、胎热、胎肥、胎弱、胎毒、解颅、五软等，均属胎疾范围。一般分为胎弱和胎毒两类。

1. 胎弱 胎弱，又称胎怯、胎瘦，为小儿禀赋不足，气血虚弱的泛称。胎儿禀赋的强弱主要取决于父母的体质。胎弱的表现是多方面的，如皮肤脆薄、毛发不生、形寒肢冷、面黄肌瘦、筋骨不利、腰膝酸软，及五迟、五软、解颅等病证。胎弱的主要病机为五脏气血阴阳不足。胎儿在母体能否正常生长发育，除与禀受于父母的精气有关外，还与母体的营养状态密切相关。母体之五脏气血阴阳不足，必然会导致胎儿气血阴阳的不足，而出现五脏系统的病变。

2. 胎毒 胎毒，是产后急性过敏重症的俗称，主要表现为各种皮肤变态反应，如疮疖、疥癣、痘疹等。临床常见的主要证候有胎毒发热，胎毒发寒，胎毒发搐，胎毒发黄等。

本 章 小 结

1. 六淫的概念和共同致病特点 风、寒、暑、湿、燥、火六种外感病邪的统称为六淫。六淫致病具有外感性、季节性、地区性、相兼性及转化性等共同特点。

2. 疠气致病特点 具有强烈的传染性，症状相似，发病急，病情重。

3. 七情致病特点 与情志刺激有关，直接伤及内脏，影响脏腑气机。

4. 痰饮致病特点 阻滞气机、气血运行，影响水液代谢，易于蒙蔽神明，致病广泛多端。

5. 瘀血致病的特点 阻滞气机，阻碍血脉运行，影响新血生成，病位固定、病证繁多。

（王智星）

习 题

扫码"练一练"

一、选择题

1. 以下属于病理产物形成的病因是
   A. 疠气　　　　　　B. 六淫　　　　　　C. 七情　　　　　　D. 瘀血
   E. 胎传

2. 六淫中最易导致疼痛的邪气是
   A. 寒邪　　　　　　B. 火邪　　　　　　C. 风邪　　　　　　D. 燥邪
   E. 暑邪

3. 六淫中最易致肿疡的是
   A. 风邪　　　　　　B. 湿邪　　　　　　C. 火邪　　　　　　D. 燥邪
   E. 寒邪

4. 病人先有阴虚内热，后又出现畏寒肢冷，其病机属于
   A. 阴损及阳　　　　B. 阳损及阴　　　　C. 阴盛格阳　　　　D. 阳盛格阴
   E. 亡阳

5. 六淫中具有病程长，难以速愈的邪气是
   A. 寒邪　　　　　　B. 湿邪　　　　　　C. 风邪　　　　　　D. 暑邪
   E. 燥邪

6. 最易伤肺的病邪是
   A. 风邪　　　　　　B. 寒邪　　　　　　C. 燥邪　　　　　　D. 火邪
   E. 暑邪

7. 致病后可出现各种秽浊症状的邪气是
   A. 风邪　　　　　　B. 寒邪　　　　　　C. 火邪　　　　　　D. 湿邪
   E. 燥邪

8. 下列哪一项不属于疫疬之邪的致病特点

    A. 发病急、病情重　　　　　　　　　B. 传染性强

    C. 流行性强　　　　　　　　　　　　D. 症状相似

    E. 易阻滞气机

9. 情志致病，下列哪种说法不准确

    A. 怒则气上　　　B. 恐则气乱　　　C. 思则气结　　　D. 悲则气消

    E. 喜则气缓

10. 七情致病，最易损伤哪些脏

    A. 心、肺、脾　　　B. 心、肝、脾　　　C. 心、肝、肾　　　D. 心、肺、肝

    E. 肝、脾、肾

11. 易伤人血分，可会聚于局部，腐蚀血肉，发为痈肿疮疡的邪气是

    A. 风　　　　　　　B. 湿　　　　　　　C. 寒　　　　　　　D. 火

    E. 燥

12. 下列关于与疾病发生有关的外环境的叙述，错误的是

    A. 气候因素　　　B. 地域因素　　　C. 生活环境　　　D. 工作场所

    E. 外界精神刺激

13. 寒邪直中脾胃，可见呕吐清涎，泄泻清稀等症是由于

    A. 寒性凝滞　　　B. 寒性重浊　　　C. 寒性收引　　　D. 寒邪闭阻阳气

    E. 阳气失于温煦气化

14. 下列关于实的叙述，错误的是

    A. 外感邪盛　　　B. 肌肤经络闭塞　　　C. 盗汗面色潮红　　　D. 脏腑功能亢进

    E. 气血壅滞瘀结

15. 患者，男，82 岁。久病，畏寒喜暖，形寒肢冷，面色白，蜷卧神疲，小便清长，下利清谷，偶见小腿浮肿，按之凹陷如泥。舌淡，脉迟。其病机是

    A. 阳气亡失　　　B. 阳盛格阴　　　C. 阳损及阴　　　D. 阳气偏衰

    E. 阳盛耗阴

16. 患者，男，42 岁，高热两天，突然出现四肢抽搐、神昏谵语、舌红、苔黄燥、脉洪数等症，此属

    A. 火热内闭　　　B. 肝阴耗损　　　C. 肝风内动　　　D. 阳亢化风

    E. 热极生风

17. 患者，女，46 岁，症见五心烦热、骨蒸潮热、盗汗、舌红少苔、脉细数等症，其病机主要是

    A. 阳盛则热　　　B. 阴虚则热　　　C. 阴盛格阳　　　D. 阳盛格阴

    E. 津枯血燥

18. 患者，女，26 岁。见壮热、口渴、心烦、面红、目赤、舌红、脉数等症，其病机主要是

    A. 气郁化火　　　B. 阳盛则热　　　C. 阴虚阳亢　　　D. 阴盛格阳

    E. 阴虚则热

19. 患者，男，20 岁。发病初起恶寒发热，头痛无汗，咯吐白痰，舌苔白，脉浮紧。2 日后壮热而不恶寒，面赤口渴，溲赤便干，舌红而干，脉数。其证候是

A. 真热假寒   B. 表热里寒   C. 表寒里热   D. 由寒转热

E. 真寒假热

20. 患者，男，46 岁。胃肠热盛，大便秘结，腹满硬痛而拒按，潮热，神昏谵语，但又兼见面色苍白，四肢厥冷，精神萎顿。其病机是

A. 虚中夹实   B. 真实假虚   C. 由实转虚   D. 真虚假实

E. 实中夹虚

二、思考题

六淫各自的性质和致病特点有哪些？

（王智星）

第七章

诊法与辨证

案例讨论

【案例】

患者李某某，女，19岁，学生。三日前外出后出现恶寒、发热，恶寒重发热轻，伴周身酸楚，咳嗽，鼻塞，流清涕，舌苔薄白，脉浮紧。查体：体温 37.6℃。余未见明显异常。

【讨论】

1. 通过四诊能收集哪些病情资料？
2. 该患者是什么病？什么证？
3. 请运用八纲辨证、脏腑辨证分别予以分析？

第一节 诊 法

一、问诊

问诊是医生通过询问病人或陪诊者，了解疾病发生、发展、治疗过程，现有症状和其他与疾病有关的情况以诊察疾病的方法。问诊察病，要力求病史资料真实、准确和系统。在四诊中，问诊所获取病史资料最为全面，正如明代医家张景岳《十问篇》中记载问诊："乃诊治之要领，临证之首务"。问诊的内容主要包括一般情况、主诉、现病史、既往史、个人生活史、家族史等。

扫码"学一学"

（一）问一般情况

包括姓名、性别、年龄、民族、职业、婚否、籍贯、现单位、现住址等。询问和记录一般项目，可以加强医患联系，追访病人，对患者诊治负责。同时也可作为诊断疾病的参考。

（二）问主诉和病史

1. 问主诉 主诉是患者就诊时陈述其感受最痛苦的症状及其持续的时间。主诉通常是患者就诊的主要原因，也是疾病的主要矛盾。准确的主诉可以帮助医生判断疾病的大致类别，病情的轻重缓急，并为调查、认识、分析、处理疾病提供重要线索，具有重要的诊断价值。

一般主诉所包含的症状只能是一个或两三个，不能过多。记录主诉时，文字要准确、简洁明了，不能烦琐、笼统、含糊其辞；不能使用正式病名做为主诉；不能记录疾病演变过程。

2. 问病史 问病史包括现病史、既往史、生活史、家族史等。

现病史是从起病之初到就诊时病情演变与诊察治疗的全部过程，包括发病情况、病情演变、诊治经过和现在症状。问发病时间，往往可以判断目前疾病的性质是属表还是属里，是属实还是属虚。问发病原因或诱因，常可推测致病的因素与疾病的性质，如寒热燥湿等。有传染病接触史，常可为某些传染病的诊断提供依据，如白喉、麻诊、痢疾等。问清疾病的演变过程，可以了解邪正斗争的情况。对机体正气的盛衰、预后的良恶等情况作出初步的判断。问清疾病的诊察治疗过程，可为目前疾病诊断提供依据，为进一步检查提供线索，也是决定治疗的重要参考。现病史，是整个疾病史的主要组成部分。了解现病史，可以帮助医生分析病情，摸索疾病的规律，为确定诊断提供依据，也可以为接下来的治疗提供参考。

既往史包括既往健康状况，曾患过何种主要疾病（不包括主诉中所陈述的疾病），其诊治的主要情况，现在是否痊愈，或留有何种后遗症，是否患过传染病。有无药物或其他过敏史。对小儿还应注意询问既往预防接种情况。既往的健康与患病情况常常与现患疾病有一定的联系，可作为诊断现有疾病的参考。

生活史包括患者的生活习惯、经历、饮食嗜好、劳逸起居、工作情况等。生活经历，应询问出生地、居住地及时间较长的生活地区，尤其是注意有地方病或传染病流行的地区。还应询问精神状况如何，是否受到过较大精神刺激。并问其生活习惯，饮食嗜好，有无烟酒等其他嗜好。妇女应询问月经及生育史。工作劳逸，应询问劳动性质、强度、作息时间是否正常等。生活史中的生活经历、习惯、工作情况等社会因素对病人的疾病都可能有一定的影响，分析这些情况可为辨证论治提供一定的依据。饮食的偏嗜，常可导致脏气的偏胜偏衰。精神状态的变化，常常是引起某些情志病的原因。过劳易伤肾，久逸易伤脾，起居失常，多扰动于心而出现各自的疾病反应。

家族史，是指患者直系亲属或者血缘关系较近的旁系亲属的患病情况，有无传染性疾病或遗传性疾病。许多传染病的发生与生活密切接触有关，如肺痨病等。有些遗传性疾病则与血缘关系密切，如直肠癌。

（三）问现在症状

1. 问寒热 询问病人有无怕冷或发热的感觉。病人主观感觉怕冷，虽添衣加被或近火取暖仍觉寒冷者，称为恶寒；病人身寒怕冷，添衣加被或近火取暖可得缓解者，称为畏寒。发热有两种情况：一是患者体温正常，但自觉全身或局部发热。二是体温高于正常者。

（1）恶寒发热　指恶寒与发热同时存在，为外感表证。若恶寒重发热轻，为外感风寒；发热重恶寒轻，为外感风热；发热轻而恶风，为外感风邪，俗称伤风。

（2）但寒不热　但感畏寒而无发热，称但寒不热，多属里寒证。新病畏寒，多为寒邪直中；久病畏寒，多为虚寒。

（3）但热不寒　病人发热不恶寒或反恶热称为但热不寒。

壮热：高热不退为壮热，多属里实热证。

微热：发热较正常体温稍高，为微热，又称低热。多见于气虚发热和温热病后期。

潮热：如大海潮汐，定时发热或定时热甚为潮热。日晡潮热，多为阳明腑实证；阴虚潮热，午后或入夜加重，兼见五心烦热或骨蒸潮热；湿温潮热，午后热盛，身热不扬者，兼头身困重，见于湿温病。

（4）寒热往来　寒热往来是指恶寒与发热交替发作，多为半表半里证。可见于少阳病或疟疾。

2. 问汗　问汗是诊察病人有汗无汗和汗出的部位、时间、性质、汗量等异常出汗情况，鉴别疾病的表里寒热和虚实。汗是阳气蒸化津液从腠理外达体表而形成，问汗出的情况，对于判断病邪的性质、津液的盈亏、阴阳的盛衰具有重要意义。

（1）表证辨汗　表证无汗，多为外感风寒表实证；表证有汗，多为表虚证或表热证。

（2）里证辨汗

自汗：白天汗出不已，动则更甚，称自汗。多为气虚或阳虚。

盗汗：睡时汗出，醒则汗止，称盗汗。多为阴虚。

大汗：身热大汗，多为实热证；大汗淋漓，伴有脉微肢冷，神疲气弱者，多为亡阳证。

3. 问疼痛　注意询问疼痛的部位、性质、程度、持续时间及喜恶等。导致疼痛的原因有很多，从病因来分，不外寒热虚实。属实者，多为气滞、血瘀、食积、痰凝等闭阻经络，气血运行不畅，即"不通则痛"；属虚者，多为气血亏虚，脏腑经脉失养所致，即"不荣则痛"。

（1）胀痛　痛而有胀感为胀痛，多属气滞。

（2）刺痛　痛如针刺或刀割为刺痛，多属瘀血。

（3）隐痛　疼痛隐隐，绵绵不休为隐痛，多为虚证。

（4）冷痛　痛处寒凉，得温则舒为冷痛，多为阳虚寒凝。

（5）重痛　疼痛如裹为重痛，多因湿邪阻遏气机。

（6）灼痛　痛处发热，有灼烧感为灼痛，多为阳热亢盛或阴虚生热。

（7）掣痛　痛有抽掣牵引感为掣痛，多因筋脉失养或阻滞不通，如胸痹心痛掣背。

（8）窜痛　痛处游走不定为窜痛，多为风中经络关节，如行痹。

4. 问饮食与口味　饮食是后天水谷精气生化之源，是维持人体生命活动的物质基础。脾主运化水谷，问饮食口味主要反映脾胃功能和疾病的寒热虚实。

（1）口渴与饮水　口渴与否，反映人体津液的盈亏和输布情况。口不渴，属寒证，提示津液未伤。口渴多饮，为实证，渴喜冷饮为热盛伤津，渴喜热饮为寒湿内停；渴不多饮，津液未伤，输布障碍；多饮多尿，见于消渴。

（2）食欲与食量　食欲与食量反映脾胃功能盛衰。久病纳呆，属脾胃气虚；新病纳呆，多为食积。消谷善食者，多为胃火炽盛；多食伴多饮多尿者，见于消渴证；饥不欲食，多为胃阴不足；厌食油腻，胁胀呕恶，为肝胆湿热；不欲饮食，脘腹胀满，嗳腐吞酸，为食滞胃脘；喜热食或食后常感饱胀，多是脾胃虚寒；妇女厌食，停经呕吐，为妊娠恶阻；小儿嗜食异物，见于虫积、疳积。

（3）口味　口淡无味多见于脾虚停湿；口甜多见于脾蕴湿热；口苦多为肝胆湿热；口腻见于脾胃湿困；口臭多见于胃火炽盛，饮食积滞；口酸见于肝胃不和；口咸见于肾虚；口腥见于肺胃血络损伤，咳血呕血。

5. 问睡眠　可辨别病证的虚实、寒热和了解病人的精神状态。失眠与嗜睡在睡眠异常中最为常见，睡眠与人体气血阴阳的盛衰密切相关，正常睡眠保证了机体阴阳平衡、气血运行。但睡眠的生理规律一旦打破，人体的脏腑功能会随之失常。

（1）失眠　又称不寐，入睡困难，或睡而易醒，甚至彻夜不眠，常伴有多梦。失眠有虚实之分：虚证有心脾两虚、心肾不交、心阴亏损等证，多为气血不足、髓海失养而致；实证有心火亢盛、肝郁化火、宿食停滞等证，多为痰火扰心所致。

（2）嗜睡　睡意深浓，常常不自主的入睡，不分昼夜，但睡中易醒，醒来欲寐，整日精神疲倦，称为嗜睡或多眠。多为痰湿困脾所致。

6. 问二便　询问二便，了解排便的次数、时间、颜色、气味、形状及排便后的感觉和伴随症状等，以判断疾病的寒热虚实。

（1）大便

便秘：若新病腹满胀痛，大便燥结，或发热口渴，多为实证、热证；久病、年老体弱、孕中产后，多为气虚、血虚。

泄泻：泻如稀水，色淡黄而味腥臭，多为寒湿泄泻；腹痛而泻，里急后重，下痢脓血，为大肠湿热；大便酸臭多沫，泻后痛减，多为食积；长期黎明前腹痛泄泻，称"五更泻"或"黎明泻"，为脾肾阳虚，多见于老年人。

（2）小便　小便清长，为寒证；小便短赤，为热证；小便黄赤，尿频、尿急、尿痛，为膀胱湿热；口渴多饮，多尿，而消瘦者，为消渴病。

7. 问经带　妇女有月经、带下、妊娠、产育等生理特点，发生疾病时，常能引起上述方面的病理改变。因此，对青春期开始之后的女性患者，除了一般的问诊内容外，还应注意询问其经带等情况。作为妇科或一般疾病的诊断与辨证依据。

（1）月经　主要询问月经周期、经期、经色、经质、经量、末次月经以及有无痛经等。

若月经周期提前8～9天以上，且连续两个月者，称为月经先期，见于血热和气虚；若月经周期延后8～9天以上，且连续两个月者，称为月经后期，见于血虚和血瘀证；经期错乱不定，称月经先后不定期，见于气滞。

经血量多为血热和气虚；量少为气血虚证；不在行经期间，不规则的阴道出血称崩漏，为血热和脾不统血。停经三个月以上为闭经，妊娠闭经为生理现象。

月经色淡清稀为血虚；色深质稠为血热；色紫暗有块，为寒凝血瘀。

经前小腹胀痛，经期或经后痛减者，多为实证；经后小腹隐痛，兼见腰酸、小腹下坠，多为虚证；经行小腹冷痛，得热痛减，为寒证。

（2）带下　主要了解色、量、质、气味等情况。若分泌过多，连绵如带者，即为带下病。带下色白清稀无臭，为脾虚；带下清冷，质稀量多，为肾虚；带下色黄质稠，量多臭秽者，为湿热下注。

8. 问小儿　根据小儿不同发育时期的生理、病理特点，了解孕育期及出生后的喂养、发育情况，询问是否患过麻疹、水痘等，以及预防接种情况，对于父母兄弟等家庭成员的健康状况和有无遗传性疾病均应做到全面了解。

知识链接

　　明代张景岳在总结前人问诊基础上写成《十问歌》，后人又将其略作修改，具体内容为："一问寒热二问汗，三问头身四问便，五问饮食六胸腹，七聋八渴俱当辨；九问旧病十问因，再兼服药参机变，妇女尤必问经期，迟速闭崩皆可见，再添片语告儿科，天花麻疹全占验。"

二、望诊

望诊是医者运用视觉观察病人的神色、形态、局部表现、舌象、分泌物和排泄物，以及小儿指纹等的异常变化来诊察病情的方法。是对人体全身和局部的一切可见征象进行有目的地观察的过程，以诊查健康状况和疾病状态为目的。

（一）望神

是观察人体生命活动的整体外在表现和精神状态、意识思维活动的诊断方法。

1. 得神　又称有神。主要表现为神志清楚，目光精彩，语言清晰，呼吸平稳，面色荣润，表情自然，动态自如。提示脏腑精气尚未虚衰，病情较轻，预后良好。

2. 少神　又称神气不足。介于得神和失神之间，是轻度失神的表现。主要表现为精神不振，两目乏神，少气懒言，面色少华，肌肉松软，倦怠乏力，动作迟缓。提示脏腑精气虚弱，见于虚证或疾病恢复期的病人。

3. 失神　又称无神。主要表现为精神萎靡，目光晦暗，瞳神呆滞，语言不清，呼吸气微或喘促，面色无华，形体羸瘦，反应迟钝，或神昏谵语，循衣摸床，撮空理线，或两手握固，牙关紧闭等。提示脏腑精气虚衰，病情严重，预后较差。

4. 假神　假神指危重病人暂时出现的精神暂时好转的假象。如神志昏迷不清，目无光彩，不欲语言者，突然目光明亮，神志清醒，精神转佳，语言不休，欲见亲人；或面色晦暗，突见两颧发红，如涂油彩；或不欲饮食，突然食欲大增，甚则暴食等。是阴阳离决的表现，即所谓"回光返照""残灯复明"，是临终前的预兆。

知识链接

　　神乱，又称神志异常，即精神错乱，包括癫、狂、痫三证，均是中医精神失常的疾患。癫证见沉默痴呆，或沉默寡言，时而语无伦次，条理不清，静而多疑为主要特征；狂病症见喜动多怒，躁妄打骂，喧扰不宁，甚至弃衣而走，登高而歌，不避亲疏为特征。痫病又名癫痫或羊痫风，症见突然昏倒，口吐涎沫，两目上视或口眼歪斜，四肢抽搐，醒后如常。多由肝风挟痰，上窜蒙蔽清窍，或属痰火扰心，引动肝风所致。

（二）望色

是医者观察患者皮肤颜色与光泽变化来诊察疾病的方法。颜色就是色调变化，光泽则是明度变化。面部色泽是脏腑气血的外部反映，所以望色主要是观察面部色泽，其变化提示脏腑精气的盛衰、疾病的性质、病情的轻重和预后。中国人肤色特征是红黄隐隐、明润含蓄。若出现异常色泽则为病色。临床常见的以下几种。

1. 青色 主寒证、痛证、瘀血、惊风。

青为气血不通，经脉瘀阻的表现。面色苍白而青，多属寒邪外袭，或阴寒内盛；面色青暗，口唇青紫，为久病心阳不振，心血瘀阻；小儿高热，鼻柱、眉间、口唇四周及面部青紫，多是惊风的先兆。

2. 赤色 主热证。

赤为血液充盈皮肤脉络的表现。满面通红，为实热证；午后颧红为虚热证。

3. 黄色 主虚证、湿证。

黄为脾虚不运的征象。面色淡黄，枯槁无泽，称为萎黄，多是脾胃气虚；面黄而浮胖，多是脾虚有湿；面目一身尽黄属黄疸，黄色鲜明属湿热阳黄，黄色晦暗多为寒湿阴黄。

4. 白色 主虚证、寒证、失血证。

白为气血不足之候。若㿠白而虚浮，则多为阳虚；淡白而消瘦，多为营血亏虚；突然面色苍白，伴冷汗淋漓，多为阳气暴脱。

5. 黑色 主肾虚、水饮、寒证、痛证、瘀血。

黑为阴寒水盛或气血凝滞的表现。黑而暗淡，肾阳虚；黑而干焦，肾阴虚；眼眶周围发黑，为肾虚水饮，寒湿带下；面色口唇青黑，多因剧烈疼痛所致；颜面黧黑肌肤甲错，为瘀血。

（三）望形态

是观察病人形体强弱、胖瘦以及活动情况来诊察疾病的一种方法。

1. 形体 发育良好，形体强壮，肌肉充实是气血旺盛、内脏坚实的表现；发育不良，形体衰弱，肌肉瘦削，是体质虚弱的表现；形体肥胖而肌肉松软，少气乏力，多阳气不足，脾虚湿盛；形瘦色苍，肌肉干瘪，皮肤干燥，多阴血不足或虚劳重证，是脏腑精气衰竭之象。

2. 形态 病人的行走、坐卧、站立等体态动静姿态，以及体位均可反映疾病情况。喜动，揭衣掀被不欲近火者属阳证、热证、实证；喜静蜷卧，添衣加被而欲近火者属阴证。咳喘，坐而仰首，多是痰涎壅盛的肺实证；坐而俯首，气短不足以息，多是肺虚或肾不纳气证。半身不遂，口眼㖞斜，多是风痰阻络；颈项强直，四肢抽搐，角弓反张，是动风之象；关节肿胀屈伸不利，多属痹证；四肢痿弱无力，行动困难，不能持物，多属痿证。

（四）望头颈、五官

1. 望头颈 主要观察头形、动态、囟门和头发色泽的变化。小儿头形过大或过小，伴有智力发育不全者，多属先天禀赋不足，肾精亏损；小儿囟门凹陷，多为津血亏虚，脑髓不充；囟门高突，多为实热证；囟门迟闭，属肾精不足；头颈强直或头摇不能自主者，多是风动征象。发黄干枯，稀疏易脱，多为精血不足，肾气亏虚；突现片状脱发，多属血虚受风，又称"斑秃"；小儿发结如穗，多属疳积。

2. 望五官 是观察五官形色的变化，来推知五脏的病变。

（1）望目：目为肝之窍，五脏六腑之精气皆上注于目，如目赤红肿，多属风热或肝火；眼泡水肿为水湿内停；眼胞赤烂为湿热；白睛发黄为黄疸；目窠凹陷，为伤津耗液；瞳仁散大，为肾精枯竭；小儿睡中露睛，多为脾虚；两目上视、斜视，为肝风内动。

（2）望耳：耳为肾之窍，脏腑的许多经脉上络于耳。耳轮瘦薄，色淡白为肾气不足；耳轮红赤，肿胀为邪毒壅盛；耳轮干枯，甚则焦黑多为肾气衰竭、肾水亏极之象；耳道流脓，多为肝胆湿热。

（3）望鼻：鼻为肺之窍，主要反应肺的情况。鼻流清涕，为外感风寒；鼻流浊涕，多属外感风热；久流浊涕而黄稠有腥臭味者，为热证，兼有鼻中辛酸多为"鼻渊"；鼻中出血，为鼻衄。

（4）望口唇：口唇主要反应脾胃的情况。唇色淡白为血虚；口唇青紫为血瘀；唇色嫩红为阴虚火旺；唇色深红而干为实热；口唇糜烂，为脾胃湿热；口唇燥裂，为燥热伤津；口角歪斜，多为中风。

（5）望齿龈：齿为骨之余，龈为胃之络。牙齿干燥，多为津液已伤；齿燥如枯骨是肾阴枯竭；龈色淡白，多属血虚；牙龈红肿，多为胃火上炎；龈肉萎缩而色淡，多是胃阴不足或肾气亏虚。睡中蚧齿，为胃热或虫积；中年牙齿松动、稀疏，示肾气早衰。

（6）望咽喉：咽为饮食纳入之道，喉为气体出入之路。咽喉红肿而痛，为有实热；红肿溃烂，为肺胃热盛；咽喉嫩红，肿痛不甚，为虚热；咽喉腐点成片，色呈灰白如腐膜，不易拭去，重剥出血者为白喉。

（五）望皮肤

望皮肤应注意皮肤色泽、形态的变化，以及斑、疹的鉴别。

1. 色泽 皮肤虚浮肿胀，按之凹陷有压痕，为水湿证；皮肤干瘪枯槁者为津液耗伤；皮肤、面目俱黄者，多为黄疸；皮肤青紫者，常见于中毒；皮肤大片红肿，色赤如丹者，名"丹毒"，多为实热火毒；皮肤粗糙如鱼鳞，抚之涩手，肌肤甲错，常见于血虚夹瘀证。

2. 形态 斑疹是出现于肌肤表面的红（或紫）色片状或点状的皮疹。大小不一，成点或成片，平摊于皮下，摸之不碍手，压之不褪色者称为"斑"；大小均匀，点小如粟，高出于皮肤，摸之碍手者称为"疹"。外感热病斑疹多为外感邪热郁于肺胃不能外泄，内逼营血所致；内伤杂病斑疹多属血热；如见斑色暗紫，其形较大，时出时隐，则为气虚不能摄血或挟有瘀血。

（六）望分泌物与排泄物

分泌物是指官窍所分泌的液体，排泄物是人体排出于体外的代谢废物。排泄物与分泌物包括痰、涎、涕、唾、泪及二便、经、带、汗液、脓液和呕吐物等。一般来说，排泄物及分泌物色白清稀者，多为寒证、虚证；色黄稠黏者，多属热证、实证；夹带血丝或有血块，多属热伤脉络或瘀血所致；饮食不化，有食物残渣，伴气味臭秽酸腐，多因湿热或食积。

扫码"看一看"

（七）望舌

望舌是通过观察舌质和舌苔的形态、色泽、润燥等方面的变化测知病情变化的一种独具特色的诊法，是中医诊断疾病的重要依据之一。舌质，是舌的肌肉脉络组织，又称舌体。舌苔，是舌面上附着的苔状物，由胃气上蒸而成。正常的舌象是舌质淡红，舌体柔软，不胖不瘦，活动自如，舌苔薄白，干湿适中。简称"淡红舌，薄白苔"。

中医学在长期临床实践中发现舌面一定的部位与一定脏腑相联系，并反映着相关脏腑的病理变化。如舌尖属心肺；舌中属脾胃；舌边属肝胆；舌根属肾。（图7-1）

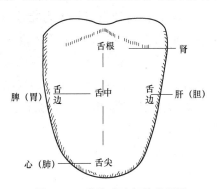

图7-1 舌诊脏腑部位分属图

1. 望舌质 主要观察舌质的颜色、舌形、舌态等方面的变化，以判断脏腑气血的盛衰和疾病转归预后，对诊断具有重要意义。

（1）望舌色

淡白舌：较正常舌色浅淡。主虚证、寒证。淡白不泽，或舌体瘦薄者，多为气血两虚。淡白湿润，舌体胖嫩者，多为阳虚寒湿；

红绛舌：舌色较正常舌色红，呈鲜红色者称为红苔；舌色深红者，称为绛舌，绛舌多为红舌进一步发展而成。两者皆主热证，舌色越红说明热势愈甚。苔黄燥或芒刺，为实热，热入气分则舌红，热入营血则舌绛。少苔或无苔，为虚热证。

青紫舌：全舌青紫或泛现青紫，主血瘀证、寒证、热证。舌青紫而暗，有瘀斑点，主瘀血证。舌青紫湿润，苔白而滑，多为寒凝血瘀；舌青紫深绛，苔少而干，多为热毒炽盛，热入营血证。

（2）望舌形

老嫩：老是指舌质纹理粗糙，形色坚敛苍老者，主实证；嫩是指舌质纹理细腻，形色浮胖娇嫩者，主虚证。

胖大舌：舌体较正常肥大，称胖大舌，多因水湿痰饮阻滞所致。舌淡白胖嫩，舌苔白滑，为脾肾阳虚；舌红而胖大，为脾胃湿热。

齿痕舌：舌边见齿痕者，为齿痕舌，多因舌体胖大而受齿缘压迫所致。常与胖大舌同见，多为脾虚湿盛。

瘦薄舌：舌体瘦小而薄，称瘦薄舌，多为气血阴液不足，不能充盈舌体所致。舌体瘦薄色淡，为气血两虚；舌体瘦薄红绛者，为阴虚火旺。

芒刺舌：舌乳头肥大、高起如刺，摸之棘手，称为芒刺舌，主邪热内盛。舌边芒刺为肝胆实火。舌中芒刺为胃肠热盛，舌尖芒刺为心火亢盛。

裂纹舌：舌面上有各种形状、深浅不一的明显裂纹，称裂纹舌。为热盛伤阴或血虚不润。

（3）望舌态

强硬舌：舌体强硬伸缩运动不自如，以致言语謇涩，为强硬舌，又称"舌强"。外感热病，见舌质深红而强硬，为热入心包；内伤杂病常为中风或中风先兆。

痿软舌：舌体软弱，屈伸无力者称痿软舌。新病舌干红而痿者为热灼津伤；久病舌淡而痿，是气血亏虚；舌绛而痿，为阴亏已极。

颤动舌：舌体震颤抖动，不能自主者，称为颤动舌。舌质红绛而颤动不已，为热极生风。舌质淡白而微微颤动，属血虚生风。

歪斜舌：舌体伸出偏斜于一侧，多为中风，或中风先兆。

吐弄舌：舌伸出口外者为吐舌；舌微露出口又立即收回，或不时舔口唇四周者，称为弄舌。吐舌为疫毒攻心；弄舌是动风先兆，或是小儿弱智。

短缩舌：舌体紧缩不伸，称短缩舌。舌淡或青紫短缩，为寒凝；舌红绛而干缩，为热盛伤津；舌淡白胖嫩而短缩，为气血两虚。

2. 望舌苔　通过观察舌的苔色、苔质的变化，以测知病位的深浅、病邪的性质和病情的进退等情况。

（1）望苔色

白苔：主表证、寒证。薄白苔，为表证；白厚苔，为寒证；白腻苔，多属湿浊或食积；苔白如积粉，为暑湿内蕴证。

黄苔：主里证、热证。苔淡黄为热轻，深黄为热重，焦黄为里热极，黄燥而生黑刺，或有裂纹为积热已深、津液耗损；黄厚而干为胃热伤津；黄厚而腻为湿热或食滞；外感病苔由白转黄，为表邪入里化热之征。

灰黑苔：主里热、里寒之重证。灰苔与黑苔同类。浅黑苔即称为"灰苔"；深灰苔即称为"黑苔"。灰黑苔多由白苔或黄苔转化而成，其中苔质润燥是鉴别灰黑苔寒热属性的重要指征。舌苔灰黑而干，主里热之重证，多因里热已极，热炽津伤；舌苔灰黑而润，主里寒之重证，多因阳虚寒极，痰饮寒湿内阻。

（2）望苔质

厚薄：反映病邪深浅。透过舌苔能隐约见到舌体为薄苔，不能见舌体为厚苔。苔薄多主表证，苔厚多主里证。舌苔由薄渐厚，为病势渐增；由厚变薄，为正气渐复。

润燥：反映津液盈亏。苔润为津液未伤；苔燥多为热盛伤津、阴液亏虚。

腐腻：反映体内湿浊情况。苔质疏松而厚，且颗粒粗大，形如豆腐渣浮在舌面，易于刮脱者，称为腐苔，多见于食积或痰浊证。苔质细腻致密，颗粒细小，上面如罩一层油腻状黏液，刮之不去，称为腻苔，多见于痰饮、湿浊等证。

剥脱：舌面的苔状物全部或部分剥落，称剥脱苔。多属正气虚弱，胃之气阴两伤。若舌苔剥脱不全，剥脱处光滑无苔，称花剥苔，为胃之气阴两伤；若舌苔全部剥落，舌面光洁如镜，称镜面舌，是胃阴枯竭，胃气将绝的征兆。

三、闻诊

闻诊是医者通过听声音和嗅气味来诊察疾病的一种方法。听声音是指用听觉辨别病人的语言、呼吸、咳嗽、呃逆、嗳气的异常来判断疾病；嗅气味是指嗅病人产生和散发的口气、体气及排泄物的气味以诊察病情的方法。

（一）听声音

1. 语言

（1）语声强弱：语声响亮，躁动多言，属实证、热证；语声低微，少气懒言，属虚证、寒证。语音重浊，多见于外感表证。声音嘶哑有虚实之分：新病多为外邪袭肺；久病多为阴伤之虚证。

（2）语言错乱：语言错乱病变在心。神志不清，言语错乱，声高有力者，称谵语，为热扰心神之实证。神志模糊，语言重复，断续无常，声音低弱者，称郑声，为心气大伤，神无所依之虚证。喃喃自语，喋喋不休，见人则止者，称为独语，为心气不足之虚证，或痰蒙心窍。笑骂狂言，语无伦次，喜怒无常，登高而歌，弃衣而走，不避亲疏者，称为狂证，多为痰火扰心。舌强语謇，言语不清，称为言謇，多见于中风。

2. 呼吸　呼吸气粗而快，声高有力，多属邪热实证；呼吸气微而慢，多属内伤虚证。呼吸困难，短促急迫，甚则张口抬肩，鼻翼扇动，不能平卧者，为喘证。喘气时喉中有哮鸣声的称为哮。哮喘有虚实之分，实者，多因肺有实邪，气机不利；虚证，多为肺肾气虚，肾不纳气。

3. 咳嗽　咳嗽是肺失宣降，肺气上逆所致。咳声重浊有力多属实证；咳声低微无力多为虚证；咳声重浊，痰白清稀，为外感风寒；痰黄黏稠，多属肺热；咳声低微，痰多易出，为寒湿或痰饮；干咳无痰或少痰，多属燥邪犯肺或阴虚肺燥；阵发性咳嗽，连声不绝，终止时有鹭鸶叫声，为百日咳，以五岁以下的小儿多见，多发于冬春季节，其病程较长，不易速愈。

4. 呃逆 俗称"打呃"，胃气上逆所致。呃声高亢，短而有力，多属实热证；呃声沉长，声弱无力，多属虚寒证；若久病呃逆，时作时止，呃声低怯，多为胃气将绝的征兆。

5. 嗳气 是胃中气体直上咽喉的声音，胃气上逆所致，正常多见于饱食之后。嗳气酸腐，多为食滞内停；嗳声响亮，嗳气或矢气之后腹胀得减，为肝气犯胃之证。

（二）嗅气味

包括病体的气味和病室的气味。通过诊察患者散发的各种异常气味，可以了解病情，判断疾病的寒热和虚实。

1. 病体气味

（1）口、鼻气 口气臭秽，属胃热；口气酸馊，多是胃有宿食；口气腐臭，多属牙疳或内痈；鼻出臭气，多因风热蕴阻之鼻渊。

（2）汗气 病人身有汗气味，可知曾有汗出。汗出腥膻，是风湿热邪久蕴皮肤；腋下随汗散发阵阵臊臭气味者，是湿热内蕴所致，可见于狐臭病。

（3）痰、涕之气 咳吐浊痰脓血，腥臭异常，属肺痈；痰黄稠味腥者，为肺热；痰涎清稀味咸，无特异气味，属寒证；鼻流浊涕腥秽如鱼脑，为鼻渊；鼻流清涕无气味者，为外感风寒。

（4）二便之气 大便酸臭难闻者，多属肠有郁热；大便溏泻而腥者，多属脾胃虚寒；小便黄赤浑浊，有臊臭味者，多属膀胱湿热；尿甜有烂苹果样气味者为消渴病。

（5）经、带、恶露之气 月经臭秽者，多属热证；月经气腥者，多属寒证。带下黄稠而臭秽者，多属湿热；带下白稀而腥臭者，多属寒湿；崩漏或带下奇臭，并杂见异常颜色，常见于癌病，多属危重病证。产后恶露臭秽者，多属湿热下注。

2. 病室气味 病室气味是由病体本身或排出物所散发的。气味从病体发展到充斥病室，说明病情重笃。临床上通过嗅病室气味，可作为推断病情及诊断特殊疾病的参考。

病室充有血腥味，病者多患失血证；病室散有腐臭气，病者多患溃腐疮疡；病室尿臊气（氨气味），见于水肿病晚期（尿毒症）；病室有烂苹果气味（酮体气味），多为消渴病患者，亦属危重症；病室尸臭，多为病者脏腑衰败，病情重笃。

四、切诊

切诊包括脉诊和按诊两个部分。是医生运用手和指端的感觉，在病人体表一定部位进行触、摸、按、压的检查方法。

（一）脉诊

是医生运用手指的触觉切按病人脉搏、体察脉象，了解气血运行状态、脏腑病理变化的诊察方法，又称切脉、诊脉、把脉、候脉、持脉、按脉。脉象的形成与脏腑气血密切相关，若脏腑气血发生病变，血脉运行就会受到影响，脉象就会发生变化。

1. 诊脉的部位 临床诊脉的常用部位是手腕部的寸口脉。寸口又称脉口、气口，即桡动脉的腕后浅表部分。寸口脉分为寸、关、尺三部，正对腕后高骨（桡骨茎突）为关部，关之前为寸部，关之后为尺部（图7-2）。两手各有寸、关、尺三部，共称六脉。三部六脉分候脏腑：左寸候心，左关候肝，左尺候肾；右寸候肺，右关候脾，右尺候肾（命门）。

2. 诊脉的方法

（1）体位 坐位或仰卧位，手臂与心脏同一水平位置，前臂平伸，掌心向上，腕下垫脉枕。诊脉时应先让病人稍事休息，令其气血平和。

（2）布指 以中指定关位，食指按寸部，无名指按尺部。三指微屈呈弓形，指腹平齐切按脉体。

（3）指力 诊脉时以轻、中、重、三种指力体察脉象，又称之为"举、寻、按"。浮取轻按为"举"；稍加指力、不浮不沉、不轻不重中取为"寻"；沉取重按为"按"。寸、关、尺三部，每部有浮、中、沉三候，合称三部九候。

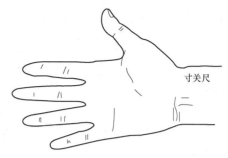

图7-2 脉诊寸关尺部位图

3. 正常脉象 正常脉象又称"平脉"或"常脉"。平脉特征是：三部有脉，浮沉适中，节律均匀，和缓有力，一息四五至（一呼一吸称为一息）。

4. 常见病脉与主病 疾病反映于脉象的变化，即为病脉。诊察病脉是对可能的诊断做进一步的证实，临床上病与脉密切结合，要做到四诊合参。常见病脉及主病见表7-1。

表7-1 常见病脉与主病

脉名	脉 象	证 型
浮脉	轻取即得，重按稍减而不空，如水浮木	表证。浮而有力为表实，浮而无力为表虚
沉脉	轻取不应，重按始得	里证。有力为里实，无力为里虚
迟脉	脉来迟缓，一息不足四至（每分钟不足60次）	寒证。有力为实寒证，无力为虚寒证
数脉	脉来急促，一息超过五至（每分钟90次以上）	热证。有力为实热，无力为虚热
虚脉	寸关尺三部脉轻取重按均应指无力	虚证。多为气血两虚
实脉	寸关尺三部脉轻取重按均有力	实证
滑脉	往来流利，如盘滚珠，应指圆滑	痰饮，食滞，实热，亦为青壮年的常脉和妊娠的孕脉
涩脉	往来艰涩不畅，如轻刀刮竹	气滞、血瘀、精伤、血枯
洪脉	脉形宽大，来盛去衰，如波涛汹涌	热盛
细脉	脉细如线，应指明显	主诸虚劳损，以阴血虚为主；又主湿证
濡脉	浮而细软，重按即无	各种虚证，湿证
弦脉	端直而长，按如琴弦紧绷	肝胆疾病，痛证，痰饮
紧脉	脉来绷急，应指紧张有力，状如牵绳绞索	寒证，痛证
代脉	脉来迟缓无力，时有一止，止有定数	脏气衰微，风证，痛证，惊恐，跌仆损伤等
结脉	脉来缓慢，时有一止，止无定数	阴盛气结，寒痰瘀血
促脉	脉来急促，时有一止，止无定数	阳热亢盛兼有气滞、血瘀、停痰、食积等

临床诊脉时，脉象可以单一出现，也可以两种或两种以上的复合相兼脉的形式出现，相兼脉的主病是各单一脉主病的组合。如浮数脉，浮脉主表证，数脉主热证，浮数脉则主表热证；沉细数脉，沉脉主表证，细脉主虚证，数脉主热证，沉细数脉则主里虚热证，余可类推。

2. 按诊 即触诊。是医生用手直接触、摸、按、压病人体表某些部位，以了解局部寒热、润燥、软硬、压痛、痞块或其他异常变化，推断体内疾病部位、性质和病情轻重等情况，以获得诊断印象的一种诊察方法。

（1）按肌肤 以了解肌肤的寒热、润燥、肿胀等情况。肌肤灼热为热证；清冷为寒证。湿润多为汗出或津液未伤；干燥而粗糙多为津液已伤。肌肤甲错，为内有瘀血。肌肤按之凹陷，应手而起为气胀，不能即起，肿胀发亮为水肿。

（2）按手足　主要是诊察寒热。手足俱凉为阳虚之寒证；手足俱热多为阴虚或阳盛之热证；手足心热为阴虚；掌心掌背的温凉推测外感与内伤，掌心热甚为内伤，掌背热甚为外感。

（3）按胸胁　以探明心、肺、肝的病变。前胸高起按之气喘者，为肺胀；胸胁按之胀痛者，为痰热气结或水饮内停；胁下肿块，或软或硬，多属气滞血瘀；右胁肋下触之肿块，表面凸凹不平，提示肝癌。

（4）按脘腹　主要检查有无压痛及包块。疼痛喜按，局部柔软者为虚证；疼痛拒按，局部坚硬者为实证。腹中肿块，坚实有形，推移难动者，称为"癥"，多属血瘀；腹中肿块，时聚时散，按之无定形，窜痛不定，称为"瘕"，多属气滞；腹中包块，形如筋结，聚散游移，指下蠕动，为虫积；左少腹累累硬块、时而作痛，为肠中宿便；右少腹作痛，按之痛剧，有包块应指，多为肠痈。

（5）按腧穴　腧穴是脏腑经络之气输注于体表的特殊位置。它是内部脏腑病变在体表的反映点，也是用于针灸、推拿施术的部位。按腧穴主要诊察有无压痛、结节、条索状样改变，来推断相关脏腑的疾病情况。如中府穴、肺俞穴有压痛或肺俞穴摸到结节均提示肺病；肾病可在肾俞和阴谷穴有压痛；黄疸多在肝俞、胆俞有压痛；胆囊炎在胆俞和阳陵泉穴有压痛；胃病在胃俞和足三里有压痛；肠痈在阑尾穴或上巨虚有压痛等。

📋 知识链接

中医诊脉的"独取寸口"脉诊法。独取寸口，出自《难经·一难》。指单独诊寸口脉，可诊知全身疾患。寸口的部位，在现代解剖学桡骨茎突内侧的一段桡动脉处。独取寸口脉，是指单独切按桡骨茎突内侧一段桡动脉的搏动，根据其脉动形象，以推测人体生理、病理状况的一种诊察方法。寸口脉为什么可以诊察全身疾病呢？其机理有二：一是从寸口和胃气的关系来看，寸口是手太阴肺经的动脉，手太阴起于中焦。在《素问·五藏别论》中："五脏六腑之气味，皆出于胃，而变见于气口。"《素问·玉机真脏论》指出："五脏者皆禀气于胃，胃者五脏之本也。脏气者，不能自至于手太阴，必因于胃气，乃至于手太阴也。"说明了五脏六腑、四肢百骸都是依靠脾胃输送水谷精微来供养的，胃气的强弱对脏腑精气的盛衰有直接的影响，胃气在机体生命活动中起着极重要的作用。即所谓"有胃则生，无胃则死"。而寸口与胃气关系密切，胃气盛衰的变化可以直接反映到寸口脉上来。二是寸口为手太阴肺经的动脉。在《素问·经脉别论》中："脉气流经，经气归于肺，肺朝百脉。…气口成寸，以决死生"。《难经·一难》则更具体的指出："寸口者，脉之大会，手太阴之脉动也。…寸口者，五脏六腑之所终始，故法取于寸口也。"手太阴肺经为十二经脉流注之始，且肺朝百脉，主一身之气。由此可见，手太阴肺与十二经脉、五脏六腑、全身气血有密切关系。而寸口部位恰好是肺经的经穴"经渠"和输穴"太渊"所在之处，"太渊"又为脉之会，为气血流注最为显现的浅表部位。因此，全身气血的盛衰及运行状况都可以反映到寸口脉上来。

第二节 辨 证

扫码"学一学"

辨证，是在中医理论指导下，通过望、闻、问、切四诊收集临床资料，加以综合分析，辨清疾病的病因、性质、部位、邪正盛衰和发展趋势，概括地判断为某种性质的证候。辨证是中医认识和诊断疾病的方法，是决定治疗的前提和依据。中医辨证的过程，就是诊断的过程。目前常用的辨证方法有八纲辨证、气血津液辨证、脏腑辨证、病因辨证、卫气营血辨证、三焦辨证、经络辨证、六经辨证等，本节主要以八纲辨证和脏腑辨证为例进行论述。

一、八纲辨证

八纲辨证，是中医各种辨证的总纲。八纲，指表、里、寒、热、虚、实、阴、阳八个辨证的纲领。八纲辨证是通过四诊获得的资料，确定疾病病位的深浅、病情性质的寒热、邪正斗争的盛衰和病证类别的阴阳，分析归纳为八类不同的证候，作为中医辨证的纲领，称为八纲辨证。

八纲证候，即表证、里证、寒证、热证、虚证、实证、阴证、阳证。八纲辨证是从八个方面对疾病本质作出纲领性的辨别，其中阴阳可以统率其他六纲，是八纲的总纲。从病位来说，非表即里；从性质归类，有寒热之分；从邪正盛衰分析，反映为实虚之别；从病证类别归纳，为阴阳两大类。

（一）表里辨证

是辨别病位深浅和病势趋向的两个纲领。表证往往有起病急、病程短、外邪侵袭人体肌表，病位及病势均较浅为特点；里证多起病缓慢、病程较长、病在脏腑，病位及病势均较重为特点。

1. 表证 是感受外来六淫、疫疠邪气侵犯人体肌表或由口鼻而入，病变在身体浅表部位的一类证候。

【临床表现】恶寒（或恶风），发热，或见鼻塞，流涕，喷嚏，微咳，咽喉痒痛，头身疼痛等，苔薄白，脉浮。

2. 里证 是指病变部位由体表入里，导致病位较深的脏腑、气血、骨髓等受病所出现的一类证候。

【临床表现】里证包括的范围极为广泛，临床表现繁杂，病情多变，难以一言概之。通常情况，凡非表证（及半表半里证）的特定证候，一般都归属为里证的范畴，详见于脏腑辨证。现仅与表证相对而言举例如下：壮热不恶寒，口渴喜饮，烦躁谵语，腹痛，便秘或腹泻呕吐，小便短赤，舌红苔黄或白厚腻，脉沉等。

（二）寒热辨证

是辨别和概括疾病性质的两个纲领。寒证与热证反映机体阴阳的偏盛与偏衰，即所谓"阳盛则热，阴盛则寒""阳虚则寒，阴虚则热"。辨别寒热是确定治疗原则的前提和依据，寒证用温热药治疗，热证用寒凉药治疗，即所谓"寒者热之，热者寒之"。

1. 寒证 是感受寒邪，或阳虚阴盛，导致机体功能活动衰退所表现的具有冷、凉特点的一类证候。

【临床表现】畏寒喜暖，四肢不温，口淡不渴，或喜热饮，肢体蜷卧，痰、涎、涕清稀，小便清长，大便溏薄，面色苍白，舌淡苔白而润，脉紧或迟等。

2. 热证 是感受阳热之邪，或阴虚阳盛，导致机体功能活动亢进所表现的具有温、热特点的一类证候。

【临床表现】发热，恶热，喜冷，烦渴欲饮，面目红赤，烦躁不宁，痰、涕黄稠，小便短赤，大便秘结，舌红干燥少津、苔黄而干，脉数等。

（三）虚实辨证

是辨别邪正盛衰的两个纲领。虚指正气不足，实指邪气盛实。正如《素问·通评虚实论》所说："邪气盛则实，精气夺则虚"。辨别疾病的虚实，明确病变的邪正盛衰，治疗时方能攻补适宜，为治疗提供依据。

1. 虚证 是人体正气虚损而引起的不足、衰退的一系列虚弱证候的统称。

【临床表现】正气虚表现为阴、阳、气、血的多种虚损，临床表现极为复杂，难以全面概括，常见表现有：精神萎靡，面色无华，体倦乏力，动则喘息，自汗气短，大便滑脱，小便频数，舌淡胖嫩，脉沉迟无力；或五心烦热，潮热盗汗，午后颧红，舌红少苔，脉细数无力。

2. 实证 是指邪气盛实，正气未衰而引起的邪正斗争激烈的一系列证候的统称。

【临床表现】实证涉及的证候广泛，有寒、暑、湿、燥、痰、食、瘀血等，常见的如：高热面赤，烦躁不安，甚则神昏谵语，渴喜冷饮，痰多气粗，腹痛拒按，肿块坚硬，大便干结，小便短赤，舌苔厚腻，脉大滑实等。

（四）阴阳辨证

是概括病证类别的总纲。疾病性质、临床证候，一般都可以归属于阴或阳的范畴，阴阳辨证是病证归类的两个基本纲领。八纲中的表里、寒热、虚实六纲，从不同的侧面概括病情，而阴阳是对各种病情从整体上所作的最基本的概括，使复杂的证候纲领化，所以说阴阳是证候分类的总纲，是辨证归类的最基本纲领。

1. 阴证 具有抑制、沉静、衰退、晦暗等表现的，符合"阴"的一般属性的一类证候，如里证、寒证、虚证等，统称为阴证。

【临床表现】阴证的表现，在不同疾病中证候不尽相同，常见有面色苍白或暗淡，精神萎靡，畏寒肢冷，倦怠乏力，语声低怯，纳呆，口淡不渴，小便清长，大便稀溏，舌淡胖嫩，脉沉迟微弱等。

2. 阳证 具有兴奋、躁动、亢进、明亮等表现的，符合"阳"的一般属性的一类证候，如表证、热证、实证等，统称为阳证。

【临床表现】不同的疾病，表现出的阳证不尽相同，常见有面红目赤，恶寒发热，肌肤灼热，烦躁不安，语声高亢，呼吸气粗，喘促痰鸣，口干渴饮，小便短赤涩痛，大便秘结，舌质红绛而干，苔黄焦或生芒刺，脉浮数、洪大、滑实等。

3. 亡阴证 是指体液大量耗损，阴液严重亏乏而欲竭所表现出的危重证候。

【临床表现】大汗淋漓，进而汗热味咸而粘、如珠如油，身灼肢温，虚烦躁扰，恶热，口渴欲饮，面赤唇干，肌肤干燥皱瘪，小便极少或无尿，舌红唇燥，脉细数无力。

4. 亡阳证 是指体内阳气极度衰微而表现出阳气欲脱的危重证候。

【临床表现】冷汗淋漓，肌肤不温，手足厥冷，神情淡漠，疲乏蜷卧，呼吸气微，面色苍白，口淡不渴，或喜热饮，舌淡白润，脉微欲绝。

二、脏腑辨证

脏腑辨证是根据脏腑的生理功能、病变特点，结合病因、八纲等理论，对疾病进行综合分析归纳，借以推究病机，判断疾病的部位、性质、正邪盛衰情况的一种辨证方法。脏腑辨证是确定病变所在脏腑的辨证方法，主要适用于内伤杂病，也是临床各科辨证和论治的基础，是中医辨证体系中的重要组成部分。

（一）心与小肠病辨证

心居胸中，外有心包裹护；与小肠相表里。心的主要生理功能是主血脉和藏神，其华在面，开窍于舌，在志为喜；小肠为"受盛之官"，主化物，具有分清别浊的功能。

心的病变主要表现在血脉运行功能失常及神志活动异常两个方面，小肠的病变主要反映在分清别浊方面的异常。

1. 心气虚、心阳虚　心气虚是指心气不足，功能减退所产生的虚弱证候；心阳虚是指心阳亏虚，功能减退所产生的虚寒证候。

【临床表现】两者共同证候：心悸、气短、活动尤甚，脉细弱或结代。兼见面色苍白、神疲体倦、少气懒言，或有自汗，舌淡苔白等，为心气虚；若见四肢不温、面色㿠白或滞暗、心胸憋闷或痛、畏寒或面唇青紫，舌淡胖或紫黯，苔白滑，脉弱或结代者为心阳虚。

2. 心血虚、心阴虚　心血虚是指心血亏虚，失于濡养所产生的证候；心阴虚是指心阴亏损，虚热内扰所产生的证候。

【临床表现】两者共同证候：心悸、健忘、失眠、多梦。若兼眩晕、面色淡白或萎黄、唇舌色淡、脉细弱，为心血虚；若兼五心烦热、午后潮热、颧红盗汗、口咽干燥，舌红少津、脉细数，为心阴虚。

3. 心火亢盛　心火炽盛，火热内扰所产生的证候。

【临床表现】心烦失眠，身热，面赤口渴，尿赤便秘，或见口舌生疮，赤烂疼痛，或见小便赤、涩、灼、痛，或见吐血、衄血，甚或狂躁谵语，神志不清。舌尖红绛，苔黄，脉数。

4. 心血瘀阻　瘀血、寒凝、痰浊阻痹心脉，阻滞气机所产生的证候。

【临床表现】心悸怔忡，或伴胸部憋闷疼痛，痛引肩背臂内，时发时止；或伴胸部疼痛如刺；或伴胸部疼痛，突然发作，得温则减；或伴胸胁胀痛，善太息。舌淡苔白，脉弦或沉迟。

（二）肺与大肠病辨证

肺居胸中，上连息道、喉咙，出于鼻窍；与大肠相表里。肺的主要生理功能是主气、司呼吸，主宣发肃降、通调水道，为"水之上源"，在体合皮，其华在毛，开窍于鼻，在志为悲；大肠功能为传化糟粕。

肺的病变主要反映在肺系，呼吸异常，水液代谢失常等方面；大肠病变则表现为传导失常和排便的改变。

1. 肺气虚　肺气亏虚，功能减退所产生的证候。

【临床表现】气短喘促，咳喘无力，动则益甚，咳痰清稀，神疲体倦，语声低怯，或有自汗、畏风，易于感冒，面色淡白，舌淡苔白，脉虚弱。

2. 肺阴虚　肺阴不足，虚热内生所产生的证候。

【临床表现】干咳无痰，或痰少而黏，难以咯出，或痰中带血，口燥咽干，声音嘶哑，形体消瘦，五心烦热，午后潮热，颧红盗汗，舌红少津，脉细数。

3. 风寒束肺 风寒侵袭，肺卫失宣所产生的证候。

【临床表现】咳嗽声重而有力，或咳喘，咳痰稀薄色白，恶寒发热，伴鼻塞，流清涕，喉痒或疼痛，头身酸楚疼痛，无汗，舌苔薄白，脉浮紧。

4. 风热犯肺 风热邪气侵袭肺卫所产生的证候。

【临床表现】咳嗽气粗，痰涕黄稠，发热微恶风寒，鼻塞不通，口干咽痛，舌边尖红，苔薄黄，脉浮数。

5. 燥邪犯肺 是指秋令燥邪犯肺耗伤津液，侵犯肺卫所表现的证候。

【临床表现】干咳无痰，或痰少而黏，不易咳出。唇、舌、咽、鼻干燥欠润，或身热恶寒，或胸痛咯血。舌红苔白或黄，脉数。

6. 痰湿阻肺 痰浊或饮邪停聚于肺，壅阻气机，肺失宣降所产生的证候。

【临床表现】咳嗽痰多，痰液黏腻，色白易咯，胸痛，甚则气喘痰鸣，不得平卧，舌淡苔白腻或白滑，脉滑或弦。

7. 大肠湿热 湿热侵袭大肠而致传导失司所产生的证候。

【临床表现】腹痛腹泻，下痢黏陈脓血便，里急后重，排便次数增多，或黄色稀水便，便后不爽，肛门灼热，身热口渴，小便短赤，舌红苔黄腻，脉濡数或滑数。

8. 大肠液亏 是指津液不足，不能濡润大肠所表现的证候。多由素体阴亏，或久病伤阴，或热病后津伤未复，或妇女产后出血过多等因素所致。

【临床表现】大便秘结干燥，难以排出，常数日一行，口干咽燥，或伴见口臭，头晕等症，舌红少津，脉细涩。

（三）脾与胃病辨证

脾胃同居中焦，脾主运化水谷，胃主受纳腐熟，脾升胃降，燥湿相济，共同完成对饮食物的消化、吸收与输布，为气血生化之源，称为"后天之本"；脾与胃相表里。脾又具有统血、主四肢肌肉的功能，开窍于口，其华在唇，在志为思。

脾的病变主要表现在运化无权而致消化功能失常以及水湿停滞、不能统血、清阳不升等方面；胃的病变主要表现在饮食不化、胃失和降、胃气上逆等方面。临床上脾病多虚，胃病多实。

1. 脾气虚、脾气下陷 脾气虚是指脾气亏虚，运化失职所产生的虚弱证候；脾气下陷又称中气下陷，是指脾气亏虚，升举无力而致下陷的证候。

【临床表现】两者共同证候：食少纳呆，食后脘腹胀满，少气懒言，四肢倦怠，面色萎黄，形体消瘦，大便溏薄，舌淡苔白，脉缓弱。若脾气下陷，兼见脘腹重坠作胀，食后加重，或便意频数，肛门重坠，久泄不止，甚或脱肛、胃下垂、子宫脱垂等，舌淡苔白，脉缓弱。

2. 脾阳虚 是指脾阳不足，运化失常导致功能衰减所产生的虚寒证候。

【临床表现】腹胀纳少，腹痛喜暖喜按，畏寒肢冷，大便清澈稀薄，肢体困重，甚则全身浮肿，妇女白带清稀量多，舌淡胖苔白滑，脉沉迟无力。

3. 脾不统血 由于脾气虚弱，不能统摄血液，而致血溢脉外病理的证候。

【临床表现】便血，或溺血，肌衄，鼻衄，或妇女月经过多、崩漏等，兼见面色萎黄或苍白无华，神疲乏力，气短懒言，食少便溏，舌淡，脉细无力等脾气虚（或脾阳虚）的证候。

4. 胃阴虚 胃失濡润所表现的证候。

【临床表现】胃脘隐隐灼痛，或胃脘嘈杂，或脘痞不适，饥不欲食，或干呕呃逆，或见大便干结，小便短少，舌红少津，苔少或无，脉细而数。

5. 湿热蕴脾 又称中焦湿热、脾胃湿热证。为热邪内蕴中焦，脾胃纳运失职产生的证候。

【临床表现】脘腹痞闷、恶心欲吐、纳呆厌油、口中黏腻，甚则大便溏泄而不爽，肢体困重，或渴不欲饮，身热不扬，汗出不解，或见身目鲜黄，或皮肤发痒，舌质红，苔黄腻，脉濡数。

6. 寒湿困脾 又称湿困脾阳、寒湿中阻证。是寒湿内盛，中阳受困的证候。

【临床表现】脘腹痞闷或痛，腹痛便溏，口腻纳呆，甚则泛恶欲吐，口淡不渴，头身困重，或肢体浮肿，小便短少，或身目发黄，其色晦暗不泽，或妇女白带量多，舌体胖，苔白腻或白滑，脉缓弱或沉细。

7. 胃寒证 又称寒滞胃脘证。寒邪侵犯胃脘，表现以脘部冷痛为主症的实寒证候。

【临床表现】脘部冷痛，甚则痛势急骤，遇寒加剧，得温则减，或见恶心呕吐，吐后痛缓，或口泛清水，面白或青，肢冷不温，或舌苔白润，脉弦或沉紧。

8. 胃热证 胃中火热炽盛所产生的实热证候。

【临床表现】胃脘灼痛拒按，嘈杂吐酸，消谷善饥或食后即吐，渴喜冷饮，口臭，牙龈肿痛溃烂，甚则化脓、溃烂，齿衄，小便短赤，大便秘结，舌红苔黄，脉滑数有力。

9. 食滞胃脘 饮食停滞胃肠所产生的证候。

【临床表现】脘腹胀满疼痛，嗳腐吞酸，厌食，或呕吐腐败食物，吐后胀痛得减，矢气频频，臭如败卵，大便溏泄，酸腐臭秽，舌苔厚腻，脉滑有力。

（四）肝与胆病辨证

肝位于右胁，胆囊附贴于肝的脏面，肝与胆通过胆管相连；肝与胆相表里。肝的主要生理功能是主疏泄、主藏血，开窍于目，在体合筋，其华在爪，在志为怒；胆为"中精之府"，贮存和排泄胆汁。肝的病变以气机郁结、肝火上炎、肝阳化风、肝阴不足为多，临床上胆病往往是与肝同患，如肝胆湿热。

1. 肝气郁结 肝失疏泄，气机郁滞所产生的证候。

【临床表现】情志抑郁、胸闷不舒，善太息，急躁易怒，胸胁或少腹胀闷窜痛，梅核气，瘿瘤，腹中癥块，妇女可见乳房胀痛或有结块、月经不调或经行腹痛，甚则闭经，舌苔薄白，脉弦。

2. 肝火上炎 肝经火盛，气火上逆所产生的证候。

【临床表现】头晕胀痛，面红目赤，急躁易怒，口苦口干，失眠或恶梦频作，胁肋灼痛，耳鸣如潮，耳内红肿热痛，甚则溃烂化脓，或吐血、衄血，尿赤便秘，舌红苔黄，脉弦数。

3. 肝血虚、肝阴虚 肝血亏虚失于濡养所产生的证候为肝血虚；肝阴不足虚火内扰所产生的证候为肝阴虚。

【临床表现】两者共同证候：头昏目眩，视物模糊，甚则雀盲，面色无华，爪甲不荣，肢体麻木，筋脉拘挛，月经量少。若血虚妇女月经量少色淡，甚则闭经，失眠，舌淡，脉细；阴虚者兼有面部烘热，午后潮热，盗汗，手足心热，胁肋灼痛，口干咽燥，耳鸣，舌质红苔少而干，脉弦细数。

4. 肝阳化风 素体肝阳亢盛，阳动化风所产生的证候。

135

【临床表现】眩晕欲仆，头摇或头痛如掣，目胀，项强肢麻，四肢震颤，手足蠕动，言语謇涩，步履不稳，舌红脉弦细。甚则卒然昏倒，不省人事，口眼㖞斜，半身不遂，喉间痰鸣，舌强不语，舌红苔腻，脉弦有力。

5. 寒凝肝脉 是指寒邪凝滞肝脉所表现的证候。多因感受寒邪而发病。

【临床表现】少腹牵引睾丸坠胀冷痛，或阴囊收缩引痛，受寒则甚，得热则缓，舌苔白滑，脉沉弦或迟。

6. 肝胆湿热 湿热蕴结肝胆，疏泄功能失职所产生的证候。

【临床表现】右侧胁肋部灼热胀痛，胁下痞块，压痛明显，口苦纳呆，呕恶腹胀，大便稀溏，小便短赤，寒热往来，肌肤目睛发黄，色泽鲜明，阴囊湿疹，瘙痒难忍，睾丸肿胀疼痛，妇女带下黄臭，外阴瘙痒，舌红苔黄腻，脉弦数或滑数。

（五）肾与膀胱病辨证

肾位于腰部，左右各一；与膀胱相表里。肾的主要生理功能是主藏精、主水，主纳气，在体为骨，主骨生髓充脑，开窍于耳及二阴，其华在发，在志为恐，为"先天之本"；膀胱为州都之官，具有贮尿和排尿的功能。

肾病主要以人体生长发育和生殖机能障碍、水液代谢失常、呼吸功能减退和脑、髓、骨、发、耳及二便异常为病变特点，多虚证；膀胱病多见湿热证。

1. 肾阴虚 肾阴亏损，虚热内生所产生的证候。

【临床表现】腰膝酸软，头晕耳鸣，失眠多梦，健忘，男子精泄梦遗，阳强易举，女子梦交，经量减少，甚则闭经或崩漏，形体消瘦，潮热盗汗，五心烦热，咽干颧红，尿赤便干，舌红少津，脉细数。

2. 肾阳虚 肾阳虚衰，温煦失职，导致功能减退所产生的虚寒证候。

【临床表现】面色㿠白或黧黑，腰膝酸软，畏寒肢冷，尤以下肢为甚，神疲乏力，尿频清长，或夜尿多，或尿少水肿，腰以下肿甚，按之没指。男子阳萎、早泄；女子宫寒不孕，性欲减退。大便溏薄，五更泄泻，舌淡胖嫩，苔白滑，脉沉弱，两尺尤甚。

3. 肾气不固 肾气亏虚，封藏固摄失职所产生的证候。

【临床表现】神疲乏力，耳聋耳鸣，腰膝酸软，尿频清长，或尿后余沥不尽，甚则小便失禁，遗尿，夜尿频多，男子滑精早泄，女子带下清稀，月经淋漓不断，或胎动易滑，大便滑泄不止，舌淡苔白，脉沉弱。

4. 肾精不足 肾精不足，髓海空虚，生殖生长发育功能低下所产生的证候。

【临床表现】小儿发育迟缓，身体矮小，动作迟钝，囟门迟闭，骨骼痿软，智力低下。成人未老先衰，发脱齿摇，耳鸣耳聋，健忘恍惚，反应迟钝，男子精少不育，女子经闭不孕，性功能减退，舌淡，脉虚弱

5. 膀胱湿热 湿热蕴结膀胱，气化不利所产生的证候。

【临床表现】尿频、尿急，排尿灼痛，尿液短赤混浊，或尿血，或尿中有砂石，小腹胀痛，腰痛，发热，舌红苔黄腻，脉滑数。

本章小结

1. 诊法，是中医诊察疾病的基本方法。包括望诊、闻诊、问诊、切诊四个方面，简称

"四诊"。通过望、闻、问、切四诊收集病史资料，做出正确的辨证，制定治疗原则实施治疗。在临床上必须坚持"四诊合参"，根据四诊所收集的临床资料，从不同的角度全面了解和诊查疾病，兼顾望、闻、问、切进行辨证，方能确定正确的治疗原则和方法。

2. 辨证是在长期临床实践中逐步形成的认识和诊断疾病的方法，主要有八纲辨证、气血津液辨证、病因辨证、脏腑辨证、经络辨证、六经辨证等。其中八纲辨证是各种辨证的总纲，是中医辨证的核心理论；脏腑辨证是各种辨证的基础和综合运用，并在八纲辨证的基础上进一步确定病变所在脏腑和拟定治则的辨证方法。

习　题

扫码"练一练"

一、单项选择

1. 望诊的内容不包括
    A. 呼吸　　　　　　B. 神色　　　　　　C. 舌象　　　　　　D. 分泌物
    E. 皮肤斑疹

2. 在望神中，"回光返照"属于
    A. 得神　　　　　　B. 少神　　　　　　C. 假神　　　　　　D. 神乱
    E. 以上都不是

3. 关于青色所主病证，下列哪项不应包括
    A. 寒证　　　　　　B. 惊风　　　　　　C. 痛证　　　　　　D. 瘀血
    E. 热证

4. 面色发黑，多见于
    A. 惊风　　　　　　B. 高热　　　　　　C. 肾虚水饮　　　　D. 脾虚
    E. 血虚

5. 在望舌中，舌根所代表的脏腑是
    A. 肺　　　　　　　B. 心　　　　　　　C. 肝　　　　　　　D. 脾
    E. 肾

6. 按照"五轮学说"，白睛属
    A. 脾　　　　　　　B. 心　　　　　　　C. 肝　　　　　　　D. 肾
    E. 肺

7. 望皮肤，若高出皮肤，形如栗，或红或紫，压之褪色，摸之碍手者称为
    A. 斑　　　　　　　B. 痈　　　　　　　C. 疹　　　　　　　D. 疔
    E. 疽

8. 黄苔主下列何种病证
    A. 寒证　　　　　　B. 热证　　　　　　C. 痛证　　　　　　D. 瘀血
    E. 惊风

9. 病室散发烂苹果气味，多属于
    A. 疮疡　　　　　　B. 狐臭　　　　　　C. 龋齿　　　　　　D. 消渴病
    E. 鼻渊

10. 病人自汗多是由于

137

A. 气虚   B. 阴虚   C. 血虚   D. 阳亢

E. 瘀血

11. 患者食欲亢进，食量较大，食后不久即饥饿，称为

A. 厌食   B. 消谷善饥   C. 恶阻   D. 食欲不振

E. 以上都不是

12. 排便时肛门下坠，甚至脱肛者为

A. 肾气虚   B. 肠道气滞   C. 中气下陷   D. 脾阳虚

E. 肾阳虚

13. 月经紫暗有块，多属于

A. 气虚   B. 瘀血   C. 血虚   D. 热证

E. 瘀血

14. 脉象数而有力主何病证

A. 寒证   B. 阴虚   C. 阳虚   D. 津亏

E. 实热证

15. 脉来迟慢，一息三至，是

A. 迟脉   B. 数脉   C. 代脉   D. 滑脉

E. 缓脉

16. 八纲辨证中，辨别邪正盛衰的两个纲领是

A. 阴阳   B. 表里   C. 寒热   D. 虚实

E. 以上都不是

17. 下列诸症中与里证无关的是

A. 但热不寒   B. 恶寒发热   C. 舌苔黄厚   D. 脉沉而迟

E. 大便秘结

18. 某患者咳嗽，痰稠色黄，鼻流浊涕，舌尖红，脉浮数，证属

A. 风热犯肺   B. 风寒袭肺   C. 燥邪伤肺   D. 痰热壅肺

E. 痰湿蕴肺

19. 心胸刺痛阵阵，痛处固定不移，入夜尤甚，伴胸闷心悸，面色晦暗，舌紫暗，或有瘀斑瘀点，脉沉涩或结代，证属

A. 寒凝心脉   B. 瘀阻心脉   C. 心血虚   D. 肺气虚

E. 心脾两虚

20. 病人因吃酒席，第二天出现胃脘胀痛、拒按，厌食，呕吐酸腐食物，舌苔厚腻，脉滑。证属

A. 食滞胃脘   B. 胃阴虚   C. 湿热蕴脾   D. 胃火盛

E. 脾气虚

二、思考题

1. 什么是四诊？各自的内容包括哪些？

2. 四诊合参的意义是什么？

3. 常用的辨证方法有哪些？何谓八纲辨证？

（王文龙）

中篇

技术篇

第八章

针灸技术

案例讨论

【案例】

患者，女，35岁，三天前因天气变冷后出现怕冷、发热、头痛而就诊。症见恶寒发热、无汗、鼻塞、咳嗽、头痛，口不渴、饮食可，大小便正常，苔薄白，脉浮紧。诊断：外感风寒。

【讨论】

1. 该患者是否适合针灸治疗？
2. 如果进行针灸治疗，可选择哪些针灸方法？
3. 针灸治疗的同时，还可运用哪些治疗方法？

第一节 毫针刺法

一、概述

毫针刺法是以毫针为针刺工具，通过在人体经络腧穴上施行一定的操作手法，以激发经气，调整经络、脏腑功能，达到防治疾病为目的的一种方法。

毫针为古代"九针"之一，因其针体细微，故也称"微针""小针"。现在临床所用毫针多用不锈钢制成，也有用金、银制成的。不锈钢毫针有较高的强度和韧性，针体挺直滑利，能耐热、防锈，不易被化学物品腐蚀，是目前毫针刺法应用最广泛的一种针具。

（一）毫针结构

毫针的结构可分为针尖、针身、针根、针柄、针尾五个部分（图8-1）。

扫码"学一学"

141

针尖：针的尖端锋锐部分，又称针芒，是刺入腧穴肌肤的关键部位。要端正不偏，其状圆而不钝，利而不锐如松针形者为佳。

针身：从针尖到针柄的部分，也称针体，是毫针的主体部分。是刺入腧穴内相应深度的部位，针的长短和粗细规格主要指此部分。要光滑挺直，圆正均匀，坚韧而富有弹性。

针根：针身与针柄连接的部分。是观察针身刺入穴位深度和提插幅度的外部标志，也是断针时的多发部位。要牢固，无剥蚀、伤痕。

针柄：由针根至针尾的部分，是医者持针着力的部分，也是作温针灸时放置艾绒或艾条的地方。一般多用金属丝缠绕呈螺旋状。以金属丝缠绕紧密均匀为佳，不能有松动现象。

针尾：针柄的末端部分称为针尾。

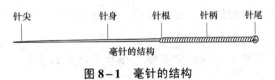

图 8-1　毫针的结构

（二）毫针规格

毫针的规格包括针身的长短和粗细，临床常用毫针规格是：长短为 1～3 寸（25～75mm）、粗细为 28～30 号（0.32～0.38mm）。短针多用于浅刺和耳穴，长针多用于深刺肌肉丰厚部位的腧穴、或透刺时应用。毫针的粗细与针刺的强度有关，供辨证施治时选用（表 8-1、表 8-2）。

表 8-1　毫针长短规格表

旧规格（英寸）	0.5	1	1.5	2	3	4	5	6
新规格（mm）	13	25	40	50	75	100	125	150

表 8-2　毫针粗细规格表

号数	24	26	28	30	32	34	36
直径（mm）	0.45	0.40	0.35	0.30	0.25	0.22	0.20

（三）毫针练习

1. 指力训练法　指力训练是针刺操作的基本功。一般来说，持针要手指的功夫，进针需要手腕的协调，进针后手法是手指、手腕的相互协调。

（1）纸垫练习法　用松软的纸张，用线扎紧做成纸垫。练针时，左手平执纸垫，右手拇、食、中三指持针柄，如持笔状，使针尖垂直地刺在纸垫上，然后右手拇指与食、中指前后捻动针柄，并渐加一定的压力，待针穿透纸垫，即另换一处，反复练习。纸垫练习主要是锻炼指力、练习捻转等手法（图 8-2）。

（2）棉团练针法　用棉花作衬，外用布将棉花包裹，用线封口扎紧，做成直径 6～7cm 的棉团。练针方法同纸垫练针法，棉团练针法主要做提插、捻转等手法的练习（图 8-3）。

2. 人体练针法　通过纸垫、棉团练针，有了一定的指力，掌握了基本的行针手法后，可在人身上按要求进行试针，体会针感。

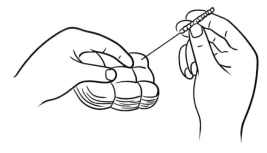
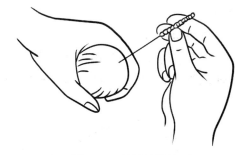

图 8-2 纸垫练针法　　　　　　　　　图 8-3 棉团练针法

（四）针刺前准备

1. 患者的体位选择　选择体位应该以医生能正确取穴、操作方便，患者感到舒适自然，并能持久留针为原则。尽量在同一种体位，使所选取穴位都能操作治疗，在针刺和留针过程中应嘱患者切不可移动体位。临床时常用的体位有以下几种。

（1）仰卧位　适用于头、面颈、胸、腹部，和四肢的部分腧穴，如印堂、膻中、足三里、中脘等。

（2）侧卧位　适用于头、身体侧面少阳经腧穴和上、下肢的部分腧穴，如头维、太阳、下关、外关、风市、阳陵泉等。

（3）俯卧位　适用于头、项、肩、背、腰骶部腧穴，和下肢后侧、外侧腧穴，如百会、风府、大椎、委中、承扶等。

（4）仰靠坐位　适用于前头、面、颈、胸上部和上肢的部分腧穴，如上星、印堂、天突、肩髃、曲池等。

（5）俯伏坐位　适用于后头、项、肩、背部的腧穴，如风池、天宗、背俞等。

（6）侧伏坐位　适用于侧头部、面颊、耳前后部位的腧穴，如头维、太阳、风池、听宫等。

2. 消毒　针刺治疗前必须严格消毒，包括针具器械消毒、医生手指和病人的施针部位消毒。

（1）针具器械消毒　可采用高压蒸汽消毒、煮沸消毒、药液浸泡消毒。现在临床上倾向于使用一次性针灸针，以防止交叉感染。

（2）医生手指消毒　医生的手在施术前，要用肥皂水洗刷干净，待干后再用 75%乙醇棉球擦拭，然后才能持针操作。

（3）施针部位消毒　在病人需要针刺的穴位上，用 75%的乙醇棉球由中心向周围绕圈擦拭；或先用 2%碘酊擦拭，再用 75%乙醇脱碘。穴位皮肤消毒后，切忌接触污物，防止重新污染。

二、技术操作

（一）进针法

在进行针刺操作时，一般应双手协同操作，紧密配合。临床上一般用右手持针操作，主要是拇、食、中指挟持针柄，其状如持笔，故右手称为"刺手"。左手爪切按压所刺部位或辅助针身，故称左手为"押手"。临床常用进针法有以下几种。

1. 单手进针法　用右手拇、食指持针，中指端紧靠穴位，指腹抵住针体中部，当拇、食指向下用力时，中指也随之屈曲，将针刺入，直至所需求的深度（图 8-4）。此法多用于

扫码"看一看"

143

较短的毫针。

2. 双手进针法

（1）指切进针法　又称爪切进针法。用左手拇指或食指端切按在腧穴位置的旁边，右手持针，紧靠左手指甲面将针刺入腧穴（图8-5）。此法适宜于短针的进针。

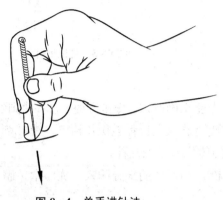

图8-4　单手进针法

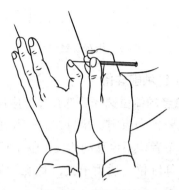

图8-5　指切进针法

（2）夹持进针法　即用左手拇、食二指持捏消毒干棉球，夹住针身下端，将针尖固定在所刺腧穴的皮肤表面位置，右手捻动针柄，将针刺入腧穴（图8-6）。此法适用于长针的进针。

临床上也有采用插刺进针的，即单用右手拇、食二指夹持消毒干棉球，夹住针身下端，使针尖露出2～3分，对准腧穴的位置，将针迅速刺入腧穴，然后将针捻转刺入一定深度，并根据需要选用适当押手配合行针。

（3）舒张进针法　用左手拇、食二指将针刺入腧穴部位的皮肤向两侧撑开，使皮肤绷紧，右手持针，使针从左手拇、食二指的中间刺入（图8-7）。此法主要用于皮肤松弛部位的腧穴。

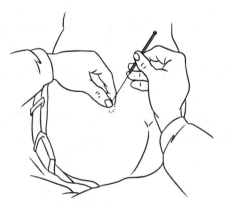

图8-6　夹持进针法

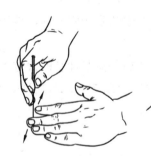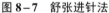

图8-7　舒张进针法

（4）提捏进针法　用左手拇、食二指将针刺入腧穴部位的皮肤提起，右手持针，从捏起的上端将针刺入（图8-8）。此法主要用于皮肉浅薄部位的腧穴，如印堂穴。

3. 管针进针法　将针先插入用玻璃、塑料或金属制成的比针短3分左右的小针管内，放在穴位皮肤上，左手压紧针管，右手食指对准针柄一击，使针尖迅速刺入皮肤，然后将针管去掉，再将针刺入穴内。此法进针不痛，多用于儿童和惧针者。

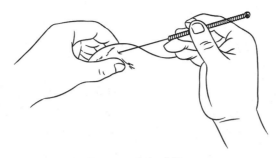

图 8－8　提捏进针法

（二）针刺的角度和深度

在针刺过程中，正确掌握针刺的角度和深度，是增强针感、提高疗效、防止意外事故发生的重要环节。取穴的正确性，不仅指其皮肤表面的位置，还必须与正确的针刺角度和深度结合起来，才能充分发挥腧穴的治疗作用。

1. 针刺角度　针刺的角度是指进针时针身与皮肤表面所形成的夹角。一般分为直刺、斜刺、平刺三种角度（图 8－9）。

（1）直刺　针身与皮肤呈 90°角，垂直刺入。适用于人体大部分腧穴，尤其是肌肉丰厚处的穴位，如臀部、四肢、腹部等部位的腧穴。

（2）斜刺　针身与皮肤呈 45°角左右倾斜刺入。适用于肌肉较浅薄处或内有重要脏器不宜直刺深刺的腧穴，或为避开血管及瘢痕部位等，如胸背部、关节处等部位的腧穴。在施用某些行气、调气手法时，亦常用斜刺法。

（3）平刺　又称横刺、沿皮刺。针身与皮肤呈 15°角左右沿皮刺入。适用肌肉特别浅薄处，如头面部。有时在施行透穴刺法时也用平刺。

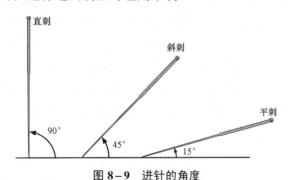

图 8－9　进针的角度

2. 针刺深度　针刺的深度是指针刺入腧穴部位的深浅度。一般以既有针感而又不伤及组织器官为原则。临床应用时，还须结合患者的年龄、体质、病情、腧穴部位、季节时令等诸多因素灵活掌握。

（三）得气

针刺之所以治病，是因其具有"调气"作用。历代医家都十分重视"气"的得失变化，并做了精辟地论述，如"用针之类，在于调气"（《灵枢·刺节真邪》），"宁失其时，勿失其气"（《针灸大成》），可见"气"在针刺治疗中的重要意义。

1. 得气的概念　得气是针刺入腧穴后所产生的经气感应，又称"针感"。一是医者刺手体会到的针下沉紧、滞涩或针体颤动等反应；二是患者的针刺部位有酸、麻、重、胀或热、凉、痒、痛或传导或扩散等感觉。若针刺后未得气，患者则无任何特殊感觉或反

145

应，医者刺手亦感觉到针下空松、虚滑。正如《标幽赋》中所说："轻滑慢而未来，沉涩紧而已至……气之至也，如鱼吞钩饵之浮沉；气未至也，如闲处幽堂之深邃。"是对得气的具体描述。

2. 得气的意义　毫针的治疗必须建立在得气的基础上。得气与否以及"气至"的快慢，不仅直接关系到针刺疗效，而且可以借此判断患者经气盛衰，窥测疾病的预后。"气至"说明针与"经气"已经沟通，起到了激发经气，疏通经络，调和气血的作用。

3. 影响得气的因素和处理方法　针刺后不得气就要分析经气不至的原因。主要有以下三个方面：一是与医者取穴准否，操作熟练程度，针刺的角度、方向、深度等有关；二是与患者的精神状态、体质强弱和机体阴阳盛衰等情况密切相关；三是环境，如气候、温度等。

如属于取穴不准，针刺角度、深度不当，或刺激量不足，就要重新调整针刺穴位的位置、角度、深度和刺激量；如患者病程较长，正气虚弱致经气不足，或其他病理因素致局部感觉迟钝者，可采取行针催气或留针候气的方法，促使针下得气。也可以加用灸法，以助经气来复。一般经过上述处理，多数患者都可得气，若仍不得气，多为脏腑经络之气虚衰已极，当考虑配合或改用其他治疗方法。

此外，环境因素也会影响得气，如晴天、气候较温暖时，针刺易得气；阴天、气候较寒冷时，得气较慢或不易得气。还有空气、光线、湿度、海拔高度、电磁、气味、音响等，都会对针刺得气产生一定的影响。

（四）行针

进针后为了取得针感，进一步调节针感，以及使针感向某一方向扩散、传导而采取的操作方法，称为"行针"，亦称"运针"。行针手法包括基本手法和辅助手法两类。

1. 基本手法　行针的基本手法，是针刺的基本动作，常用的有以下两种。

（1）提插法　将针刺入腧穴的一定深度后，由深层提至浅层，再由浅层插至深层，如此反复地上提下插。这种纵向的行针手法，称为提插法（图 8-10）。要求操作时，提插幅度相等，指力均匀，防止针身弯曲。一般提插幅度以 3～5 分、频率以每分钟 60～90 次为宜。一般认为提插幅度大、频率快，时间长，刺激量就大；提插幅度小、频率慢，时间短，刺激量就小。

（2）捻转法　将针刺入腧穴一定深度后，拇指与食指夹持针柄作一前一后，左右交替旋转捻动的动作（图 8-11）。捻转的角度一般掌握在 180°～360° 左右，指力要均匀，有连续性，不能单向捻转，否则针身易被肌纤维等缠绕，引起局部疼痛和导致出针困难。一般认为捻转角度大、频率快，时间长，刺激量就大；捻转角度小、频率慢，时间短，刺激量就小。

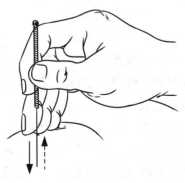

图 8-10　提插法

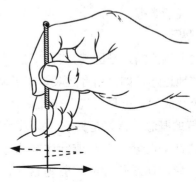

图 8-11　捻转法

2. 辅助手法 行针的辅助手法，是行针基本手法的补充，是为了促使针后得气和加强针刺感应的操作手法。常用的辅助手法有以下几种：

（1）循法 是指在针刺后，或得气不显著时，用手指沿针刺穴位所属经脉循行路线的上下左右轻揉拍打，促使气至的方法（图 8-12）。此法能推动气血，激发经气，促使针后得气。

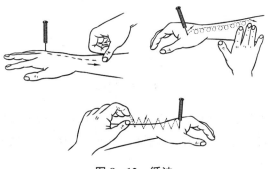

图 8-12 循法

（2）刮法 毫针刺入一定深度后，经气未至，以拇指或食指的指腹抵住针尾，用拇指、食指或中指指甲，由上而下或由下而上频频刮动针柄，促使得气（图 8-13）。

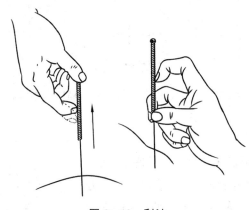

图 8-13 刮法

（3）弹法 是以手指轻弹针尾，使针体微微震动以加强针感、助气运行的一种催气手法。本法有催气、行气作用操作时注意用力不可过猛，弹的频率也不可过快，避免弯针（图 8-14）。

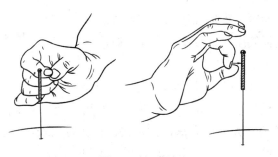

图 8-14 弹法

（4）摇法 针刺入一定深度后，手持针柄，将针轻轻摇动，以加强针感，促使气行的一种方法。可直立针身而摇，以加强针感；亦可卧倒针身而摇，使针感向一定的方向传导

（图8-15）。

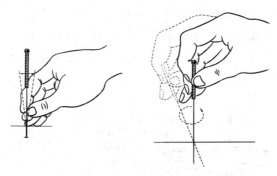

图8-15 摇法

（5）飞法　针后不得气者，用右手拇、食指执持针柄，细细捻搓数次，然后张开两指，一搓一放，反复数次，状如飞鸟展翅，故称飞法（图8-16）。此法的作用在于催气、行气，增强针感。

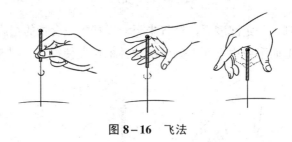

图8-16 飞法

（6）震颤法　以拇、食、中三指夹持针柄，用小幅度、快频率的提插捻转动作，使针身发生轻轻震颤，可以催气、增强针感（图8-17）。

（五）针刺补泻

针刺补泻，是根据《灵枢·经脉》中"盛则泻之，虚则补之"的理论而确立的两种不同的治疗原则和方法。一般地说，凡是能鼓舞人体正气，使低下的功能恢复旺盛的针刺方法叫补法；凡是能疏泄病邪，使某些亢进的机能恢复正常的针刺方法叫泻法。下面仅对常用的单式补泻手法进行介绍。

1. 提插补泻法　针刺得气后，先浅后深，提插幅度小，频率慢，操作时间短，重插轻提为补法。针刺得气后，先深后浅，提插幅度大，频率快，操作时间长，轻插重提为泻法。

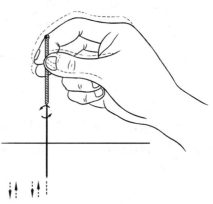

图8-17 震颤法

2. 捻转补泻法　针刺得气后，捻转角度小，用力轻，频率慢，操作时间短，拇指向前左转时用力重，指力沉重向下；拇指向后右转还原时用力轻，反复操作，此为补法。

针刺得气后，捻转角度大，用力重，频率快，操作时间长，拇指向后右转时用力重，指力浮起向上；拇指向前左转还原时用力轻，反复操作，此为泻法。

3. 徐疾补泻法　先在浅部候气，得气后将针缓慢的向内推进到一定深度，退针时快速提至皮下。这种徐进疾退手法，使阳气由浅入深，故为补法。一次刺入应刺深度，气至后，引气外出，出针时要缓慢，使邪气由深浅出，故为泻法。

4. 迎随补泻法　进针时，针尖顺着经脉循行去的方向刺入，为补法；针尖迎着经脉循行来的方向刺入，为泻法。

5. 呼吸补泻法　当患者吸气时进针，呼气时退针、出针为泻法；反之，当患者呼气时进针、吸气时出针为补法。

6. 开阖补泻法　出针后速按针孔者为补法；出针时摇大针孔，出针后不立即揉按针孔者为泻法。

7. 平补平泻法　指针刺入一定深度得气后，缓慢均匀地提插、捻转的针法。

（六）留针和出针

1. 留针　留针是指毫针刺入腧穴行针得气后或施行补泻手法后，将针留置在穴内。一般病症可留 20～30 分钟，而慢性、顽固性、疼痛性、痉挛性疾病，可适当延长留针时间。某些急腹症、破伤风角弓反张者，必要时可留针数小时。而对老人、小儿及昏厥、休克、虚脱患者，不宜久留针。

2. 出针　出针是在行针或留针，达到针刺治疗目的后，将针拔出的操作方法，是整个针刺过程的最后一个操作程序。出针时，右手将针轻轻捻转，慢慢提至皮下，然后将针快速提出，并用消毒干棉球按压针孔，防止出血。出针动作要求缓慢轻巧。

三、临床应用

1. 适应症　针刺的适应症较广泛，在临床中主要有以下几种。

（1）内科疾病　冠心病、高血压、支气管哮喘、糖尿病、甲状腺疾病、慢性阻塞性肺疾病、脑血管意外、颅脑损伤、周围性面瘫、面肌痉挛、三叉神经痛、神经性头痛、眩晕、失眠、痴呆、癫痫、帕金森综合征等

（2）外科疾病　落枕、颈椎病、肩关节周围炎、网球肘、慢性腰肌劳损、第三腰椎横突综合征、腰椎间盘突出症、梨状肌损伤综合征、退行性骨关节病、脊髓损伤、颞颌关节功能紊乱综合征、跟痛症、带状疱疹后遗症、各种关节炎、急慢性扭挫伤、各部骨关节手术后功能康复等。

（3）儿科疾病　脑性瘫痪、儿童发育迟缓、儿童自闭症、遗尿、百日咳、小儿肌性斜颈、小儿麻痹后遗症等。

（4）其他　乳腺肿瘤术后康复、产后尿失禁、戒烟、戒毒、肥胖病等。

2. 注意事项　由于人的生理功能状态和生活环境条件等因素，在针刺治病时，还应注意以下几个方面。

（1）患者在过于饥饿、疲劳，精神过度紧张时，不宜立即进行针刺。对身体瘦弱，气虚血亏的患者，进行针刺时手法不宜过强，并应尽量选用卧位。

（2）妇女怀孕三个月者，不宜针刺小腹部的腧穴。若怀孕三个月以上者，腹部、腰骶部腧穴也不宜针刺。至于三阴交、合谷、昆仑、至阴等一些通经活血的腧穴，在怀孕期亦应予禁刺。如妇女行经时，若非为了调经，亦慎用针刺。

（3）小儿囟门未合时，头项部的腧穴不宜针刺。

（4）常有自发性出血或损伤后出血不止的患者，不宜针刺。

（5）皮肤有感染、溃疡、瘢痕或肿瘤的部位，不宜针刺。

（6）对胸、胁、腰、背脏腑所居之处的腧穴，不宜直刺、深刺。肝、脾肿大、肺气肿患者更应注意。

（7）在针刺过程中病人可能出现某种不应有的异常情况，如晕针、滞针、弯针、折针、针后异常感、损伤内脏、神经等。应随时注意加以预防，避免上述情况发生。一旦出现上述情况，应立即进行有效的处理，否则将会给病人造成不必要的痛苦，甚至危及生命。

（唐　娟）

扫码"学一学"

第二节　灸　法

一、概述

灸，灼烧的意思。灸法主要是借灸火的热力给人体以温热性刺激，通过经络腧穴的作用，以达到防治疾病目的的一种方法。灸法有着其独特的疗效，如《医学入门·针灸》载："药之不及，针之不到，必须灸之。"

最初的施灸原料是采用树枝柴草取火来烧灼、烫、熨，以消除病痛，后选用艾叶作为主要灸料。艾属草菊科多年生草本植物，我国各地均有生长，以蕲州产者为佳，故有"蕲艾"之称。艾叶气味芳香，辛温味苦，容易燃烧，火力温和，故为施灸佳料。选用干燥的艾叶，捣制后除去杂质，制成纯净细软的艾绒，晒干贮藏备用。

二、技术操作

（一）艾炷灸

艾炷灸，是将艾炷置于施术的部位点燃而用于治疗疾病的方法。艾炷，是用艾绒制做成的艾团，现在常选用圆锥形，大小规格可根据临床使用的实际需要，通常可分为大、中、小三类，大艾炷高约 1cm，艾炷底的直径也约为 1cm 左右；中艾炷约为大艾炷的一半；小艾炷的直径约为 0.3cm 左右，如麦粒大小（图 8-18）。艾炷在使用时以"壮"计数，一个艾炷称为一壮。

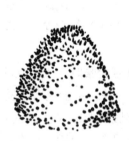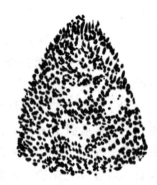

图 8-18　艾炷灸

根据艾炷是否直接接触患者的皮肤，艾炷灸的方法可分为直接灸、间接灸。

1. 直接灸　又称为着肤灸、着肉灸，是将大小适宜的艾炷，直接放在皮肤上施灸的方法。

（1）瘢痕灸　又名化脓灸。施灸时先将所灸腧穴部位，涂以少量的大蒜汁，以增加黏附和刺激作用，然后将大小适宜的艾炷置于腧穴上，用火点燃艾炷施灸。每壮艾炷必须燃尽，除去灰烬后，方可继续易炷再灸，待规定壮数灸完为止。施灸时由于艾火烧灼皮肤，因此可产生剧痛，此时可用手在施灸腧穴周围轻轻拍打，借以缓解疼痛。在正常情况下，灸后1周左右，施灸部位化脓形成灸疮，5～6周，灸疮自行痊愈，结痂脱落后而留下瘢痕。因此，施灸前必须征求患者同意合作后，方可使用本法。临床上常用于治疗哮喘、肺痨、瘰疬等慢性顽疾。

（2）无瘢痕灸　施灸时先在所灸腧穴部位涂以少量的凡士林，以使艾炷便于黏附，然后将大小适宜的（约如苍耳子大）艾炷，置于腧穴上点燃施灸，当艾炷燃剩2/5或1/4而患者感到微有灼痛时，即可易炷再灸，待将规定壮数灸完为止。一般应灸至局部皮肤出现红晕而不起泡为度。因其皮肤无灼伤，故灸后不化脓，不留瘢痕。一般虚寒性疾患，均可采用此法。

2. 间接灸　是指用药物或其他材料将艾炷与施灸腧穴部位的皮肤隔开，进行施灸的方法，故又称隔物灸、间接灸（图8-19）。

（1）隔姜灸　是用鲜姜切成直径2～3cm，厚0.2～0.3cm的薄片，中间以针刺数孔，然后将姜片置于应灸的腧穴部位或患处，再将艾炷放在姜片上点燃施灸。当艾炷燃尽，再易炷施灸。灸完所规定的壮数，以使皮肤红润而不起泡为度。常用于因寒而致的呕吐、腹痛以及风寒痹痛等。有温胃止呕、散寒止痛的作用。

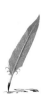

图8-19　间接灸

（2）隔蒜灸　用鲜大蒜头，切成厚0.2～0.3cm的薄片，中间以针刺数孔（捣蒜如泥亦可），置于应灸腧穴或患处，然后将艾炷放在蒜片上，点燃施灸。待艾炷燃尽，易炷再灸，直至灸完规定的壮数。此法多用于治疗瘰疬、肺痨及初起的肿疡等症。有清热解毒，杀虫等作用。

（3）隔盐灸　用干燥的食盐（以青盐为佳）填敷于脐部，或于盐上再置一薄姜片，上置大艾炷施灸。多用于治疗伤寒阴证或吐泻并作、中风脱证等。有回阳、救逆、固脱之力，但须连续施灸，不拘壮数，以期脉起、肢温、证候改善。

（4）隔附子饼灸　将附子研成粉末，用酒调和做成直径约3cm，厚约0.8cm的附子饼，中间以针刺数孔，放在应灸腧穴或患处，上面再放艾炷施灸，直至灸完所规定壮数为止。具有温补肾阳等作用，多用于治疗命门火衰而致的阳痿、早泄或疮疡久溃不敛等症。

（二）艾条灸

艾条灸，是指用纸包裹艾绒，卷成圆筒状，一端点燃后，在穴位或病所熏灼的一种灸治方法。艾条灸依据其操作方式的不同，可分为悬起灸、实按灸两类。

1. 悬起灸　悬起灸是指将艾条与施灸处皮肤保持一定的距离，进行灸治的一类方法。根据其操作方式的不同，悬起灸又可分为温和灸、回旋灸、雀啄灸三种。

（1）温和灸　将艾条点燃后，对准施灸的部位，使之与皮肤保持一定的距离，固定不移地进行熏烤，以患者局部有温热感而无灼痛为宜，一般每穴灸10～15分钟，至皮肤红晕为度。临床上温和灸的应用范围非常广泛，但因其艾灸的火力不足，故不宜用于急重病证或慢性病证的急性发作（图8-20）。

（2）回旋灸　将艾条点燃后，对准施灸的部位，使之与皮肤保持一定的距离，在施部位的上方做左右往返的平行移动或反复旋转的施灸，以皮肤有温热感而不产生灼痛为宜。一般每次可灸 10～15 分钟。本法适宜于治疗风寒湿痹及瘫痪、神经性皮炎等病损表浅而面积较大者（图 8-21）。

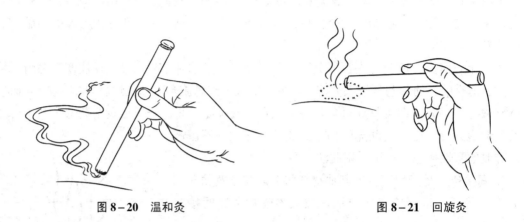

图 8-20　温和灸　　　　　　　　　　　　图 8-21　回旋灸

（3）雀啄灸　将点燃的艾条对准施灸处，艾条一起一落，时近时远上下移动，状如鸟雀啄食（图 8-22）。本法有较强的温热刺激作用，一般每穴施灸 5～10 分钟。多用于昏厥急救、小儿疾患、急性疼痛等症。

2. 实按灸　实按灸是传统的艾条灸的方法之一。是选用药艾条，在施灸处铺垫数层布或纸，点燃艾条后乘热按压于布或纸上，稍停 1～2 秒钟后将艾条移开，反复多次，使热力透达皮肤组织深部。若艾火熄灭，可再点再按（图 8-23），每次每穴按灸 5～7 下，至皮肤红晕为度。或者用布或纸数层包裹艾火，熨烫穴位或患处，操作方法与上法相同。

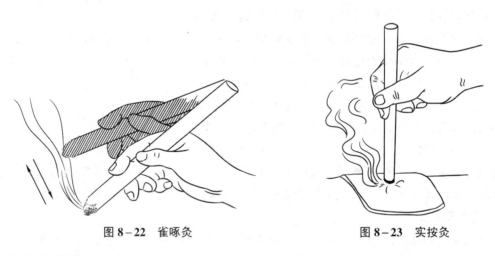

图 8-22　雀啄灸　　　　　　　　　　　　图 8-23　实按灸

（三）温针灸

温针灸是针刺与艾灸结合应用的一种方法，适用于既需要留针而又适宜用艾灸的病证，操作方法是，将针刺入腧穴得气后并给予适当补泻手法而留针时，将纯净细软的艾绒捏在针尾上，或用艾条一段长约 2cm，插在针柄上，点燃施灸（图 8-24）。待艾绒或艾条烧完后除去灰烬，将针取出。此法是一种简而易行的针灸并用方法，值得推广。

（四）温灸器灸

温灸器又名灸疗器，是一种专门用于施灸的器具，用温灸器施灸的方法称温灸器灸。临床常用的有温灸盒和温灸筒（图 8-25）。施灸时，将艾绒，或加掺药物，装入温灸器的小筒，点燃后，将温灸器之盖扣好，即可置于腧穴或应灸部位，进行熨灸，直到所灸部位的皮肤红润为度。有调和气血、温中散寒的作用。一般需要灸治者均可采用。对小儿、妇女及畏惧灸治者最为适宜。

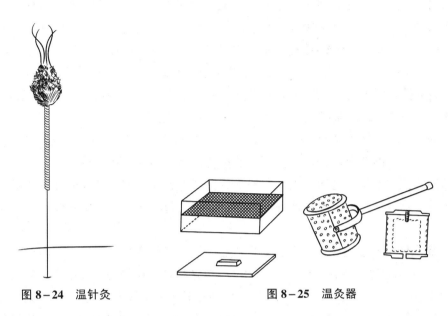

图 8-24　温针灸　　　　　图 8-25　温灸器

（五）其他灸法

1. 灯火灸　又名灯草灸、油捻灸、十三元宵火，也称神灯照，是民间沿用已久的简便灸法。方法是用灯芯草一根，以麻油浸之，燃着后用快速动作对准穴位，猛一接触听到"叭"的一声迅速离开，如无爆焠之声可重复 1 次。具有疏风解表，行气化痰，清神止搐等作用。多用于治疗小儿疖腮、小儿脐风和胃痛、腹痛、痧胀等病症。

2. 天灸　又称药物灸、发泡灸。是用对皮肤有刺激性的药物，涂敷于穴位或患处，使局部充血、起泡，犹如灸疮，故名天灸。所用药物多是单味中药，也有用复方，其常用的有白芥子灸、蒜泥灸、斑蝥灸等。

（1）白芥子灸　将白芥子研成细末，用水调和，敷贴于腧穴或患处。利用其较强的刺激作用，敷贴后促使发泡，借以达到治疗目的。一般可用于治疗关节痹痛、口眼㖞斜，或配合其他药物治疗哮喘等症。

（2）蒜泥灸　将大蒜捣烂如泥，取 3～5g 贴敷于穴位上，敷灸 1～3 小时，以局部皮肤发痒发红起泡为度。如敷涌泉穴治疗咯血、衄血，敷合谷穴治疗扁桃体炎，敷鱼际穴治疗喉痹等。

（3）斑蝥灸　将芫科昆虫南方大斑蝥或黄黑小斑蝥的干燥全虫研末，经醋或甘油、乙醇等调和。使用时先取胶皮一块，中间剪一小孔，如黄豆大，贴在施灸穴位上，以暴露穴位并保护周围皮肤，将斑蝥粉少许置于孔中，上面再贴一胶布固定即可，以局部起泡为度。可治疗癣痒等证。

三、临床应用

（一）灸法的作用

1. 温经散寒　人体的正常生理活动有赖于气血的濡养。气血相互为用，运行如常，则病不能成。气血的运行有遇寒则凝，得温而行的特点。当寒邪袭来，气收血涩，百病始生。艾灸对经络腧穴的温热刺激，正起到了通行气血，温经散寒的作用。常用于治疗风寒湿痹、痛经、经闭、腹痛、泄泻诸证。

2. 扶阳固脱　阳气是人体一生之根本。阳气主人之气化和温煦，阳气气化而生热，阳气多则生热多，阳气少则产热少。血与津液有赖阳气温煦而运行输布，经络脏腑组织器官的生理功能，需要阳气的温煦推动。阳气主固摄人体一身之精血津液，阳气足则精血津液各行其道，无所丢失。《本草从新》曰："艾叶苦辛，生温熟热，纯阳之性，能回垂绝之阳"。可见艾灸有助扶阳固脱之功。临床上主要用于治疗久泄、久痢、遗尿、遗精、阳萎、早泄；大汗淋漓、四肢厥冷、脉微欲绝；脱肛、崩漏、内脏下垂等病症。

3. 消瘀散结　气血是人体一身之基，气为血帅，血为气母。气行则血行，气涩则血凝。各脏腑经脉中运行的营血、津液，需要气的推动，当气的推动作用减弱时，人体就会出现营血和津液的生成不足，与运行迟缓。局部就会产生瘀滞结节。艾灸能使气血运行通畅，故瘀结自散。临床上常用于治疗瘰疬、瘿瘤、痈疮初起未化脓者、疮疡溃后久不收口者等病症。

4. 防病保健　灸法用于防病保健其历史悠久，古代医家早就提出了"防病于未然"及"治未病"的学术思想。古代文献中关于用艾灸来进行防病保健的记载很多。如《医说·针灸》曰："若要安，三里莫要干"的说法。《扁鹊心书·须识扶阳》说："人于无病时，常灸关元、气海、命门、中脘，虽未得长生，亦可保百年寿也"。这些均说明了无病施灸，可以激发人体的正气，增强人体的抗病能力，使人健康长寿。

（二）灸法的适应症

灸法治病的历史悠久，临床应用十分广泛，涉及内、外、妇、儿各科，主要用于治疗寒证、虚证、阴证为主。如风寒湿痹、痛经、经闭、腹痛、泄泻、瘰疬、瘿瘤、痈疮、久泄、久痢、遗尿、遗精、阳萎、早泄、大汗淋漓、四肢厥冷、脉微欲绝、脱肛、崩漏、内脏下垂等病症。

（三）注意事项

1. 施灸的禁忌

（1）对实热证、阴虚发热者，一般均不适宜灸疗。

（2）对颜面、五官和有大血管的部位以及关节活动部位，不宜采用瘢痕灸。

（3）孕妇的腹部和腰骶部也不宜施灸。

2. 灸后的处理　施灸后，局部皮肤出现微红灼热，属于正常现象，无须处理。如因施灸过量，时间过长，局部出现小水泡，只要注意不擦破，可任其自然吸收。如水泡较大，可用消毒的毫针刺破水泡，放出水液，再涂以龙胆紫，并以纱布包敷。如用化脓灸者，在灸疮化脓期间，要加强营养，保持局部清洁，并可用敷料保护灸疮，以防污染，待其自然愈合。此外，施灸时应注意艾火勿烧伤皮肤或衣物。用过的艾条，应装入小口玻璃瓶或筒内，以防复燃。

（唐　娟）

第三节 拔 罐 法

一、概述

拔罐疗法又称"吸筒疗法""火罐气",古称"角法"。它是以杯罐为工具,利用燃烧、抽气等方法排除罐内空气,形成负压,使之吸附于体表腧穴或患处,造成局部皮肤充血、瘀血以防治疾病的一种方法。

拔罐疗法最早记载于马王堆汉墓出土的帛书《五十二病方》,历代中医文献对本法多有记述。起初主要为外科治疗疮疡脓肿时,用来吸血排脓;后来逐渐扩大应用于治疗"肺痨""风湿"等内科疾患。随着医疗实践的不断总结和发展,罐的质料、制作和操作方法均有改进,治疗范围也扩大到内外妇儿科,使拔罐疗法成为针灸治病的一种常用方法。

罐的种类很多,临床上常用的罐具可分为以下几种(图8-26)。

(一)竹罐

用直径 3~8 厘米坚固无损成熟的竹子,按节锯断一端,留节作底,另一端作罐口,用刀刮去青皮及内膜,制成约 6~12cm 长的形如腰鼓的圆筒,用砂纸磨光,使罐口光滑平正。其优点是取材容易,制作简便,轻巧价廉,不易摔碎。缺点是容易燥裂、漏气,吸附力不大,且不透明。竹罐在民间应用较广,水罐法多使用竹罐。

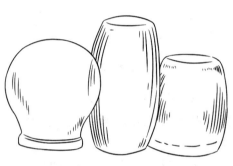

图 8-26 常用的罐具

(二)陶罐

用陶土烧制而成,罐口光整,口底稍小,其形如腰鼓。优点是吸附力大,缺点是质地较重,易于摔破,不透明。目前已不常用。

(三)玻璃罐

用耐热质硬的透明玻璃加工而成的罐具,其形如半球状,罐口平整光滑,分大、中、小三种型号,也可用广口玻璃罐头瓶及玻璃药瓶代替。优点是吸附力大,且质地透明,使用时可以观察到罐内皮肤充血、瘀血的程度,便于随时掌握情况;缺点容易摔碎。目前临床普遍使用。

(四)抽气罐

多用透明塑料制成,上面加置活塞,便于抽气。也有用特制的像皮囊排气罐,其规格大小不同。新型的抽气罐使用方便,吸着力强,且较安全,又不易破碎,是现代应用较多的拔罐工具。

二、技术操作

(一)吸拔方法

1. 火罐法 火罐法是利用火在罐内燃烧时产生的热力排出罐内空气,造成负压,使罐吸附在皮肤上的方法。

155

（1）闪火法　罐口朝下，用镊子夹住 95%的乙醇棉球，点燃后，伸入罐内中段绕 1～2 圈退出，迅速将罐扣在应拔的部位或穴位上。此法因罐内无火比较安全，适宜于各部位各种体位的拔罐。是最常用的拔罐方法。但需注意切勿将罐口烧热，以免烫伤皮肤（图 8–27）。

（2）投火法　用棉球或易燃纸片，点燃后投入罐内，其后迅速将罐扣在应拔的部位或穴位上。此法由于罐内有燃烧物质，容易落下烫伤皮肤，故仅适宜于侧面部位的拔罐（图 8–28）。

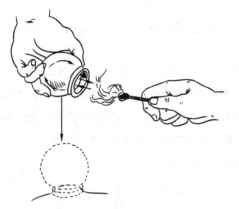 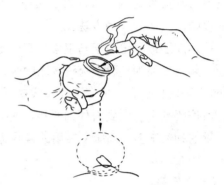

图 8–27　闪火法　　　　　　　　　图 8–28　投火法

（3）滴酒法　用 95%乙醇或白酒，滴入罐内 2～3 滴，沿罐内下段至罐底部的内壁摇匀，用火点燃后，迅速将罐扣在应拔的部位。但应注意切勿滴酒过多，以免拔罐时流出，烧伤皮肤。

（4）贴棉法　用大小适宜的乙醇棉球 1 个，贴在罐内壁的下 1/3 处，用火将乙醇棉球点燃后，迅速扣在应拔的部位。因罐内有火，仅适宜于侧面部位的拔罐。但需注意用乙醇浸润棉球时不宜过多，否则燃烧时乙醇易淌流于罐口，容易烫伤皮肤。

2. 水罐法　水罐法是利用沸水排出罐内空气，造成负压，使罐吸附在皮肤上的方法。操作时，先将所需的竹罐放入清水中或药液中煮沸 2～3 分钟，然后用镊子将罐口朝下夹出，迅速用凉毛巾紧扣罐口片刻，以迅速降低罐口温度和吸收罐内的水液，趁热将罐扣在应拔部位，并酌情按压罐具 10～30 秒，待其吸稳方可松手。此法出水后拔罐过快易烫伤皮肤，过慢则致吸定力不足，故操作应适时。

3. 抽气法　先将活塞置于与罐口基本相平，再将抽气罐的罐口紧扣在应拔部位或穴位上，然后将活塞用力往上提，利用双逆止阀产生负压，将罐吸定于应拔部位上（图 8–29）。此法适宜于皮肉丰厚的部位。

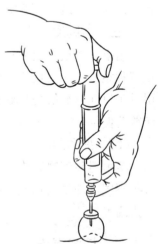

图 8–29　抽气法

（二）拔罐法的运用

1. 留罐法　又称坐罐法。即拔罐后酌情将罐留置体表 10～15 分钟，然后将罐起下。若罐大吸拔力强时，可适当缩短留罐的时间，以免起泡。根据不同的病情或部位可拔单罐或多罐。此法是常用的一种方法，一般疾病均可使用。

2. 走罐法　亦称推罐法。先在所拔部位的皮肤或罐口上，涂上少许的凡士林或其他润滑剂，用闪火法将罐拔住。然后，医者用右手握住罐底，稍倾斜，即后半边着力，前半边略提起，慢慢向前推动，在皮肤表面上、下或左、右往返推拉数次，至皮肤红润、充血，甚或瘀血为止。操作时动作宜轻柔，用力均匀、平稳、缓慢。罐内负压大小以推拉顺利为宜。此法适宜于面积较大、肌肉丰厚部位，如腰背、大腿等。临床上多用于治疗风寒感冒及风湿痹痛等疾患（图8-30）。

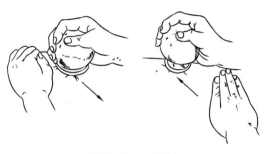

图8-30　走罐法

3. 闪罐法　用闪火法将罐拔住后立即起下，如此反复多次地拔住起下，起下拔住，直至皮肤潮红、充血，甚或瘀血为度。多用于治疗局部皮肤麻木、疼痛或功能减退等疾患。

4. 刺血拔罐法　又称刺络拔罐法，即拔罐与刺血疗法的配合应用。在应拔部位的皮肤消毒后，用三棱针点刺出血或用皮肤针叩打出血后，再将火罐吸拔于所刺部位，以加强刺血治疗的作用。一般刺血后拔罐留置10～15分钟。多用于治疗丹毒、扭伤、神经性皮炎、风湿痹痛等。

5. 留针拔罐法　简称针罐。即在针刺留针时，将罐拔在以针为中心的部位上，10～15分钟，待皮肤红润、充血或瘀血时，将罐起下，然后将针取出。此法能起到针罐的双重作用（图8-31）。

（三）起罐方法

起罐时，一般用一手拿住罐体，另一手的拇指或食指从罐口旁边往下按压，使气体进入罐内，即可将罐取下。如是抽气罐，则将罐特制的进气阀拉起，待空气缓缓进入罐内后，罐即落下。要求医者动作轻柔，双手配合，切不可用力猛拔，以免损伤皮肤。

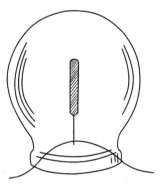

图8-31　留针拔罐法

三、临床应用

（一）作用和适应范围

拔罐法具有通经活络、行气活血、消肿止痛、祛风散寒等作用，适应范围较为广泛，一般多用于感冒、面神经麻痹、头痛、神经衰弱、呕吐、胃肠痉挛、慢性腹泻；痛经、月经不调、乳腺炎；荨麻疹、神经性皮炎、皮肤瘙痒症；腰背痛、腰肌劳损、退行性骨关节病、肩周炎、腱鞘炎、风湿性关节炎、类风湿性关节炎、落枕、软组织劳损等。

（二）拔罐的禁忌症

1. 年老体弱、久病体虚、极度疲劳、剧烈运动后、过饥过饱过渴或酒醉者慎用火罐。

2. 孕妇的腹部、腰骶部禁用拔罐；妇女经期慎用拔罐

3. 皮肤有过敏、溃疡、水肿及大血管的部位不宜拔罐；传染病皮肤病的患部不宜拔罐。

4. 五官部位、前后二阴部位不宜拔罐。

5. 常有自发性出血和损伤性出血不止的患者，不宜使用拔罐法。

6. 高热抽搐者不宜拔罐；重度心脏病、心力衰竭、严重水肿等患者不宜拔罐。

（三）拔罐法的注意事项

1. 拔罐时要选择适当体位和肌肉丰满的部位。若体位不当，移动；或局部有毛发、皱褶、瘢痕或骨骼凹凸不平等处，火罐容易脱落。

2. 有出血性疾病，传染性皮肤病，外伤骨折部位，大血管附近，以及孕妇的腹部、腰骶部不宜拔罐。

3. 拔罐时要根据所拔部位的面积大小而选择大小适宜的火罐。

4. 拔罐时手法要纯熟，动作要轻、快、稳、准；同时注意安全，勿灼伤或烫伤皮肤。

5. 使用多罐时，火罐排列距离不宜太近，以免相互牵拉产生疼痛或罐子脱落。

6. 注意观察拔罐部位和患者的反应，以便及时处理。如患者感觉吸拔部明显疼痛或烧灼，多为吸定力过大；反之多为吸定力不足，则需重拔。

7. 如患者出现头晕、恶心、面色苍白、四肢发凉、出冷汗、胸闷心慌，甚至晕厥、脉细弱等晕罐征象，应及时启罐，并参照晕针处理。

8. 拔罐后局部成红晕或紫色为正常现象，1～2天可自行消退。若瘀斑严重者，下次不宜在原处再拔。如局部出现小水泡，可注意不擦破、任其自然吸收；如水泡较大，可用针刺破，放出水液，涂上龙胆紫，盖上消毒纱布，以防感染。

（唐　娟）

第四节　电针法

扫码"学一学"

一、概述

电针法是在毫针针刺得气的基础上，应用电针仪器输出脉冲电流，通过毫针作用于人体一定部位以防治疾病的一种针刺方法。电针法是毫针与电生理效应的结合，不仅可以提高毫针的治疗效果，减少操作者的持续行针操作，还扩大了针刺的治疗范围，已经成为临床普遍使用的针刺治疗方法。

目前我国普遍使用的电针仪均属于脉冲发生器的类型，此类电针仪的作用原理是在极短时间内出现电压与电流的突然变化，即电量的突然变化构成了电的脉冲，由于脉冲电对机体产生电的生理效应，因而显示出各种不同的治疗作用。这种治疗仪可以精准地选择脉冲电波型和刺激强度，维持较长时间的针感，以减少手法捻转的工作量。

二、技术操作

（一）配穴处方

电针法的配穴处方与毫针刺法大致相同，一般以取同侧肢体的1～3对穴位为宜，不宜过多，以免刺激过强，患者不易接受。选穴的方法除了按经络辨证、脏腑辨证取穴外，通常根据有神经干通过和肌肉神经运动点取穴。听会、翳风（面神经）；手五里、曲池（桡神经）；环跳、殷门（坐骨神经）。

（二）电针方法

1. 检查电针性能是否良好，输出是否正常，电针使用前，将输出电位器调到零位。

2. 针刺入腧穴得气后，将电针机上每对输出的两个电极分别接在两根毫针上，负极接主穴，正极接配穴；也可不分正负极，一般将同一对输出电极连接在身体的同侧，在胸、背部的穴位上使用电针时，不可将 2 个电极跨接在身体两侧，避免电流回路经过心脏。

3. 打开电源开关，选择适当的频率和波型，逐步地从小到大，缓慢调高输出电流至所需强度。切勿突然增大，以免发生意外。一般通电时间为 15～20 分钟，

4. 治疗结束时将输出电位器调到零位，然后关闭电源，取下导线。

三、临床应用

（一）作用和适应证

电针能调整人体生理功能，具有镇静止痛、促进气血循环、调整肌张力等作用。电针的适应范围和毫针刺法基本相同，可广泛应用于内、外、妇、儿、五官、骨伤等各种疾病，并可用于针刺麻醉。由于电针的波形不同，其作用亦不同，现分述如下。

1. 连续波

（1）密波　频率高于 30Hz 的连续波，多在 50～100 次/秒，能降低神经的应激功能。常用于止痛，镇静，缓解肌肉和血管痉挛，亦科针刺麻醉等。

（2）疏波　频率低于 30 Hz 的连续波，2～5 次/秒，其刺激作用较强，能引起肌肉收缩，提高肌肉的张力。常用于治疗痿证及各种肌肉、关节、韧带、肌腱的损伤等。

2. 疏密波　是疏波和密波自动交替出现的一种波形。疏、密交替持续的时间约各 1.5 秒，该波能克服单一波形易产生适应的缺点，动力作用较大，治疗时兴奋效应占优势，能促进代谢，促进气血循环，改善组织营养，消除炎性水肿。常用于治疗疼痛、扭挫伤、关节炎、痛证、面瘫、肌无力、局部冻伤等。

3. 断续波　是指有节律地时断时续自动出现的一种波形。断时，在 1.5 秒时间内无脉冲电输出，续时，是密波连续工作 1.5 秒。这种波形机体不易产生适应，其动力作用颇强，能提高肌肉组织的兴奋性，对横纹肌有良好的刺激收缩作用。常用于治疗痿证、瘫痪等。

4. 锯齿波　是脉冲波幅按锯齿自动改变的起伏波。可用于刺激膈神经，做人工电动呼吸，配合抢救呼吸衰竭。

（二）禁忌证

1. 对极度衰弱、病情危重的患者如恶性肿瘤晚期、败血症等难以忍受电针刺激者，不宜轻易使用电针。

2. 孕妇避免用电针刺激小腹部和腰骶部穴位，以免流产。对有习惯性流产的孕妇、妇女月经期、骨盆狭窄性难产者禁用电针。

3. 体内埋有按需式心脏起搏器的病人禁用电针。

4. 对电针过于恐惧，既往有晕针史者，不可用电针。

5. 患有严重心脏病者，在应用电针时应严加注意，避免电流回路经过心脏发生意外。

6. 年老、体弱、醉酒、饥饿、过饱、过劳等，不宜使用电针。

📋 **知识链接**

　　周围性面瘫急性期，应用电针治疗的科学依据：面神经正处在急性炎症水肿期，过强的刺激有加重神经损伤的可能。但此时若能给一个很弱的良性刺激，使神经产生兴奋，增强肌纤维的收缩，加速血液循环，增加新陈代谢，使炎症渗出物得到吸收，从而改善神经冲动的传递，促进神经纤维的再生，使支配肌肉收缩的神经功能得到恢复。应用电针应筛选最佳波型，即疏密度、断续波两种。疏密波是一种等幅的调频波，其频率变化取决于调频信号，频率在 5～50 次/秒，疏密率 10～20 次/分，疏波≤4Hz，密波≥70Hz，而断续波是一定频率的等幅矩形波，时断时续形成的，频率 0～50 次/秒，周率≥70Hz，断续率 10～20 次/分。这样一个低频脉冲电流是完全符合神经肌肉生理学特征的，而这种电流的主要作用之一是能兴奋神经和肌肉组织，改善血液循环和营养，促进渗出物吸收，延迟病变肌肉的萎缩和变性。所以，面神经麻痹急性期应用电针是有科学依据的。

（韦世娥）

扫码"学一学"

第五节　三棱针法

一、概述

　　三棱针法是用特制的三棱形不锈钢针，刺破穴位或浅表血络，放出少量血液，或挤出少量液体，或挑断皮下纤维组织，以治疗疾病的一种方法。其中放出适量血液以治疗疾病的方法又称刺络法或刺血法。

　　本疗法由古代砭石刺络法发展而来。传说最初使用砭石治病的是伏羲氏，晋皇甫谧《帝王世纪》中提到伏羲氏"尝百草而制九针"。《内经》所记载的九针中的"锋针"，就是近代三棱针的雏形，锋针在古代主要是用于泻血、排脓的工具。此法具有醒脑开窍、泻热消肿、祛瘀止痛等作用，目前临床应用三棱针刺络放血疗法十分普遍。

　　三棱针针具是用不锈钢制成，针长约 6cm，针柄较粗，呈圆柱形，针身呈三棱形，针尖锋利，三面有刃（图 8-32）。

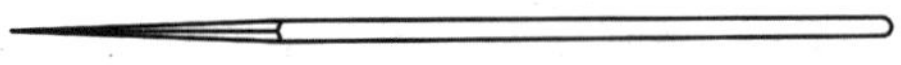

图 8-32　三棱针

二、技术操作

（一）持针姿势

　　一般用右手持针，拇、食两指捏住针柄中段，中指指腹紧靠针身的侧面，露出针尖 2～3mm（图 8-33）

（二）操作方法

　　三棱针的针刺方法一般分为点刺法、散刺法、刺络法、挑刺法四种。

　　1. 点刺法（速刺法）　针刺前，在预定针刺部位上下用左手拇食指向针刺处推按，使血液积聚于针刺部位，继之用 2%碘酒棉球消毒，再用 75%乙醇棉球脱碘，针刺时左手拇、食、中三指捏紧被刺部位，右手持针，对准已消毒的部位，刺入 3～5mm，随即将针迅速退出，轻轻挤压针孔周围，使出血少许，然后用消毒棉球按压针孔。此法多用于指、趾末端的十宣、十二井穴和耳尖及头面部的攒竹、上星、太阳等穴。

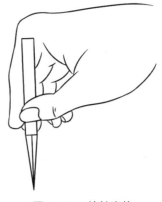

图 8-33 持针姿势

2. 散刺法 又叫豹纹刺，是对病变局部周围进行点刺的一种方法。根据病变部位大小的不同，可刺 10～20 针以上，由病变外缘环形向中心点刺，以促使瘀血或水肿得以排除，达到祛瘀生新，通经活络的目的。此法多用于局部瘀血、血肿或水肿、顽癣等。

3. 刺络法 先用带子或橡皮管，结扎在针刺部位上端（近心端），然后迅速消毒。针刺时左手拇指压在被针刺部位下端，右手持三棱针对准针刺部位的静脉，刺入脉中（2～3mm），立即将针退出，使其流出少量血液，出血停后，再用消毒棉球按压针孔。当出血时，也可轻轻按压静脉上端，以助瘀血外出，毒邪得泻。此法多用于曲泽、委中等穴，治疗急性吐泻、中暑、发热等。

4. 挑刺法 用左手按压施术部位两侧，或捏起皮肤，使皮肤固定，右手持针迅速刺入皮肤 1～2mm，随即将针身倾斜挑破皮肤，使之出少量血液或少量黏液。也有再刺入 5mm 左右深，将针身倾斜并使针尖轻轻挑起，挑断皮下部分纤维组织，然后出针，覆盖敷料。此法常用于肩周炎、胃痛、颈椎综合征、失眠、支气管哮喘、血管神经性头痛等。

三、临床应用

（一）作用和适应范围

三棱针放血疗法具有通经活络、开窍泻热、消肿止痛等作用。其适应范围较为广泛，凡各种实证、热证、瘀血、疼痛等均可应用。较常用于某些急症和慢性病，如昏厥、高热、中暑、中风闭证、咽喉肿痛、目赤肿痛、顽癣、疖痈初起，扭挫伤、疳证、痔疮、顽痹、头痛、丹毒、指（趾）麻木等。

（二）注意事项

1. 对患者要做必要的解释工作，以消除思想顾虑。

2. 严格消毒，防止感染。

3. 点刺时手法宜轻、稳、准、快，不可用力过猛，防止刺入过深，创伤过大，损害其他组织。一般出血不宜过多，切勿伤及动脉。

4. 体质虚弱者、孕妇、产后及有出血倾向者，均不宜使用本法。注意患者体位要舒适，谨防晕针。

5. 每日或隔日治疗 1 次，1～3 次为 1 疗程，一般每次出血量以数滴至 3～5ml 为宜。

（唐　娟）

扫码"学一学"

第六节　皮肤针法

一、概述

运用皮肤针叩人体一定部位或穴位，激发经络功能，调整脏腑气血，以达到防治疾病目的的方法，叫皮肤针法。

皮肤针，又称"梅花针""七星针""罗汉针"，是以多支短针组成，用来叩刺人体一定部位或穴位的一种针具。皮肤针法源于古代的"半刺""毛刺""扬刺"等刺法，《灵枢·官针》篇记载："半刺者，浅内而疾发针，无针伤内，如拔毛状，以取皮气。"《素问·皮部论》说："凡十二经脉者，皮之部也。是故百病之始生也，必先于皮毛"。说明十二皮部与经络、脏腑的密切联系，运用皮肤针叩刺皮部可激发、调节脏腑经络功能，以达到防治疾病的目的。

皮肤针的针头呈小锤形，针柄一般长15～19cm，一端附有莲蓬状的针盘，针盘下面散嵌着不锈钢短针。根据所嵌不锈钢短针的数目不同，可分别称为梅花针（五支针）、七星针（七支针）、罗汉针（十八支针）等，针尖不宜太锐，呈松针形，针柄要坚固具有弹性，全束针平齐，防止偏斜、钩曲、锈蚀和缺损。

二、技术操作

（一）持针姿势

由于针柄有软硬之分，持针的姿势也有所不同：

1. 硬柄皮肤针　用拇指和中指挟持针柄两侧，食指置于针柄中段的上面，无名指和小指将针柄末端固定在大小鱼际间（图8-34）。

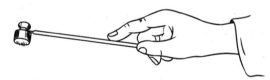

图8-34　硬柄皮肤针持针

2. 软柄皮肤针　将针柄末端置于掌心，拇指在上，食指在下，其余三指呈握拳状固定针柄末端于掌心（图8-35）。

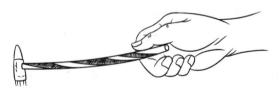

图8-35　软柄皮肤针持针

（二）叩刺方法

施术部位常规消毒后，针尖对准施术部位，运用腕部的弹力，将针尖垂直叩击在皮肤上，然后立即弹起，如此反复叩击。叩刺时速度要均匀，防止快慢不一、用力不匀等。针尖起落要呈垂直方向，即将针垂直地叩下，垂直地提起，不可斜刺、拖刺、压刺等。

（三）刺激强度

根据患者的病情、体质、年龄和叩刺部位不同，分为轻刺激、重刺激和中等刺激三种刺激强度。

轻刺激所用腕力较小，针尖接触皮肤的时间短，以局部皮肤潮红为度，但患者无疼痛感。适用于年老、体弱、小孩、虚证患者和头面等肌肉浅薄部位。

重刺激所用腕力稍大，针尖接触皮肤的时间稍长，以局部皮肤出血为度，患者有明显的疼痛感。适用于年轻、体强、实证患者和肩臀等肌肉丰厚处。

中等刺激用力介于轻、重刺激之间，以皮肤潮红但无渗血为度，患者稍微有疼痛感。适用于多数患者，除头面五官等肌肉浅薄处外，其他部位均可用。

（四）叩刺部位

叩刺部位通常有以下三种。

1. 循经叩刺 指取与疾病相关的经脉，沿其循行路线叩刺。主要用于督脉、膀胱经在项背部、腰骶部的循行部位，其次是四肢肘、膝以下的三阴、三阳经循行部位。

2. 穴位叩刺 指取与疾病相关的穴位叩刺。临床上应用较广。

3. 局部叩刺 指取病变局部叩刺。主要用于顽癣、局部扭伤、头面五官疾病、关节疾病等。

三、临床应用

（一）作用和适应范围

皮肤针法具有行气活血、消肿止痛、祛风止痒等作用。皮肤针的适应范围较广泛，各种病证均可应用，如近视、视神经萎缩、急性扁桃体炎、感冒、咳嗽、慢性肠胃病、便秘、头痛、失眠、腰痛、皮神经炎、斑秃、痛经等。

（二）注意事项

1. 针具要经常检查，注意针尖有无毛钩，针面是否平齐；滚刺筒转动是否灵活。
2. 叩刺时动作要轻捷，正直无偏斜，以免造成患者疼痛。
3. 局部如有溃疡或损伤者不宜使用本法，急性传染性疾病和急腹症也不宜使用本法。
4. 叩刺局部和穴位，若手法重而出血者，应进行清洁和消毒，注意防止感染。

（韦世娥）

第七节 头 针 法

一、概述

头针又称头皮针，是用毫针及其他方法在头部特定的穴线刺激，以治疗疾病的一种方法。其理论依据是中医的脏腑经络理论与西医的大脑皮层的功能定位在头皮的投影相结合。经过多年的临床实践，目前头针已被广泛用于临床，为了适应国际上头针疗法的推广和交流，促进头针的发展，中国针灸学会按分区定经、经上选取穴，并结合古代透刺法，从而

扫码"学一学"

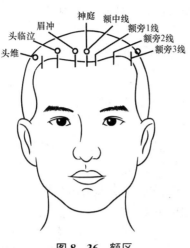

图 8-36　额区

拟定了《头皮针穴名标准化国际方案》，并且已于 1984 年在日本召开的世界卫生组织西太地区会议上正式通过。故本节对标准头穴线的名称和定位，是依据此方案而编写的。

标准头穴线共 14 条，分属 4 区。

（一）额区（图 8-36）

1. 额中线

【部位】在头前部，从督脉神庭穴向前引一条长 1 寸的直线。

【主治】神志病和鼻病等。

2. 额旁 1 线

【部位】在头前部，从膀胱经眉冲穴向前引一条长 1 寸的线。

【主治】胸部疾病和鼻病等。

3. 额旁 2 线

【部位】在头前部，从胆经头临泣穴向前引一条长 1 寸的线。

【主治】腹部疾病和眼病。

4. 额旁 3 线

【部位】在头前部，从胃经头维穴内侧 0.75 寸处起向前引一条长 1 寸的线。

【主治】功能性子宫出血、阳萎、早泄、子宫脱垂和眼病等。

（二）顶区

1. 顶中线

【部位】当头顶部，从督脉的前顶穴向百会穴引一条长 1.5 寸的线（图 8-37）。

【主治】腰、腿、足的瘫痪、麻木和疼痛等病证。

2. 顶颞前斜线

【部位】在头顶部、头侧部，从头部经外奇穴的前神聪与胆经的悬厘穴之间连线（图 8-38）。

【主治】由上至下，分别主治下肢、上肢及面部的瘫痪。

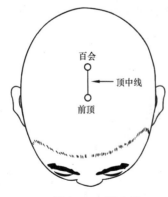

图 8-37　顶中线

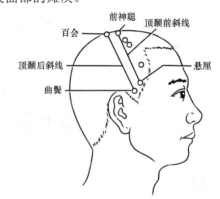

图 8-38　顶颞前斜线、顶颞后斜线

3. 顶颞后斜线

【部位】在头顶部、头侧部，顶颞前斜线之后 1 寸，与其平行的线。督脉的百会穴，与颞部胆经曲鬓穴之间的连线（图 8-38）。

【主治】由上至下，分别主治下肢、上肢及头面部感觉异常。

4. 顶旁 1 线

【部位】在头顶部，督脉旁开 1.5 寸，从膀胱经的通天穴向后引一条长 1.5 寸的线（图 8－39）。

【主治】腰腿的瘫痪、麻木和疼痛等病证。

5. 顶旁 2 线

【部位】在头顶部，督脉旁开 2.25 寸处，从胆经的正营穴向后引一条 1.5 寸的线到承灵穴（图 8－39）。

【主治】肩、臂、手的瘫痪、麻木和疼痛等病证。

（三）颞区（图 8－39）

1. 颞前线

【部位】在颞部鬓角内，属足少阳胆经、手少阳三焦经，自颔厌穴向下，沿皮刺向悬厘穴。

【主治】头面颈部病证，如瘫痪、麻木、疼痛、失语、齿病和眼病等。

2. 颞后线

【部位】在颞部耳上方，属足少阳胆经。自率谷穴向前下方，沿皮刺向曲鬓穴。

【主治】颈项病、耳病和眩晕等。

（四）枕区（图 8－40）

1. 枕上正中线

【部位】在后头部，即督脉强间穴至脑户穴之间的一条长 1.5 寸的线。

【主治】眼病等。

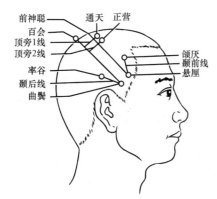

图 8－39　顶旁 1 线、顶旁 2 线、颞区

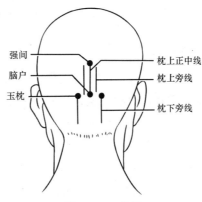

图 8－40　枕区

2. 枕上旁线

【部位】在后头部，由枕外粗隆督脉脑户穴旁开 0.5 寸起，向上引一条长 1.5 寸的线。

【主治】皮层性视力障碍、白内障和近视眼等病。

3. 枕下旁线

【部位】在后头部，从膀胱经玉枕穴向下引一条长 2 寸的线。

【主治】动作失衡等小脑病症。

二、技术操作

（一）针刺前准备

针刺前准备好针刺用物如治疗盘、乙醇、毫针、棉签等，同时根据患者病情、治疗要求和施术部位悬着选择合适的体位。

（二）操作步骤

1. 进针 选定刺激部位，局部常规消毒，针尖与头皮呈 15°～30° 夹角，快速将针刺入头皮下，当针尖抵达帽状腱膜下层时，指下感到阻力减小，然后使针与头皮平行，沿头穴线刺入适当的深度。若进针角度不当，使针尖抵达颅骨或仅达皮下层，患者有痛感且医者手下有抵抗感，此时应改变进针角度，重新刺入。

2. 行针 头针的行针只捻转不提插，捻转时以拇指掌面和食指桡侧面挟持针柄，以食指的掌指关节快速连续屈伸，使针身左右旋转，捻转速度每分钟 200 次左右，进针后持续捻转 2～3 分钟。

3. 留针 留针时间一般 20～30 分钟。留针期间，每 5 分钟捻针 1 次。某些疾病患者（如偏瘫），可在留针时主动或被动地活动患肢，以提高疗效。对于某些疼痛性疾病，可适当延长留针时间。

4. 出针 如针下无沉紧感，可快速拔出毫针；也可缓缓出针，出针后必须用消毒干棉球按压针孔片刻，以防止出血。

5. 疗程 一般每日 1 次，10 次为一疗程，休息 3 天后，再作下一疗程。

三、临床应用

（一）作用及适应范围

头针法主要用于治疗脑源性疾患，对某些非脑源性疾患也可起到治疗、缓解作用，如：脑血管意外后遗症、皮层性视力障碍、小脑性平衡障碍、皮层性多尿、遗尿、帕金森病、舞蹈病等。腰腿病，神经痛，耳源性眩晕、耳鸣、听力障碍，哮喘、呃逆、胃脘痛、子宫脱垂等。

（二）注意事项

1. 对针刺部位应仔细严格消毒，不要因头发的妨碍而使头皮部的消毒不完全。

2. 治疗期间，应随时观察患者的表情、面色，及时询问患者的感觉，以防晕针。

3. 头皮血管丰富，容易出血。对出血较多者，应适当延长按压针孔的时间。若出现皮下血肿，可轻轻揉按，促使其消散。

4. 高热、心力衰竭、病情危重以及婴幼儿囟门未完全闭合者，不宜采用头针法；血压过高时，应待其稳定后方可行头针治疗。

（韦世娥）

第八节　耳　针　法

一、概述

耳针是在耳郭穴位上用针刺或其他方法刺激，防治疾病的一种方法。在传统医学中，耳与经络之间有着密切的联系，十二经脉都直接或间接上达于耳，奇经八脉中阴跷、阳跷脉并入耳后，阳维脉循头入耳，故《灵枢・口问》说："耳者，宗脉之所聚也。"同时，

扫码"学一学"

耳与脏腑的关系密切，耳不仅与脏腑的生理活动有关，而且与其病理变化也是不可分割的。

耳针治疗范围广，操作方便，且对疾病的诊断也有一定的参考意义。为了便于国际间的研究和交流，我国制定了《耳穴名称与部位的国家标准方案》。

（一）耳与经络脏腑的关系

耳与经络之间有着密切的联系，早在 2000 多年前的医学帛书《阴阳十一脉灸经》就记述了"耳脉"，《内经》对耳与经脉、经别、经筋的关系作了较详细的阐述。手太阳、手足少阳、手阳明等经脉、经别都入耳中，足阳明、足太阳的经脉则分别上耳前、至耳上角。六阴经虽不直接入耳，但都通过经别与阳经相合，而与耳相联系。因此，十二经脉都直接或间接上达于耳。奇经八脉中阴跷、阳跷脉并入耳后，阳维脉循头入耳。所以《灵枢·口问》说："耳者，宗脉之所聚也。"

耳与脏腑的关系密切，据《内经》、《难经》等书记载，耳与五脏均有生理功能上的联系。如《灵枢·脉度》篇说："肾气通于耳，肾和则耳能闻五音矣"。《难经·四十难》说："肺主声，令耳闻声"。后世医家在论述耳与脏腑的关系时更为详细，如《证治准绳》说："肾为耳窍之主，心为耳窍之客。"《厘正按摩要述》曰："耳珠属肾，耳轮属脾，耳上轮属心，耳皮肉属肺，耳背玉楼属肝。" 进一步将耳郭分为心肝脾肺肾五部，说明耳与脏腑在生理功能上是息息相关的。

人体的内脏或躯体发病时，往往在耳郭的相应部位出现压痛敏感、皮肤电特异性改变和变形、变色等反应。参考这些现象来诊断疾病，并通过刺激这些部位可防治疾病。可见，耳不仅与脏腑的生理活动有关，而且与其病理变化也是不可分割的。

（二）耳郭表面解剖

耳郭分为凹面的耳前和凸面的耳背，其体表解剖见图 8-41。

耳郭卷曲的游离部分称耳轮，耳郭下部无软骨的部分称耳垂。耳轮后上部的膨大部分称耳轮结节，耳轮向下移行于耳垂的部分称耳轮尾，耳轮深入耳甲的部分称耳轮脚，与耳轮相对呈"Y"字型的隆起部称对耳轮由对耳轮体、对耳轮上脚和对耳轮下脚三部分组成，对耳轮下部呈上下走向的主体部分称对耳轮体，其向上分支的部分称对耳轮上脚，轮下向前分支的部分称对耳轮下脚。对耳轮上、下脚与相应耳轮之间的三角形凹窝称三角窝。

耳轮与对耳轮之间的弧形凹沟称耳舟，对耳屏前方的深凹称耳甲，被耳轮脚分为上、下两部，上部称耳甲艇，下部称耳甲腔。耳甲艇通入外耳门。耳甲腔前方突起称耳屏，耳屏对侧，在耳轮下端的突起称对耳屏。耳屏和对耳屏之间的凹陷处称屏间切迹，对耳轮与对耳屏之间的凹陷处称轮屏切迹。

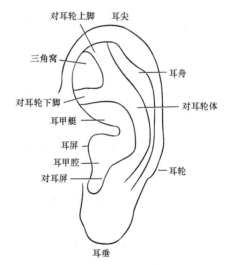

图 8-41 耳郭表面解剖

（三）耳穴的分布

耳穴是指分布在耳郭上的一些特定区域。耳穴在耳郭的分布有一定的规律，根据形如胚胎的耳穴分布图看到：与头面相应的穴位在耳垂，与上肢相应的穴位居耳舟，与躯干和

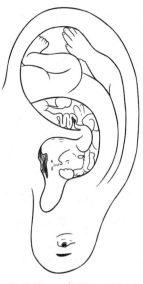

图 8-42　耳穴分布规律图

下肢相应的穴位在对耳轮体部和对耳轮上、下脚，与内脏相应的穴位集中在耳甲（图 8-42）。

（四）耳穴的部位和主治

为了方便准确取穴，国标按耳的解剖将每个部位划分成若干个区，共计有 91 个穴位，分述如下。

1. 耳轮穴位　将耳轮分为 12 个区。耳轮脚为耳轮 1 区。耳轮脚切迹到对耳轮下脚上缘之间的耳轮分为 3 等份，自下向上依次为耳轮 2 区、3 区、4 区；对耳轮下脚上缘到对耳轮上脚前缘之间的耳轮为耳轮 5 区；对耳轮上脚缘到耳尖之间的耳轮为耳轮 6 区；耳尖到耳轮结节上缘为耳轮 7 区；耳轮结节上缘到耳轮结节下缘为耳轮 8 区。耳轮结节下缘到轮垂切迹之间的耳轮分为 4 等份，自上而下依次为耳轮 9 区、10 区、11 区和 12 区。耳穴定位及主治见表 8-3。

表 8-3　耳轮穴位部位及主治

穴名	部位	主治
耳中	在耳轮脚处，即耳轮 1 区	呃逆、荨麻疹、皮肤瘙痒症、小儿遗尿、咯血、出血性疾病
直肠	在耳轮脚棘前上方的耳轮处，即耳轮 2 区	便秘、腹泻、脱肛、痔疮
尿道	在直肠上方的耳轮处，即耳轮 3 区	尿频、尿急、尿痛、尿潴留
外生殖器	在对耳轮下脚前方的耳轮处，即耳轮 4 区	睾丸炎、附睾炎、外阴瘙痒症
肛门	在三角窝前方的耳轮处，即耳轮 5 区	痔疮、肛裂
耳尖	在耳郭向前对折的上部尖端处，即耳轮 6、7 区交界处	发热、高血压、急性结膜炎、麦粒肿、牙痛、失眠
结节	在耳轮结节处，即耳轮 8 区	头晕、头痛、高血压
轮 1	在耳轮结节下方的耳轮处，即耳轮 9 区	发热、扁桃体炎、上呼吸道感染
轮 2	在轮 1 区下方的耳轮处，即耳轮 10 区	发热、扁桃体炎、上呼吸道感染
轮 3	在轮 2 区下方的耳轮处，即耳轮 11 区	发热、扁桃体炎、上呼吸道感染
轮 4	在轮 3 区下方的耳轮处，即耳轮 12 区	发热、扁桃体炎、上呼吸道感染

2. 耳舟穴位　将耳舟分为 6 等份，自上而下依次为耳舟 1 区、2 区、3 区、4 区、5 区、6 区。耳穴定位及主治见表 8-4。

表 8-4　耳舟穴位部位及主治

穴名	部位	主治
指	在耳舟上方处，即耳舟 1 区	甲沟炎、手指麻木和疼痛
腕	在指区的下方处，即耳舟 2 区	腕部疼痛
风溪	在耳轮结节前方，指区与腕区之间，即耳舟 1、2 区交界处	荨麻疹、皮肤瘙痒症、过敏性鼻炎
肘	在腕区的下方处，即耳舟 3 区	肱骨外上髁炎、肘部疼痛
肩	在肘区的下方处，即耳舟 4、5 区	肩关节周围炎、肩部疼痛
锁骨	在肩区的下方处，即耳舟 6 区	肩关节周围炎

3. 对耳轮穴位　将对耳轮分为 13 区。

（1）对耳轮上脚分为上、中、下 3 等份；下 1/3 为对耳轮 5 区，中 1/3 为对耳轮 4 区；再将上 1/3 分为上、下 2 等份，下 1/2 为对耳轮 3 区，再将上 1/2 分为前后 2 等分，后 1/2 为对耳轮 2 区，前 1/2 为对耳轮 1 区。

（2）对耳轮下脚分为前、中、后 3 等份，中、前 2/3 为对耳轮 6 区，后 1/3 为对耳轮 7 区。

（3）对耳轮体从对耳轮上、下脚分叉处至轮屏切迹分为 5 等份，再沿对耳轮耳甲缘将对耳轮体分为前 1/4 和后 3/4 两部分，前上 2/5 为对耳轮 8 区，后上 2/5 为对耳轮 9 区，前中 2/5 为对耳轮 10 区，后中 2/5 为对耳轮 11 区，前下 1/5 为对耳轮 12 区，后下 1/5 为对耳轮 13 区。耳穴定位及主治见表 8-5。

表 8-5　对耳轮穴位部位及主治

穴名	部位	主治
跟	在对耳轮上脚前上部，即对耳轮 1 区	足跟痛
趾	在耳尖下方的对耳轮上脚后上部，即对耳轮 2 区	甲沟炎、趾部疼痛
踝	在趾、跟区下方处，即对耳轮 3 区	踝关节扭伤
膝	在对耳轮上脚中 1/3 处，即对耳轮 4 区	膝关节疼痛、坐骨神经痛
髋	在对耳轮上脚的下 1/3 处，即对耳轮 5 区	髋关节疼痛、坐骨神经痛、腰骶部疼痛
坐骨神经	在对耳轮下脚的前 2/3 处，即对耳轮 6 区	坐骨神经痛、下肢瘫痪
交感	在对耳轮下脚末端与耳轮内缘相交处，即对耳轮 6 区前端	胃肠痉挛、心绞痛、胆绞痛、输尿管结石、自主神经功能紊乱
臀	在对耳轮下脚的后 1/3 处，即对耳轮 7 区	坐骨神经痛、臀筋膜炎
腹	在对耳轮体前部上 2/5 处，即对耳轮 8 区	腹痛、腹胀、腹泻、急性腰扭伤、痛经、产后宫缩痛
腰骶椎	在腹区后方，即对耳轮 9 区	腰骶部疼痛
胸	在对耳轮体前部中 2/5 处，即对耳轮 10 区	胸胁疼痛、肋间神经痛、胸闷、乳腺炎
胸椎	在胸区后方，即对耳轮 11 区	胸痛、经前乳房胀痛、乳腺炎、产后泌乳不足
颈	在对耳轮体前部下 1/5 处，即对耳轮 12 区	落枕、颈椎疼痛
颈椎	在颈区后方，即对耳轮 13 区	落枕、颈椎综合征

4. 三角窝穴位　将三角窝由耳轮内缘至对耳轮上、下脚分叉处分为前、中、后 3 等份，中 1/3 为三角窝 3 区；再将前 1/3 分为上、中、下 3 等份，上 1/3 为三角窝 1 区，中、下 2/3 为三角窝 2 区；再将后 1/3 分为上、下 2 等份，上 1/2 为三角窝 4 区，下 1/2 为三角窝 5 区。耳穴定位及主治见表 8-6。

表 8-6　三角窝穴位部位及主治

穴名	部位	主治
角窝上	在三角窝前 1/3 的上部，即三角窝 1 区	高血压
内生殖器	在三角窝前 1/3 的下部，即三角窝 2 区	痛经、月经不调、白带过多、功能性子宫出血、阳痿、遗精、早泄
角窝中	在三角窝中 1/3 处，即三角窝 3 区	哮喘
神门	在三角窝后 1/3 的上部，即三角窝 4 区	失眠、多梦、戒断综合征、癫痫、高血压、神经衰弱
盆腔	在三角窝后 1/3 的下部，即三角窝 5 区	盆腔炎、附件炎

5. 耳屏穴位 将耳屏分成 4 区。耳屏外侧面分为上、下 2 等份，上部为耳屏 1 区，下部为耳屏 2 区。将耳屏内侧面分为上、下 2 等份，上部为耳屏 3 区，下部为耳屏 4 区。耳穴定位及主治见表 8-7。

表 8-7 耳屏穴位部位及主治

穴名	部位	主治
上屏	在耳屏外侧面上 1/2 处，即耳屏 1 区	咽炎、鼻炎
下屏	在耳屏外侧面下 1/2 处，即耳屏 2 区	鼻炎、鼻塞
外耳	在屏上切迹前方近耳轮部，即耳屏 1 区上缘处	外耳道炎、中耳炎、耳鸣
屏尖	在耳屏游离缘上部尖端，即耳屏 1 区后缘处	发热、牙痛、斜视
外鼻	在耳屏外侧面中部，即耳屏 1、2 区之间	鼻前庭炎、鼻炎
肾上腺	在耳屏游离缘下部尖端，即耳屏 2 区后缘处	低血压、风湿性关节炎、腮腺炎、链霉素中毒、眩晕、哮喘、休克
咽喉	在耳屏内侧面上 1/2 处，即耳屏 3 区	声音嘶哑、咽炎、扁桃体炎、失语、哮喘
内鼻	在耳屏内侧面下 1/2 处，即耳屏 4 区	鼻炎、上颌窦炎、鼻衄
屏间前	在屏间切迹前方耳屏最下部，即耳屏 2 区下缘处	咽炎、口腔炎

6. 对耳屏穴位 将对耳屏分为 4 区。由对屏尖及对屏尖至轮屏切迹连线之中点，分别向耳垂上线作两条垂线，将对耳屏外侧面及其后部分成前、中、后 3 区，前为对耳屏 1 区、中为对耳屏 2 区、后为对耳屏 3 区。对耳屏内侧面为对耳屏 4 区。耳穴定位及主治见表 8-8。

表 8-8 对耳屏穴位部位及主治

穴名	部位	主治
额	在对耳屏外侧面的前部，即对耳屏 1 区	偏头痛、头晕
屏间后	在屏间切迹后方对耳屏前下部，即对耳屏 1 区下缘处	额窦炎
颞	在对耳屏外侧面的中部，即对耳屏 2 区	偏头痛、头晕
枕	在对耳屏外侧面的后部，即对耳屏 3 区	头晕、头痛、癫痫、哮喘、神经衰弱
皮质下	在对耳屏内侧面，即对耳屏 4 区	痛症、间日疟、神经衰弱、假性近视、失眠
对屏尖	在对耳屏游离缘的尖端，即对耳屏 1、2、4 区交点处	哮喘、腮腺炎、睾丸炎、附睾炎、神经性皮炎
缘中	在对耳屏游离缘上，对屏尖与轮屏切迹之中点处，即对耳屏 2、3、4 区交点处	遗尿、内耳性眩晕、尿崩症、功能性子宫出血
脑干	在轮屏切迹处，即对耳屏 3、4 区之间	眩晕、后头痛、假性近视

7. 耳甲穴位 将耳甲用标志点、线分为 18 个区。在耳轮的内缘上，设耳轮脚切迹至对耳轮下脚间中、上 1/3 交界处为 A 点；在耳甲内，由耳轮脚消失处向后作一水平线与对耳轮耳甲缘相交，设交点为 D 点；设耳轮脚消失处至 D 点连线中、后 1/3 交界处为 B 点；设外耳道口后缘上 1/4 与下 3/4 交界处为 C 点；从 A 点向 B 点作一条与对耳轮耳甲艇缘弧度大体相仿的曲线；从 B 点向 C 点作一条与耳轮脚下缘弧度大体相仿的曲线。

将 BC 线前段与耳轮脚下缘间分成 3 等份，前 1/3 为耳甲 1 区，中 1/3 为耳甲 2 区，后 1/3 为耳甲 3 区。ABC 线前方，耳轮脚消失处为耳甲 4 区。将 AB 线前段与耳轮脚上缘及部分耳轮内缘间分成 3 等份，后 1/3 为 5 区，中 1/3 为 6 区，前 1/3 为 7 区。

将对耳轮下脚下缘前、中 1/3 交界处与 A 点连线，该线前方的耳甲艇部为耳甲 8 区。

将 AB 线前段与对耳轮下脚下缘间耳甲 8 区以后的部分，分为前、后 2 等份，前 1/2 为耳甲 9 区，后 1/2 为耳甲 10 区。在 AB 线后段上方的耳甲艇部，将耳甲 10 区后缘与 BD 线之间分成上、下 2 等份，上 1/2 为耳甲 11 区，下 1/2 为耳甲 12 区。由轮屏切迹至 B 点作连线，该线后方、BD 线下方的耳甲腔部为耳甲 13 区。以耳甲腔中央为圆心，圆心与 BC 线间距离的 1/2 为半径作圆，该圆形区域为耳甲 15 区。过 15 区最高点及最低点分别向外耳门后壁作两条切线，切线间为耳甲 16 区。15、16 区周围为耳甲 14 区。将外耳门的最低点与对耳屏耳甲缘中点相连，再将该线以下的耳甲腔部分为上、下 2 等份，上 1/2 为耳甲 17 区，下 1/2 为耳甲 18 区。耳穴定位及主治见表 8-9。

表 8-9 耳甲穴位部位及主治

穴名	部位	主治
口	在耳轮脚下方前 1/3 处，即耳甲 1 区	面瘫、口腔炎、胆囊炎、胆石症、戒断综合征、牙周炎、舌炎
食道	在耳轮脚下方中 1/3 处，即耳甲 2 区	食管炎、食管痉挛
贲门	在耳轮脚下方后 1/3 处，即耳甲 3 区	贲门痉挛、神经性呕吐
胃	在耳轮脚消失处，即耳甲 4 区	胃痉挛、胃炎、胃溃疡、消化不良、恶心呕吐、前额痛、牙痛、失眠
十二指肠	在耳轮脚及部分耳轮与 AB 线之间的后 1/3 处，即耳甲 5 区	二十指肠溃疡、胆囊炎、胆石症、幽门痉挛、腹胀、腹泻、腹痛
小肠	在耳轮脚及部分耳轮与 AB 线之间的中 1/3 处，即耳甲 6 区	消化不良、腹痛、腹胀、心动过速
大肠	在耳轮脚及部分耳轮与 AB 线之间的前 1/3 处，即耳甲 7 区	腹泻、便秘、咳嗽、牙痛、痤疮
阑尾	在小肠区与大肠区之间，即耳甲 6、7 区交界处	单纯性阑尾炎、腹泻
艇角	在对耳轮下脚下方前部，即耳甲 8 区	前列腺炎、尿道炎
膀胱	在对耳轮下脚下方中部，即耳甲 9 区	膀胱炎、遗尿、尿潴留、腰痛、坐骨神经痛、后头痛
肾	在对耳轮下脚下方后部，即耳甲 10 区	腰痛、耳鸣、神经衰弱、肾盂肾炎、遗尿、遗精、阳痿、早泄、哮喘、月经不调
输尿管	在肾区与膀胱区之间，即耳甲 9、10 区交界处	输尿管结石绞痛
胰胆	在耳甲艇的后上部，即耳甲 11 区	胆囊炎、胆石症、胆道蛔虫症、偏头痛、带状疱疹、中耳炎、耳鸣、急性胰腺炎
肝	在耳甲艇的后下部，即耳甲 12 区	胁痛、眩晕、经前期紧张症、月经不调、更年期综合征、高血压、近视、单纯性青光眼
艇中	在小肠区与肾区之间，即耳甲 6、10 区交界处	腹痛、腹胀、胆道蛔虫症
脾	在 BD 线下方，耳甲腔的后上部，即耳甲 13 区	腹胀、腹泻、便秘、食欲不振、功能性子宫出血、白带过多、内耳性眩晕
心	在耳甲腔正中凹陷处，即耳甲 15 区	心动过速、心律不齐、心绞痛、无脉症、神经衰弱、癔病、口舌生疮
气管	在心区与外耳门之间，即耳甲 16 区	哮喘、支气管炎
肺	在心、气管区周围处，即耳甲 14 区	咳嗽、胸闷、声音嘶哑、皮肤瘙痒症、荨麻疹、便秘、戒断综合征
三焦	在外耳门后下，肺与内分泌区之间，即耳甲 17 区	便秘、腹胀、上肢外侧疼痛
内分泌	在屏间切迹内，耳甲腔的前下部，即耳甲 18 区	痛经、月经不调、更年期综合征、痤疮、间日疟、甲状腺功能减退或亢进症

8. 耳垂穴位 将耳垂分为 9 区。在耳垂上线至耳垂下缘最低点之间划两条等距离平行线，于上平行线上引两条垂直等份线，将耳垂分为 9 个区，上部由前到后依次为耳垂 1 区、2 区、3 区；中部由前到后依次为耳垂 4 区、5 区、6 区；下部由前到后依次为耳垂 7 区、8

区、9区。耳穴定位及主治见表8-10。

表8-10　耳垂穴位部位及主治

穴名	部位	主治
牙	在耳垂正面前上部，即耳垂1区	牙痛、牙周炎、低血压
舌	在耳垂正面中上部，即耳垂2区	舌炎、口腔炎
颌	在耳垂正面后上部，即耳垂3区	牙痛、颞颌关节功能紊乱症
垂前	在耳垂正面前中部，即耳垂4区	神经衰弱、牙痛
眼	在耳垂正面中央部，即耳垂5区	急性结膜炎、电光性眼炎、麦粒肿、近视
内耳	在耳垂正面后中部，即耳垂6区	内耳性眩晕症、耳鸣、听力减退、中耳炎
面颊	在耳垂正面与内耳区之间，即耳垂5、6区交界处	面瘫、三叉神经痛、痤疮、扁平疣、面肌痉挛、腮腺炎
扁桃体	在耳垂正面下部，即耳垂7、8、9区	扁桃体炎、咽炎

9. 耳背穴位　将耳背分为5区。分别过对耳轮上、下脚分叉处耳背对应点和轮屏切迹耳背对应点作两条水平线，将耳背分为上、中、下3部，上部为耳背1区，下部为耳背5区，再将中部分为内、中、外3等份，内1/3为耳背2区、中1/3为耳背3区、外1/3为耳背4区。耳穴定位及主治见表8-11。

表8-11　耳背穴位部位及主治

穴名	部位	主治
耳背心	在耳背上部，即耳背1区	心悸、失眠、多梦
耳背肺	在耳背中内部，即耳背2区	哮喘、皮肤瘙痒症
耳背脾	在耳背中央部，即耳背3区	胃痛、消化不良、食欲不振
耳背肝	在耳背中外部，即耳背4区	胆囊炎、胆石症、胁痛
耳背肾	在耳背下部，即耳背5区	头痛、头晕、神经衰弱
耳背沟	在对耳轮沟和对耳轮上、下脚沟处	高血压、皮肤瘙痒症

10. 耳根穴位　见表8-12。

表8-12　耳根穴位部位及主治

穴名	部位	主治
上耳根	在耳根最上处	鼻衄
耳迷根	在耳轮脚后沟的耳根处	胆囊炎、胆石症、胆道蛔虫症、腹痛、腹泻、鼻塞、心动过速
下耳根	在耳根最下处	低血压、下肢瘫痪、小儿麻痹后遗症

二、技术操作

（一）选穴

根据选穴原则与患者的病情，进行处方配穴。

（二）消毒

耳郭组织结构特殊，使用耳针法时，除了针具与医者手指消毒外，施术部位必须进行常规消毒，即在耳穴皮肤上先用2%碘酊消毒，再用75%乙醇消毒并脱碘。

（三）刺激方法

耳针的刺激方法很多，目前临床常用的有下列几种。

1. 毫针刺法　进针时，医生用左手拇食指两指固定耳郭，中指托着针刺部位的耳背，这样既可掌握针刺的深度，又可减轻针刺时的疼痛，用右手持针，在选定的反应点或耳穴处进针。针刺的深度应视耳郭的厚薄、穴位的位置而定，一般刺入2～3分深即可达软骨，其深度以毫针能稳定而不摇摆为宜，但不可刺透耳郭背面皮肤。刺激强度应根据患者的病情、体质、耐痛度而灵活掌握。针刺手法以小幅度捻转为主，若病者感应强烈，可不行针。留针时间一般为20～30分钟，慢性病、疼痛性疾病可适当延长，小儿、老年人不宜多留。出针时，左手托住耳背，右手起针，并用消毒干棉球压迫针孔，以防出血，必要时再用2%碘酒棉球涂擦1次。一般来说，急性病证，两侧耳穴同用；慢性病证，每次用一侧耳穴，两耳交替针刺，7～10次为一疗程，疗程间歇2～3天。

2. 电针法　将传统的毫针法与脉冲电流刺激相结合的一种方法。利用不同波形的脉冲电刺激，强化针刺耳穴的刺激作用，从而达到增强疗效的目的。凡适合耳针治疗的疾病均可采用。

3. 埋针法　将皮内针埋于耳穴内，作为一种微弱而持久的刺激，达到治疗目的的方法。具有持续刺激、巩固疗效等作用。适用于一些疼痛性疾病、慢性病，或因故不能每天接受治疗的患者，也可用于巩固某些疾病治疗后的疗效。

操作方法：严格消毒后，医者左手固定耳郭，绷紧针处皮肤，右手用镊子夹住消毒的皮内针针柄，刺入所选耳穴，一般刺入针体的2/3，再用胶布固定。若用环形撤钉状皮内针时，因针环不易拿取，可直接将针环贴在小块胶布上，再按撤在耳穴内。一般仅埋患侧单耳，每次埋针3～5穴，每日自行按压3～5次，留针3～5天。必要时也可埋两耳。若埋针处痛甚时，可适当调整针尖方向和深浅度，埋针处不要淋湿浸泡，夏季埋针时间不宜过长；埋针后耳郭局部跳痛不适，需及时检查埋针处有无感染；若有感染现象，起针后针眼处红肿或有脓点，当立即采取相应措施。

4. 压籽法　指选用质硬而光滑的小粒药物种子或药丸等贴压耳穴以防治疾病的方法，又称压丸法，压豆法。具有安全、无创、无痛等特点，易被患者接受。此法适用于耳针治疗的各种病症，特别适宜于老人、儿童、惧痛的患者和需长期进行耳穴刺激的患者。压丸所用材料可因地制宜，植物种子、药丸等凡是具有表面光滑，质硬无副作用，适合贴压穴位面积大小的物质均可选用，如王不留行籽、油菜籽、莱菔子、六神丸、喉症丸、绿豆、小米等。

操作方法是先在耳郭局部消毒，将压丸材料黏附在0.5cm×0.5cm大小的胶布中央，然后贴敷在相应穴位上，并用拇指、食指适当按压，使耳郭有发热、肿痛感（即"得气"），一般每次贴压一侧耳穴，两耳轮流，3天1换，也可两耳同时贴压。在耳穴贴压期间，应嘱患者每日自行按压数次，每次每穴1～2分钟，同时注意防湿防感染等。

5. 温灸法　用温热作用刺激耳郭以治疗疾病的方法，有温经散寒、疏通经络的功用，多用于虚证、寒证、痹证等。

6. 按摩法　在耳郭不同部位进行按摩、提捏、点掐以防治疾病的方法。

常用的方法有自身耳郭按摩法和耳郭穴位按摩法，自身耳郭按摩法，用于多种疾病的辅助治疗和养生保健。包括全耳按摩、手摩耳轮和提捏耳垂。全耳按摩是用两手掌心依次按摩耳郭腹背两侧至耳郭充血发热为止。手摩耳轮是两手握空拳，以拇食两指沿着外耳轮上下来回按摩至耳轮充血发热为止。提捏耳垂是用两手由轻到重提捏耳垂3～5分钟。以上方法可用于多种疾病的辅助治疗和养生保健。耳郭穴位按摩法，是医生用压力棒点压或揉按耳穴，也可将拇指对准耳穴，食指对准耳穴相对应的耳背侧，拇食两指同时掐按，此法用于耳针法的各种适应证。

三、临床应用

（一）辅助诊断

人体有病时，耳郭上往往会出现各种阳性反应，如相关部位的耳穴电阻值下降、痛阈值降低、皮肤色泽、形态改变等。耳穴探查即探查阳性反应点以辅助诊断和治疗。常用探查法有望诊法、压痛法和电测法等。

1. 望诊法　是用肉眼或放大镜在自然光线下，直接观察耳郭皮肤有无变色变形等征象，但应排除色素痣、冻疮及随生理变化而出现的反应等假阳性。

2. 压痛法　用弹簧探棒等在与疾病相应的部位由周围向中心，以均匀的压力仔细探查。当患者出现皱眉、眨眼、呼痛、躲闪等反应，且与周围有明显差异者，可作为诊治时参考。

3. 电测法　用耳穴电子探测仪器，测定皮肤电阻、电位、电容等变化，如电阻降低、导电量增加，形成良导点者，可供参考。临床应用时，应将各种方法有机结合，才能全面了解阳性反应点的位置与变化，排除假阳性，为耳针法诊治提供依据。

（二）选穴原则

临床选用耳针法治疗时，其选取穴位原则有以下几个方面。

1. 按病变的相应部位选穴　如胃病选胃穴、腹穴；肺病选肺穴；阑尾炎选阑尾穴；膝关节痛选膝穴等。

2. 根据中医理论选穴　如肝开窍于目，眼疾选肝穴；肾开窍于耳，耳疾选肾穴；肺主皮毛，皮肤疾患选肺穴；心藏神，失眠、神经衰弱选心穴等。

3. 根据现代医学知识选穴　如高血压病选降压沟；消化道溃疡选皮质下；妇科病、生殖系统疾病选内分泌；血管性疾病选肾上腺；神经系统疾病选脑干、脑点等。

4. 根据临床经验选穴　如神门是止痛要穴，痛症多选神门；枕是止晕要穴，头痛头晕可选枕穴；耳尖放血则可用于退热、降压、镇静、抗过敏等。

5. 按经络辨证选穴　如坐骨神经痛选取膀胱或胰胆穴，牙痛选大肠穴

（三）适应范围

耳针治疗的疾病很广，不仅用于治疗许多功能性疾病，而且对一部分器质性疾病也有一定疗效。

1. 各种疼痛性疾病　如对头痛、偏头痛、三叉神经痛、肋间神经痛、带状疱疹、坐骨神经痛等神经性疼痛；扭伤、挫伤、落枕等外伤性疼痛；五官、颅脑、胸腹、四肢各种外科手术后所产生的伤口痛；麻醉后的头痛、腰痛等手术后遗痛，均有较好的止痛作用。

2. 各种炎症性病症　如对急性眼结合膜炎、中耳炎、牙周炎、咽喉炎、扁桃体炎、腮腺炎、气管炎、肠炎、盆腔炎、风湿性关节炎、面神经炎、末梢神经炎等，有一定的消炎止痛功效。

3. 一些功能紊乱性病症　如对眩晕症、心律不齐、高血压、多汗症、胃肠功能紊乱、月经不调、遗尿、神经衰弱、癔症等，具有良性调整作用，促进病症的缓解和痊愈。

4. 过敏与变态反应性病症　如对过敏性鼻炎、哮喘、过敏性结肠炎、荨麻疹等，能消炎、脱敏、改善免疫功能。

5. 内分泌代谢病症　如对单纯性甲状腺肿、甲状腺功能亢进、绝经期综合征等有改善

症状、减少药量等辅助治疗作用。

6. 部分传染病症 如对菌痢、疟疾、青年扁平疣等，能恢复和提高机体的免疫防御功能，以加速疾病的痊愈。

7. 各种慢性病症 如腰腿痛、肩周炎、消化不良、肢体麻木等，有改善症状、减轻痛苦的作用。

8. 其他 如针刺麻醉（耳针麻醉），妇产科催产、催乳，预防感冒、晕车、晕船，预防和处理输血、输液反应，戒烟、戒毒，减肥等。

（四）注意事项

1. 严格消毒，防止感染，耳郭暴露在外结构特殊，血液循环较差，容易感染，且感染后易波及软骨，严重者可致软骨坏死、萎缩而导致耳郭畸变，故应重视预防。一旦感染，应立即采取相应措施，如局部红肿疼痛较轻，可涂 2.5%碘酒，每日 2～3 次；重者局部涂擦消炎类的软膏，并口服抗生素。如局部化脓，恶寒发热，白细胞增高，发生软骨膜炎，当选用相应抗生素注射，并用 0.1%～0.2%庆大霉素冲洗患处，也可配合内服清热解毒剂，外敷中草药及外用艾条灸之。

2. 耳郭上有湿疹、溃疡、冻疮破溃等，不宜用耳穴治疗。

3. 有习惯性流产史的孕妇禁用耳针治疗；妇女怀孕期间也应慎用，尤其不宜用子宫、卵巢、内分泌、肾等穴。

4. 年老体弱者、有严重器质性疾病者、高血压病患者，治疗前应适当休息，治疗时手法要轻柔，刺激量不宜过大，以防意外。

5. 耳针法亦可能发生晕针，应注意预防；一旦晕针，须及时处理。

6. 扭伤或肢体功能障碍患者，在耳针留针期间，应进行适量的肢体活动和功能锻炼，以提高疗效。

（韦世娥）

第九节 刮 痧 法

一、概述

刮痧是传统的中医外治法之一，是依据中医经络腧穴理论，利用刮痧板在患者体表进行相应的手法刮拭，以防治疾病和美容保健的方法。

刮痧疗法具有宣通气血、活血化瘀、改善微循环，排毒解毒、促进新陈代谢；理筋通络、调整关节结构和功能。刮痧法具有操作简便、运用灵活、疗效显著、副作用少、经济实惠等优点，深受广大群众的喜爱。刮痧法对外感性疾病、疼痛性疾病、骨关节退行性疾病和神经、肌肉、血管性等疾病，均有较好的防治效果。

二、技术操作

（一）刮痧器具

1. 刮痧板 以水牛角和玉制品最为常用，一般加工为长方形，边缘光滑，四角钝圆，

扫码"学一学"

包括厚边（凹弧形）、薄边（凸弧形）和棱角。

2. 介质 水剂常用凉开水或温开水。油剂常用刮痧油，刮痧油由芳香药物的挥发油与植物油提炼、浓缩制成，具有祛风除湿、行气开窍、止痛等作用。亦可用芝麻油（香油）、菜油、橄榄油、花生油等。主要起润滑和保护皮肤的作用。活血剂：常用的有正红花油、舒经活络油等。其他还可用液体石蜡、滑石粉等，主要起润滑作用。

（二）刮痧方法

1. 持板方法 用手握住刮痧板，刮痧板的底边横靠在手掌心部位，拇指与另外四个手指自然弯曲，分别放在刮痧板的两侧（图8-43）。

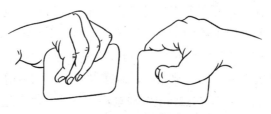

图 8-43 持板方法

2. 刮痧手法 刮痧的操作手法有平刮、竖刮、斜刮、角刮等，这是运用刮痧板的平、弯、角而采取的不同操作手法。

（1）平刮 用刮痧板的平边着力于施术部位皮肤上，按一定的方向进行较大面积的平行刮拭。

（2）竖刮 用刮痧板的平边，着力于施术部位皮肤上，方向为竖直上下进行较大面积刮拭。

（3）斜刮 用刮痧板的平边着力于施术部位皮肤上，进行斜向刮拭。用于某些不能进行平刮、竖刮的部位。

（4）角刮 用刮痧板的棱角、边角着力于施术部位皮肤上，进行较小面积的刮摩或窝、沟、凹陷等处的刮拭。如迎香、耳屏、神阙、肘窝、腘窝及其他关节处等。

（三）操作步骤

1. 根据病情选择适当的体位，暴露患者的刮治部位。

2. 常规消毒后，在刮摩部位上涂抹润滑剂等，使皮肤表面光滑滋润，将刮痧板的平面朝下或朝外，以45°角沿一定的方向，灵活利用腕力、臂力进行刮拭，但用力要均匀、适中，以患者能耐受为度。

3. 刮拭顺序，一般是先刮头颈部、背部，再刮胸腹部，最后刮四肢和关节。刮摩时多自上而下、由内及外地依次单向顺刮。在刮摩过程中，由点到线到面，或是由面到线到点，刮摩面尽量拉长拉大，直至皮肤出现紫红色瘀点、瘀斑。应刮完一处之后，再刮另一处。特殊部位可采取其他刮法，如在骨骼、关节处，可用角刮法。刮痧时间一般约20分钟，或以病人能耐受为度。

4. 刮完后，擦净水渍、油渍。让患者饮一杯温开水，最好为姜汁糖水或淡糖盐水，休息15～20分钟，方可离开诊室。

（四）补泻方法

1. 补法 以轻柔、和缓的力量，进行较长时间的刮摩，能激发正气，使低下的机能恢复旺盛。适用于年老、体弱、久病及体形瘦弱的虚症患者。

2. 泻法 以强烈、有力的手法进行较短时间的刮摩，作用力较深，能使亢奋的机能恢复正常。适用于年轻、体壮、新病及形体壮实的实症患者。

3. 平补平泻法 平补平泻法介于补法和泻法之间，刮拭时压力中等、速度适中。常用于正常人的保健治疗。

（五）局部反应

刮痧术后，施术部位可出现不同颜色和形状的痧痕，表浅者多为鲜红色、暗红色、紫色和青黑色，散在、密集或呈斑块状；较深者，皮下隐约可见青紫色的痧斑及大小不等包块或结节，一般 5～7 天消退。

（六）时间与疗程

刮痧时间与疗程，应根据不同疾病的性质及病人体质状况等因素灵活掌握。一般每个部位刮 20 次左右，以病人能耐受或出痧为度。每次刮治时间，以 20～25 分钟为宜。再次刮痧的时间需间隔 5～7 天，以皮肤上痧退（即痧斑完全消失）为准，一般以 3～5 次为一个疗程。

三、临床应用

（一）作用及适应证

刮痧疗法具有疏通经络、调和气血、开窍泻热、驱邪排毒等作用，不仅广泛应用于内、外、妇、儿、五官科等病症，而且能够用于预防保健、减肥、美容等方面。临床应用举例如下。

1. 痧症 （多发于夏秋两季，微热形寒，头昏、恶心、呕吐，胸腹或胀或痛，甚则上吐下泻，多起病突然）取背部脊柱两侧自上而下刮治，如见神昏可加用眉心、太阳穴。

2. 中暑 取脊柱两旁自上而下轻轻顺刮，逐渐加重。

3. 湿温初起 （见感冒、厌食、倦怠、低热等证）取背部自上而下顺刮，并配用苎麻蘸油在腘窝、后颈、肘窝部擦刮。

4. 感冒 取生姜、葱白各 10g，切碎和匀布包，蘸热酒先刮擦前额、太阳穴，然后刮背部脊柱两侧，也可配刮肘窝、腘窝。如有呕恶者加刮胸部。

5. 发热咳嗽 取颈部向下至第四腰椎处顺刮，同时刮治肘部、曲池穴。如咳嗽明显，再刮治胸部。

6. 风热喉痛 取第七颈椎至第七胸椎两旁（蘸盐水）刮治，并配用拧提颈部前两侧肌肉（胸锁乳突肌）约 50 次。

7. 疳积 取大椎穴至长强穴处刮治，同时刮试脾俞、胃俞穴。

8. 呕吐 取脊柱两旁自上而下至腰部顺刮。

9. 伤食所致呕吐腹泻 取脊椎两侧顺刮。如胸闷、腹胀剧痛，可在胸腹部刮治。

10. 失眠 重点取背部心俞、肝俞、脾俞、肾俞两侧穴交替刮试。

11. 近视 重点刮拭攒竹、睛明、丝竹空、太阳、上关、风池、足三里、光明等穴。

12. 头昏 取颈背部顺刮。配合刮治或按揉太阳穴等。

13. 风湿痹痛 取露蜂房100克，用酒浸3日后，蘸酒顺刮颈、脊柱两旁，同时取腘窝、肘部或痛处刮治，每日2次。

（二）禁忌证

1. 凡危重病症，如急性传染病、重症心脏病、急性骨髓炎、结核性关节炎以及急性高热等疾病，禁用本疗法。

2. 有出血倾向的疾病，如血小板减少性疾病、白血病等，禁用本疗法。

3. 传染性皮肤病（如疖肿、痈疮、溃烂等）、新鲜或未愈合的伤口、骨折处，禁用本疗法。

4. 孕妇的腹部、腰骶部以及具有活血化瘀作用的腧穴部位，禁用本疗法。

5. 小儿囟门未完全闭合时，头顶部禁用本疗法。

6. 醉酒、过饥、过饱、过度疲劳以及对本法恐惧者，禁用本疗法。

7. 年老体弱，女性的面部，禁用大面积强力刮试。

（三）注意事项

1. 保持室内空气新鲜、流通，注意保暖，避免直接吹风。

2. 空腹、过度疲劳、低血糖、过度虚弱和神经紧张患者不宜刮痧；低血压、特别怕痛的患者应轻刮。

3. 刮拭前须仔细检查刮痧工具，以免刮伤皮肤。刮痧工具要严格消毒，防止交叉感染。另外，施术者的双手也要保持干净。

4. 刮拭时，要时常询问病人有无疼痛，根据病人反应来调节手法的轻重，不要刮伤皮肤。

5. 不可一味追求出痧而用重手法或延长刮痧时间。

6. 在刮摩过程中要随时观察患者的情况。如患者出现精神疲惫、头晕目眩、面色苍白、恶心欲吐，出冷汗、心慌、四肢发凉或血压下降、神志昏迷时等现象，应立即停止刮摩。让患者平卧，头低脚高，注意保暖，饮温开水或糖水。如不缓解，迅速刮拭患者百会穴（重刮）、人中穴（棱角轻刮）、内关穴（重刮）、足三里穴（重刮）、涌泉穴（重刮）。如仍无明显好转，要及时送往医院。

7. 刮完后应擦干皮肤上的油或水渍，让患者休息片刻后方可离开。

8. 刮痧出痧后 30 分钟内忌洗凉水澡。

9. 刮摩 2～3 天内出现疼痛感，属于正常反应。

10. 再次刮痧时间要间隔 5～7 天，等皮肤上红斑消失后可再行刮痧。

（韦世娥）

本 章 小 结

1. 针灸技术是中国传统康复技术的重要组成部分，包括毫针刺法、灸法、拔罐、刮痧、其他针法。

2. 毫针刺法是操作性和应用性很强的方法，得气感是针刺获得效果的前提，一定要从受术者的体感和施术者的手感两个方面进行判断把握。

3. 部位穴位和手法的完美结合是针灸技术显效的两大关键要素，手法要勤加练习，准确施术，方能保证效果、减少意外。实际运用中应严格根据辨证进行补泻的运用。

4. 与现代康复的结合，要了解针灸技术的相关原理，做到中西贯通，让受术者接受，又增加应用自信，更好为康复服务。

扫码"练一练"

习 题

一、选择题

1. 斜刺是进针时针身与皮肤表面的角度为
   A. 90° B. 45° C. 15° D. 30°
   E. 60°

2. 不属于行针辅助手法的是
   A. 提插法 B. 弹法 C. 循法 D. 刮法
   E. 震颤法

3. 针刺胸椎棘突下穴位正确的操作方法是
   A. 平刺 B. 直刺 C. 斜刺 D. 向上斜刺
   E. 向下斜刺

4. 将针刺入腧穴一定深度后，一手持针柄将针轻轻摇动的方法
   A. 循法 B. 弹法 C. 刮法 D. 摇法
   E. 飞法

5. 将艾条点燃一端在施灸部位皮肤上下活动施灸的是
   A. 温和灸 B. 温针灸 C. 雀啄灸 D. 直接灸
   E. 间接灸

6. 将艾条的一端点燃，对准施灸部位距离 2~3cm 进行施灸称为
   A. 温和灸 B. 温针灸 C. 无瘢痕灸 D. 雀啄灸
   E. 温灸器灸

7. 不属于灸法适应症的是
   A. 腹泻 B. 遗精 C. 胎位不正 D. 高热
   E. 虚脱

8. 将大小适宜的艾炷，放在皮肤腧穴上施灸的是
   A. 温和灸 B. 温针灸 C. 雀啄灸 D. 直接灸
   E. 间接灸

9. 将罐吸附在体表后，使罐子吸拔留置于施术部位一定时间的操作方法，称为
   A. 闪罐法 B. 留罐法 C. 走罐法 D. 刺血拔罐法
   E. 留针拔罐法

10. 用镊子或止血钳夹住乙醇棉球，点燃后在罐内绕 1~2 圈，迅速退出后及时拔罐的方法是
    A. 贴棉法 B. 水罐法 C. 闪火法 D. 投火法
    E. 抽气法

11. 点刺法常用的部位是
    A. 手指或足趾末端穴位 B. 浅表静脉
    C. 较深静脉 D. 病变局部
    E. 头皮部穴位

12. 直接在病变局部，应用三棱针由病变外缘环行向中心连续垂直点刺数十针以上的方

179

法称为

    A. 挑刺法   B. 点刺穴位法   C. 浅刺血络法   D. 割治法

    E. 散刺法

13. 三棱针点刺法在操作时，右手持针用拇、食两指捏住针柄、中指指腹抵针使针尖露出

    A. 1～3 分深   B. 3～5 分深   C. 2～3 分深   D. 1～2 分深

    E. 5～7 分深

14. 耳穴"坐骨神经"的正确位置是

    A. 在对耳轮下脚后 2/3 处   B. 在对耳轮下脚前 2/3 处

    C. 在对耳轮上脚后 1/3 处   D. 在对耳轮下脚前 1/3 处

    E. 以上都不对

15. 颞前线的定位是在头的颞部

    A. 率谷穴与悬厘穴的连线   B. 额厌穴与悬颅穴的连线

    C. 额厌穴与曲鬓穴的连线   D. 率谷穴与曲鬓穴的连线

    E. 额厌穴与悬厘穴的连线

16. 头针进针时，应达到的解剖组织层是

    A. 骨膜   B. 肌肉   C. 皮内   D. 帽状腱膜

    E. 皮下

17. 在刮痧时，刮痧板的按压的力度大，刮拭的速度快，刮拭时间相对较短为

    A. 补法   B. 平补平泻法   C. 其他刮痧   D. 泻法

    E. 和法

18. 在刮痧时一般局部刮痧多长时间为宜

    A. 5 分钟左右   B. 10 分钟左右

    C. 20 分钟左右   D. 60 分钟左右

    E. 30 分钟左右

19. 用刮痧板的边角直接点压穴，力量逐步加重，以患者能承受的为度，保持数秒后快速抬起，重复操作 5～10 次称之为

    A. 摩擦法   B. 角刮法   C. 点压法   D. 按揉

    E. 啄法

20. 下列不适宜使用电针的是

    A. 肌肉萎缩   B. 面瘫   C. 中风后遗症   D. 恶性肿瘤

    E. 肌无力

二、思考题

1. 毫针常用进针方法有哪些？各自适应范围是什么？

2. 得气的临床表现是什么？影响得气的因素有哪些？

3. 行针的基本手法有哪些？如何操作？

（韦世娥　唐　娟）

第九章

推拿技术

案例讨论

【案例】

患者，男，21岁，因右侧颈项僵痛、转侧不利半天就诊。查体：右侧胸锁乳突肌上端肌紧张、压痛，头不能偏向左侧，颜面不能转向右侧，余无异常。诊断：落枕

【讨论】

1. 该患者是否适合推拿治疗？
2. 如果进行推拿治疗，可选择哪些手法？
3. 推拿治疗的同时，还可运用哪些治疗方法？

第一节 概 述

一、推拿及推拿手法的概念

推拿是在中医理论指导之下，运用手法在人体体表特定部位上施术，调节人体生理病理状况，达到防治疾病、功能康复的一种中医外治法。推拿古称按跷、跷摩、案扤等，明代以后多以"推拿"与"按摩"并称，沿用至今。推拿是传统康复治疗技术的重要组成部分。

推拿手法是利用手及肢体其他部位，或借助器械，按照特定的技巧要求进行操作的方

扫码"学一学"

法。推拿手法的操作和运用是推拿技术的核心内容。

二、推拿的适应证与禁忌证

（一）推拿的适应证

推拿疗法"动静结合"，疗效确切、安全无副作用，被广泛地运用于各科疾病康复。

1. 骨伤科疾病 落枕、颈椎病、肩周炎、腰椎间盘突出症、急性腰扭伤、慢性腰肌劳损、背肌筋膜炎、梨状肌综合征、膝关节侧副韧带损伤、膝骨关节炎等。

2. 内科疾病 感冒、头痛、失眠、胃脘痛、胃下垂、慢性腹泻、腹痛、便秘、遗尿、痹证、偏瘫等。

3. 妇科疾病 月经不调、痛经、闭经、慢性盆腔炎、乳腺炎、产后耻骨联合分离症等。

4. 儿科疾病 小儿肌性斜颈、婴幼儿腹泻、感冒、发热、遗尿、脑瘫、疳积、小儿麻痹后遗症等。

5. 五官科疾病 假性近视、失音、慢性鼻炎、牙疼等。

（二）推拿的禁忌证

1. 各种急性传染病。

2. 各种恶性肿瘤的局部或体表投影部位。

3. 烧伤、烫伤及各种溃疡性皮肤病的局部。

4. 各种感染性、化脓性疾病，如丹毒、骨髓炎、化脓性关节炎、脓毒血症等。

5. 各种出血证，及有出血倾向的疾病，如便血、尿血、外伤出血、软组织损伤早期瘀血肿胀及较重要部位骨折早期、截瘫初期、急性胃十二穿孔等。

6. 严重心、脑、肺、肾等器质性疾病及年老体弱的危重病患者。

7. 月经期、妊娠期女性的小腹部、臀部、腰骶部、敏感腧穴等部位禁用推拿手法。

8. 诊断不明确的急性脊髓损伤或伴有脊髓症状者。

三、推拿的常用体位

推拿体位是指推拿治疗时、施术者和受术者的身体位置，即姿势。体位的选择和安排会直接影响到推拿手法运用的效果。

受术者的体位选择以舒适、安全、肢体尽可能放松为原则；施术者以操作方便、发力自如为原则。

（一）施术者的体位

施术者一般以站位为主，常双脚开立或丁字步站立位，便于发力施术。少数情况下可采取坐位，如受术者仰卧位、进行头面部手法操作，施术者可坐于受术者头侧。小儿推拿中可采用坐位，以降低高度差和减轻对小孩的心理压力。

（二）受术者的体位

条件允许的情况下，尽可能采用卧位，能让受术者身体充分放松，也便于施术者站立操作。

1. 仰卧位 受术者头下垫薄枕，仰面而卧，上肢自然置于身体两侧，下肢伸直，肌肉放松，呼吸自然。亦可根据操作需要，上肢或下肢采取外展、内收、屈曲位等。在颜面、胸腹及四肢前侧等部位施术时常选此体位。

2. 俯卧位 受术者俯伏而卧，下颌及前颈垫薄枕，头转向一侧，或面部向下，放在推拿床上的呼吸孔上，上肢自然置于身体两旁或屈肘向上置于头部两侧，双下肢伸直，肌肉放松，呼吸自然。在肩背、腰臀及下肢后侧施术时常选此体位。

3. 侧卧位　受术者侧向而卧，下肢屈曲或上侧下肢屈曲，下侧下肢伸直；上侧上肢自然伸直置于身体上，下侧上肢屈肘置于床面或枕于头下。在臀部、下肢外侧施术及做腰部斜扳时选用此体位。

4. 端坐位　受术者端正而坐，两脚分开与肩同宽，大腿与地面平行，两上肢自然下垂，两手置于两膝上，全身放松，呼吸自然。在头面、颈项、肩及上背部施术常选此体位。

5. 俯坐位　受术者端坐后，上身前倾，头略低，屈肘支撑于膝上或两臂置于桌面、椅背上，全身放松，呼吸自然。在项、肩部及上背部操作时常选此体位。

四、推拿介质

推拿介质是在推拿手法应用时，涂擦在受术部位的药物制剂。推拿历史上的各种"膏摩"就是介质的应用。

（一）介质的作用

首先，利用介质的药物成分的作用，可提高治疗作用。如在手法治疗瘀血肿痛时，在治疗局部涂擦红花油，利用中药红花的活血化瘀、消肿止痛作用可提高疗效；其次，部分介质的运用有利于手法的更好操作以提高手法效果，或减少手法的副作用。如运用滑石粉可以吸湿、保持操作面的干燥，便于手法施术；在小儿推拿中，使用滑石粉可润滑保护小孩皮肤。

（二）常用介质

1. 膏剂　用中药浸液或煎液加适量的赋形剂，如凡士林、猪油等，调制而成的膏剂。由于药物组成不同，其治疗作用各异。推拿前将其涂搽在施术部位，然后进行手法操作，称为膏摩。临床使用较多的是冬青膏。

2. 水剂　包括清水和相关药物的水溶液，具有滋润和凉爽的性能。临床常用的是清水、葱姜汁、薄荷水、木香水等。清水能增强清凉退热作用，常用于小儿热证；葱姜汁、薄荷水是用新鲜的葱白、生姜、薄荷捣碎取汁，葱、姜汁温通散寒，常用于秋冬季风寒外感；薄荷水清凉解表、清利头目，常用于风热表证；木香水是将木香用开水浸泡放凉去渣而成，能行气、活血、止痛，常用于急性扭挫伤及肝气郁结两胁疼痛等症。

3. 酒剂　将中药浸泡于75%乙醇或使用白酒中制作而成，药物配方的不同会带来不同作用和功效，临床以活血化瘀、温经散寒、行气止痛作用类居多。

4. 油剂　用植物、矿物、动物脂肪中提炼出来的油性脂质物，或将相应药物溶解其中配制而成的油溶剂，如麻油、松节油、红花油、传导油等。各种油剂具有较好的润滑与渗透性能；红花油、传导油均有消肿止痛的作用，常用于急慢性软组织损伤，传导油还能驱风散寒。

5. 粉剂　为极细的颗粒状细屑，有润滑、干燥作用。主要有滑石粉、爽身粉等。滑石粉有润滑作用，夏季和小儿推拿常用；爽身粉有润滑、吸汗、吸水作用，可代替滑石粉应用。

6. 乳剂　是经过乳化工艺，含有相关药物成分的水和油的混合液，结合了油剂和水剂的性能，具有润滑滋养皮肤的作用，如按摩乳、按摩霜等。

五、推拿手法的基本技术要求

推拿手法按其基本作用可分为松解类手法和整复类手法。松解类手法是指以在软组织上施加一定压力为基本形式，达到缓解痉挛、分解粘连作用的手法。整复类手法是指以一定力作用于骨关节，矫正异常结构关系的手法。除运动关节类手法和部分按压类手法属于整复类手法以外，其余大多数是松解类手法。

（一）松解类手法的基本技术要求

1. 持久 规范了手法应用的时间。手法应按治疗的需要持续应用足够长的时间，以保证手法对人体的刺激量积累到一定的程度，足以起到调整人体的功能、改变病理状态的作用。每个手法持续应用的时间要够，同时总体治疗的时间也要足够。但手法应用持续的时间并不是越长越好，手法应用持续时间太长，机体对手法刺激的敏感性降低，不但起不了治疗作用，反而会引起受术部位的损伤。

2. 有力 规范了手法应用的力度。在操作过程中，手法必须具备足够大的力量，从而引起机体的反应从而达到治疗作用。足够的力量是手法有效的前提，但力量并不是越大越好，力度过大会引起局部组织的损伤，甚至可导致意外。力的应用须根据治疗对象、施术部位、受术者的体质及病情而定。一般而言：肌肉丰厚的部位，操作时力量可稍重些，而肌肉薄弱的部位力量可稍轻；对于青壮年受术者用力可稍重，而对于老幼受术者用力稍轻。同时，具体手法有力的标准又不同，如点法刺激腧穴应以局部有"得气感"为度，而单纯的揉法操作应以能带动受术作部位的皮肤及皮下组织转动为标准。总之，"有力"应以既能保证治疗效果、又避免产生不良反应为基本原则。

3. 均匀 规范了手法的节律性。推拿手法操作时应保持相对的一致性，力度不可时轻时重，速度不可忽快忽慢，幅度不可时大时小，使推拿手法操作平稳而有节奏。即使根据治疗的要求，手法的刺激量需变化时，也应缓慢调整、逐步过渡。

4. 柔和 规范了手法的技巧性。是指施术时应技巧性地运用手法，做到"轻而不浮，重而不滞"；同时，手法变换自然、流畅。从而既能达到治疗作用，又不增加受术者的痛苦。即所谓"法之所施，使受术者不知其苦，方称为手法也"。"柔和"并不是指手法操作绵弱无力，而应是力量和技巧的完美结合。

5. 深透 是指手法效应的作用层次，要深入机体、直达病所。要求手法的刺激作用于体表，而感应于体内，达于深处的筋脉、骨肉、脏腑，从而起到治疗作用，即所谓的"外呼内应"。"深透"是手法操作的总要求，只有做到"持久""有力""均匀""柔和"，并将它们有机的结合起来，方能真正达到"深透"。

上述要求只有通过刻苦训练、细心体会，才能逐步掌握，乃至得心应手、运用自如，达到如《医宗金鉴》所说："一旦临证，机触于外，巧生于内，手随心转，法从手出"的境地，使手法操作既有实效，又舒展大方。

（二）整复类手法的基本技术要求

由于整复类手法以错缝、移位的关节为主要操作对象，而病变的骨关节周围的软组织多处于保护性痉挛状态中。为了保证手法的安全、有效，整复类手法应以稳、准、巧、快为基本技术要求。

1. 稳 规范了手法动态的稳定性。手法操作要因势利导，所引起的关节活动应平稳自然，力度、速度、动作幅度不宜有太大的起伏。

2. 准 规范了手法操作的精准度。首先，必须明确诊断、排除禁忌证，合理选用手法。其次，准确把握病变关节生理许可范围及其病理受限情况，严格控制手法的幅度。另外，手法的发力时机应依据手感，准确判断、适时而发，不宜过早或过晚。同时，手法的效应要集中于病变节段，不得偏歪。

3. 巧　规范了手法发力的技巧性。手法操作中要善于用巧力，应充分利用力学杠杆原理，合理选择力的支点，组合运用多种力的形式，包括借助受术者自身之力，轻巧地完成操作，即所谓"四两拨千斤"。既能避免因暴力和蛮力而造成受术者的损伤，又能减轻术者的负荷。

4. 快　规范了手法发力的快捷性。手法发力要疾发疾止，强调运用术者自身肌肉的等长收缩所产生的"寸劲"。严格控制发力的时间和大小，不宜过长过大，做到收发自如。

以上四方面的技术要求应有机地统一于每一个整复手法操作的全过程，才能确保手法的安全性和有效性。应避免一味强调力度的错误观念，正如明·张介宾在《类经·官能》中所告诫的"今见按摩之流，不知利害，专用刚强手法，极力困人，开人关节，走人元气，莫此为甚。病者亦以谓法所当然，即有不堪，勉强忍受，多见强者致弱，弱者不起，非惟不能去病，而适以增害。用若辈者，不可不慎"。

第二节　摆动类手法

一、一指禅推法

以拇指指端、指面或偏峰着力于一定的部位或穴位上，通过前臂及腕关节的协调摆动，从而带动拇指指间关节做屈伸活动的手法，称为一指禅推法。

（一）操作

手握空拳，拇指自然伸直盖住拳眼、靠于食指桡侧，分别以指端、指面、偏峰自然着力；以肘为支点，前臂做主动的左右摆动；在前臂及腕关节的带动下，拇指指间关节做屈伸活动。腕关节向外摆动时，拇指与其余四指分开，指间关节伸直；腕关节向内摆动时，拇指与其余四指靠拢，指间关节屈曲（图9-1）。

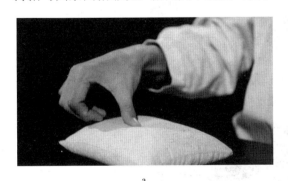
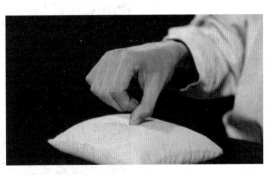

a
腕关节向外摆动，拇指与其余四指分开，指间关节伸直

b
腕关节向内摆动，拇指与其余四指靠拢，指间关节屈曲

图 9-1　一指禅推法

（二）要领及注意事项

1. 沉肩　肩部自然放松，不可耸肩。

2. 垂肘　肘关节自然下垂、置于体侧，略低于腕关节，不可上抬；同时，不可勉强垂肘而用力夹紧上臂，腋下空虚。

扫码"学一学"

扫码"看一看"

3. 悬腕 是指腕关节要自然垂屈、放松，不可用力屈曲（图9-2）。

4. 指实掌虚 "指实"是指拇指的着力部位要吸定，不能滑动、摩擦或离开治疗部位。"掌虚"是指其余四指自然屈曲，手掌放松，握空拳，不能用劲。

5. 紧推慢移 移动时，保持手法操作的固有频率及形态不变，缓慢地沿经脉循行走向或筋肉的结构形态移动。

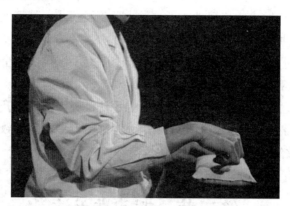

图9-2 动作要领

总之，本法操作要贯串一个"松"字，只有肩、肘、腕各部充分放松，方能蓄力于掌、发力于指，使手法刚柔相济，平稳深透。手法频率每分钟120～160次。

（三）临床运用

一指禅推法是一指禅推拿流派的主要手法，具有接触面积小，深透性强等特点，适用于全身各部的穴位及压痛点，常用于循经络、推穴位。临床常用操作法有指峰推、指面推（图9-3）、偏峰推（图9-4）、屈指推（图9-5）等。

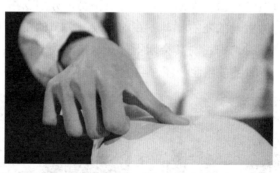

图9-3 指面推

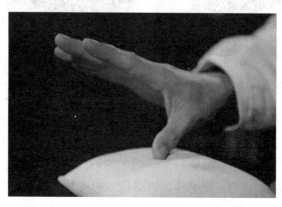

图9-4 偏峰推

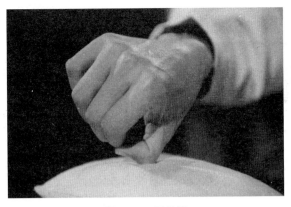

图 9-5　屈指推

　　一指禅推法具有疏经通络、行气活血、调和营卫、理气消积、健脾和胃作用。常用于治疗头痛、失眠、面瘫、胃脘痛、关节酸痛及脏腑功能失调等。

二、㨰法

　　以小指掌指关节背侧着力，通过前臂的旋转摆动及腕关节的屈伸活动，做连续不断地往返滚动的手法，称为㨰法。

（一）操作

　　肘关节屈曲 120°～140°，腕关节自然平伸，手指微屈，以小指掌指关节背侧着力；以肘为支点，前臂主动旋转摆动发力，带动腕关节做连续的屈伸活动，即前臂外摆旋后时屈腕、前臂内摆旋前时伸腕（图 9-6）。

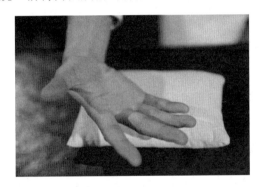

a
前臂外摆、旋后、屈腕

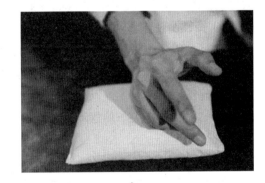

b
前臂内摆、旋前、伸腕

图 9-6　㨰法

（二）要领及注意事项

　　1. 肩、肘、腕充分放松，特别是腕关节的屈伸活动应随前臂的旋转摆动自然而行，不可出现折刀样的突变动作。

　　2. 㨰动时要紧贴体表，不可跳跃或摩擦，保持明显的滚动感。

　　3. 㨰动时压力要均匀，不可时轻时重，特别不能在屈伸时施加下压的动作。

　　4. 来回滚动要协调而有节律，不可忽快忽慢。滚动频率每分钟 140 次左右。

　　5. 移动时，应保持手法操作的固有频率及形态不变，缓慢移动。

（三）临床运用

　　㨰法为㨰法推拿流派的主要手法，接触面积较大、刺激平和，多用于颈项部、肩背部、腰臀部及四肢关节。临床常用操作法有掌背㨰、小鱼际㨰、掌指关节㨰（图9-7）等。

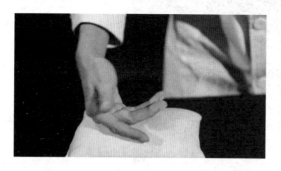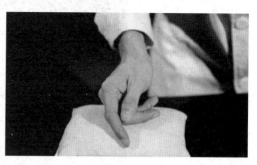

a   b

图9-7 掌指关节㨰

㨰法具有舒筋活血、祛瘀止痛、缓解痉挛、滑利关节作用。常用于治疗痹证、痿证、肌肤麻木不仁、肢体瘫痪、半身不遂、颈椎病、失枕、肩周炎、腰肌劳损、腰椎间盘突出症、四肢关节筋伤、坐骨神经痛及肢体关节运动功能障碍等疾患。

三、揉法

用指面或掌面吸定于一定部位或穴位上，并带动被操作部位一起做回旋转动的手法，称为揉法。

（一）操作

以指面或掌面自然吸定于一定部位或穴位上。前臂做主动回旋摆动，连同腕关节、掌、指的协调摆动，带动吸定部位一起做环旋转动。

（二）要领及注意事项

1. 揉法应吸定于被操作部位，并带动其皮肤及皮下组织一起回旋转动，不可在体表上有摩擦。在治疗部位移动时，应在吸定的基础上进行。

2. 所施压力不宜太大，以刚好能带动被操作部位一起回旋转动为度。

3. 肩、肘、腕等关节的摆动要协调、连贯，动作要灵活、轻缓而有节奏，速度每分钟120～160次。

（三）临床运用

揉法是临床常用手法之一，其特点是轻柔缓和，刺激量小，适用于全身各部。临床常用揉法操作有掌揉（图9-8）、大鱼际揉（图9-9）、小鱼际揉（图9-10）、指揉（图9-11）、拳面揉（图9-12）、肘揉（图9-13）前臂揉（图9-14）等。

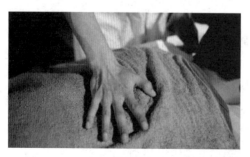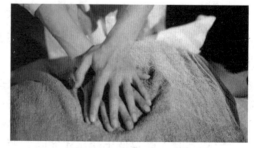

a 单掌揉法   b 叠掌揉法

图9-8 掌揉

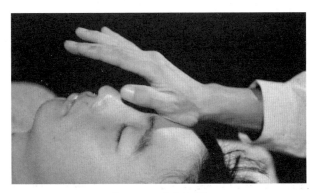

图 9-9　大鱼际揉

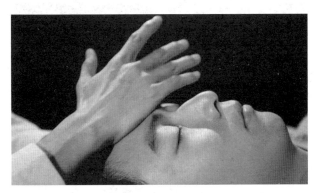

图 9-10　小鱼际揉

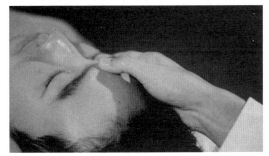

a 拇指揉法

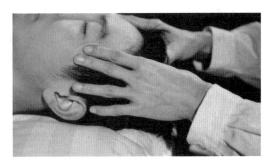

b 双指揉法

图 9-11　指揉

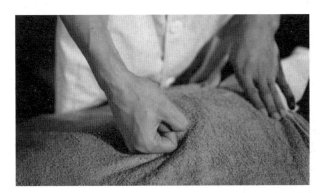

图 9-12　拳面揉

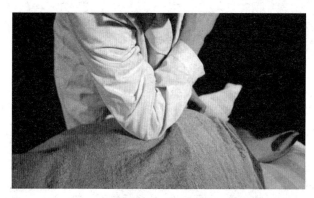

图 9-13　肘揉

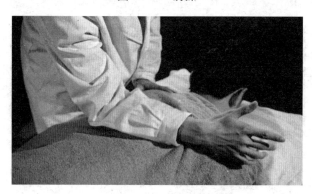

图 9-14　前臂揉法

揉法具有醒脑明目、宁心安神、舒肝解郁、宽胸理气、健脾和胃、消积导滞、活血祛瘀、缓急止痛的作用。常用于治疗头痛、头晕、视物不清、失眠、口眼歪斜、胸闷胁痛、脘腹胀满、消化不良、腹泻、便秘、软组织损伤、筋肉痉挛、萎缩等症。

揉法能缓解强刺激反应，常与强刺激手法组成复合手法，如按揉、点揉、拿揉、掐揉等。

第三节　摩擦类手法

以掌、指或肘贴附于体表做直线或环旋摩擦的手法，称摩擦类手法。本类手法包括摩法、擦法、推法、搓法、抹法等。

一、推法

用指、掌、或肘部在体表做缓慢地单方向直线推动的手法，称为推法。

（一）操作

以指、掌或肘紧贴于体表一定部位，适当下压；以上臂或前臂发力做缓慢地单方向直线推动。

（二）要领及注意事项

1. 压力要平稳适中，采用"悬劲"，不可过重或过轻，应保持明显摩擦感。

2. 推动应单方向，线路要平直，不可偏歪。

3. 推动的速度要缓慢均匀，不可过快。

4. 施术时需借用介质，以润滑保护皮肤，防止推破皮肤。

扫码"学一学"

（三）临床运用

推法平稳着实，是临床常用手法之一，适用于全身各部。临床常用操作有指推法（图9-15）、掌推法（图9-16）、鱼际推法（图9-17）拳推法（图9-18）、肘推法（图9-19）。

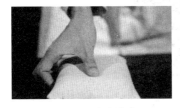 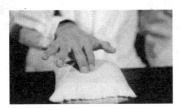 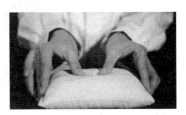

a 拇指推法　　　　　　　　b 双指推法　　　　　　　　c 拇指分推法

图 9-15　指推法

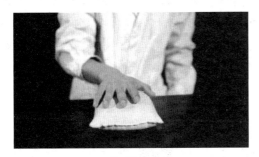 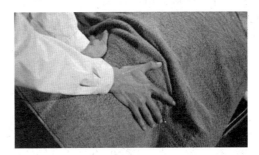

a 掌面推法　　　　　　　　　　　　b 掌分推法

图 9-16　掌推法图

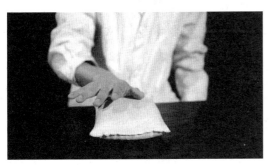 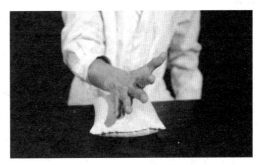

a 大鱼际推法　　　　　　　　　　b 小鱼际推法

图 9-17　鱼际推法

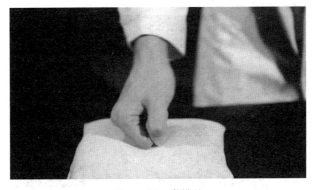

图 9-18　拳推法

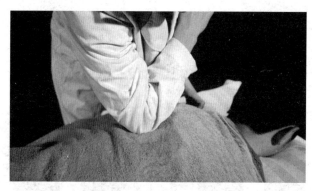

图 9-19　肘推法

推法具有疏通经络，行气活血，消肿止痛，舒筋缓急，调和营卫，宽胸理气，健运脾胃的作用。常用于治疗外感头痛、发热、项强、肌肉痉挛、肢节肿痛、风寒湿痹痛，脘腹胀满，胸胁胀痛，痛经、经闭及软组织急慢性损伤等症。

二、擦法

用指、掌紧贴一定部位做快速直线往返摩擦的手法，称为擦法。

（一）操作

手指自然伸直，以指、掌紧贴在施术部位体表，适当下压；以肩或肘关节为支点，上臂或前臂活动，带动指掌做快速的直线往返摩擦。

（二）要领及注意事项

1. 摩擦时不可耸肩，腕关节相对用力。压力均匀适中，以摩擦感明显又不使皮肤褶皱为度。

2. 操作时须暴露施术部位、直接应用，并在体表在涂少许润滑剂，既可防止擦破皮肤，又可使热量深透入里。

3. 擦动的线路要保持平直，不可偏歪，往返距离尽量拉长。

4. 摩擦的速度要快，且均匀一致，动作要连续不断，以局部透热为度。

5. 操作完毕后，被擦部位可出现灼热的感觉，皮肤潮红，因此不能在该部位再使用其他手法，避免造成皮肤损伤。故擦法一般作为治疗的结束手法。

（三）临床运用

擦法温热之性较强，可用于全身各部。临床常用操作法有指擦法（图 9-20）、掌擦法（图 9-21）、大鱼际擦法（图 9-22）、小鱼际擦法（图 9-23）等。

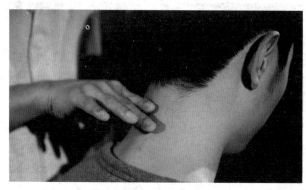

图 9-20　指擦法

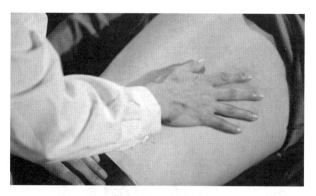

图9-21　掌擦法

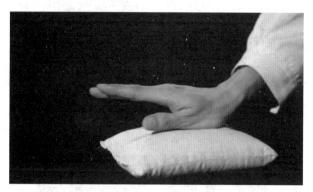

图9-22　大鱼际擦法

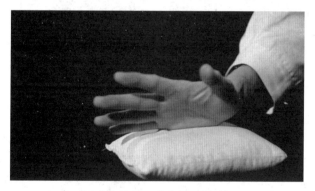

图9-23　小鱼际擦法

擦法具有温经通络、祛风除湿、行气活血、散瘀止痛、温中散寒、宽胸理气、温肾壮阳等作用。常用于治疗风湿痹痛、筋脉拘急，软组织损伤引起的疼痛、痉挛、肌肉萎缩、关节屈伸不利，以及脾肾阳虚所致的慢性腹泻、遗尿、阳痿、带下等症。

擦法是保健常用的手法之一，如直擦腰府、横擦腰骶多用于腰肾的保健。

三、摩法

用掌面或指面贴附在体表做环形摩动的手法，称为摩法。

（一）操作

以指面或掌面自然着力于一定部位或穴位上，前臂及腕关节的回旋摆动，带动掌面或指面在被操作部位做环形摩动。

（二）要领及注意事项

1. 肩、肘、腕关节放松，肘关节微屈，指面或掌面自然着力，不可用力下压。

193

2. 操法时平稳均匀、缓和协调，每分钟频率120次左右。

3. 摩法与揉法都是环形操作，应注意区别：摩法操作时不带动皮下组织；揉法要吸定于一定部位，并带动该部位的皮下组织。临床中应用中，两者可结合起来操作，摩中带揉，揉中兼摩，根据具体情况而灵活变化。

（三）临床运用

摩法轻柔缓和，刺激量较小，适用于全身各部。常用于胸腹，胁肋及颜面部。临床常用操作法有指摩法（图9-24）、掌摩法（图9-25）、鱼际摩法（图9-26）等。

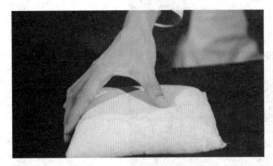

a 拇指摩法

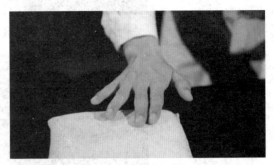

b 双指摩法

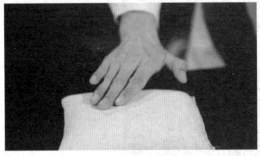

c 三指摩法

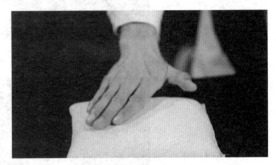

d 四指摩法

图9-24　指摩法

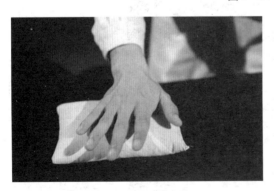

图9-25　掌摩法

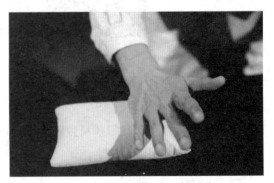

图9-26　鱼际摩法

摩法具有和中理气，消积导滞，疏肝解郁，活血消肿，散瘀止痛的作用。常用于治疗脘腹胀痛、食积胀满、腹泻、便秘、胃肠功能紊乱、肝郁气滞、胸胁迸伤及软组织损伤等症。

摩法在临床应用中可借助一定介质，以增强手法的防治功效。摩法是小儿推拿主要手法之一，应注意摩动的顺、逆时针方向与其补泻的关系，一般认为"顺时针方向为补、逆时针方向为泻"。摩法是保健推拿的常用手法之一，如摩腹可用于消化系统的保健。

四、抹法

用指面或掌面紧贴于一定部位做单方向或往返移动的手法，称为抹法（图9-27）。

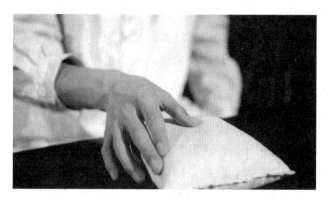

图9-27　抹法

（一）操作

以指面或掌面紧贴于一定部位，前臂或上臂的活动为主，带动掌面或指面做单方向或往返移动。

（二）要领及注意事项

1. 用力平稳、着实、均匀、柔和，做到"轻而不浮、重而不滞"。

2. 抹动时应从容和缓，速度不宜太快。

3. 抹动可以是单方向，也可以是往返移动；其线路可以是直线，也可以是弧线或环形。应注意与推法的"单方向直线推动"相区别。

（三）临床运用

轻缓柔和，适用于全身各部。是保健推拿常用手法之一，如头面部、手足、腹部的保健。临床常用的操作有指抹、掌抹、分抹等。

抹法具有清醒头目、疏肝理气、消食导滞、活血通络、缓解痉挛作用。常用于治疗头痛、眩晕、视物模糊、颈项强痛、胸胁胀满，腰背筋肉拘急疼痛等症。

五、搓法

用双手掌面对称挟住肢体一定部位，相对用力做快速的上下盘旋搓揉的手法，称为搓法（图9-28）。

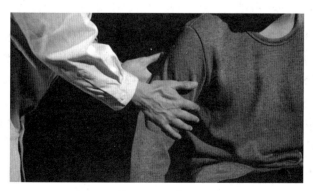

图9-28　搓法

（一）操作

双手掌自然伸直，挟持肢体一定部位，松紧适宜；以肩为中心，上臂活动为主，带动肘关节屈伸，两手掌沿肢体做自上而下或往返的快速盘旋搓揉。

（二）要领及注意事项

1. 两手用力要对称，不宜太重，以带动肢体旋转为度。
2. 搓动的速度要快，在肢体的移动要缓慢，操作柔和、均匀、连续不断。

（三）临床运用

搓法轻快柔和，舒适放松，适用于腰、背、胁肋及四肢部，尤以上肢最为常用。用于腰背、胁肋时，其操作形式为"直搓"。

搓法具有舒筋通络、调和气血、疏肝理气、消除疲劳的作用，常用于治疗腰背疼痛、胁肋胀痛及四肢筋肉酸痛、乏力、肌肉萎缩等症。搓法常与抖法、捻法一起用于四肢治疗的结束阶段，特别是上肢部，也是小儿推拿的常用手法之一。

第四节　挤压类手法

以指、掌在一定部位按压或对称挤压，使之产生挤压感觉的一类手法，称为挤压类手法。常用的有按法、点法、拨法、拿法、捏法、捻法、掐法等。

一、按法

以指、掌在一定部位或穴位上逐渐用力下压、按而留之的手法，称为按法。

（一）操作

以指、掌自然着力于一定部位或穴位。前臂静止发力，逐渐下压，当力增大到一定程度后，维持足够长的时间，即所谓"按而留之"，再缓慢撤力、结束手法。

（二）要领及注意事项

1. 选取部位或穴位要准确，用力方向应垂直于体表。
2. 发力、撤力都应缓慢进行，不可变化太快。
3. 力度的大小一般以局部有得气感为度，并根据病情维持最大力度1～3分钟。
4. 用力应平稳、持久，不可偏歪、移动。
5. 手法的刺激量和时间应根据受术者的体质、病情、耐受力等情况灵活掌握。

（三）临床运用

按法是最古老的推拿治疗手法之一，在《黄帝内经》中就有很多关于按法的使用记载。按法的刺激量较强，常作为重点治疗手法用于全身各部。应用时可与揉法一起使用，组成按揉复合手法。临床常用的操作有指按法（图9-29）、掌按法（图9-30）。

按法具有活血止痛、疏通经络、开通闭塞、散寒止痛、解痉散结、矫正畸形的作用。常用于治疗胃痛、腹痛、胸痹、头痛、痛经、肢体酸痛麻木、急慢性软组织损伤、肌痉挛、功能性脊柱侧弯及后突畸形等证。

按法是小儿推拿和自我保健推拿的常用手法之一。

扫码"学一学"

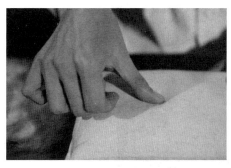

a 单指按法

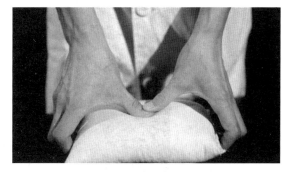

b 叠指按法

图 9 - 29　指按法

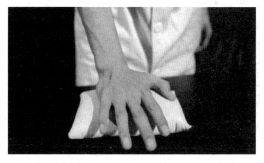

a 单掌按法

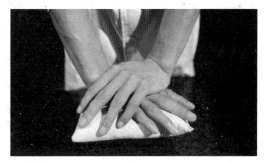

b 叠掌按法

图 9 - 30　掌按法

二、点法

用指峰或屈指后的指间关节突起着力于一定穴位或部位，用力按压的手法，称为点法。

（一）操作

以拇指的指尖或指间关节突起，食指、中指的第一指间关节突起为着力部位，自然着力。前臂静止性发力，逐渐下压。

（二）要领及注意事项

1. 点取部位、穴位要准确。压力方向垂直于体表。

2. 用力应平稳、持久，不可偏歪、移动。发力、撤力都应缓慢进行，不可变化太快。

3. 力度的大小一般以局部有得气感为度，并根据病情维持最大力度 1~3 分钟，不可久点。

4. 手法的刺激量和时间应根据受术者的体质、病情、耐受力等情况灵活掌握。

5. 点法与按法的操作及要领相似，区别在于点法作用面积小，刺激量大，感应强。

（三）临床运用

点法接触面积小、刺激量大，适用于全身各部位的经络穴位，是刺激穴位的主要手法之一。临床常用的操作有指端点法（图 9 - 31）、指间关节突起点法（图 9 - 32）、肘点法（图 9 - 33）。

点法具有解痉止痛，开通闭塞，舒筋活络，补泻经气，调整脏腑的作用。常用于治疗头痛、胸痛、胃脘痛、腹痛、齿痛、急慢性扭挫伤痛、半身不遂等各种病症。运用中，应将点法的作用与腧穴的主治功效结合起来，以辨证选穴施术。

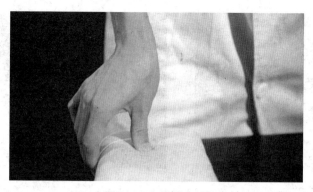

图 9-31 指端点法

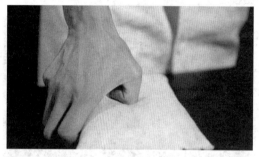

a 拇指指间关节点法

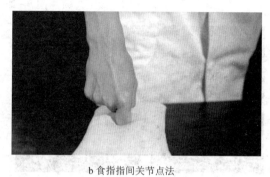

b 食指指间关节点法

图 9-32 指间关节突起点法

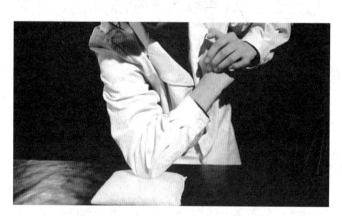

图 9-33 肘点法

由于点法刺激力强，也是常用的中医急救手法之一，但不宜多用、久用。应用中，应随时观察病人的反应，以防刺激太过，发生损伤。点法常与揉法组成点揉的复合手法。

三、拨法

以拇指深按于一定部位，做与相应组织走向相垂直方向的单向或往返拨动的手法，称为拨法。

（一）操作

拇指伸直，以指端着力于一定部位，其余四指自然附着。前臂用力，拇指下压至局部有酸胀感，再做与相应软组织走向相垂直方向的单方向或往返拨动，如拨琴弦状。

（二）要领及注意事项

1. 拨动的方向应与按压的方向相垂直。

2. 在拨动中，腕关节应相对放松，使拨动有力而不失柔和。

3. 拨动时不要与受术部位体表发生摩擦。

4. 走线操作时，移动应缓慢，保持"紧拨慢移"，拨动点的间距不宜过大、不可出现跳跃。

（三）临床运用

拨法刺激量较大，是筋伤治疗的常用手法。临床常用操作有拇指拨法（图 9-34）、叠指拨法（图9-35）、肘拨法（图9-36）等。

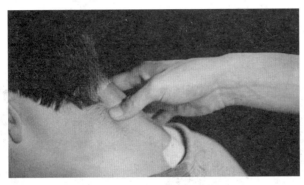

图9-34 单拇指拨法

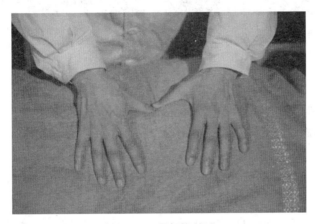

图9-35 叠拇指拨法

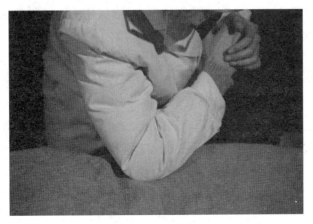

图9-36 肘拨法

拨法具有舒筋活血、解痉止痛、分解粘连的作用。常用于治疗落枕、颈椎病、肩周炎、关节扭挫伤等急、慢性软组织损伤。

拨法可"以痛为腧"定点施术于痛点或穴位，也可沿疼痛、痉挛的软组织走线操作。拨痛点时，应遵循"以痛为腧，不痛用力"的原则，即找到最痛的一点，按住此点不放，变换受术者的体位，找到疼痛减轻或不痛的体位，再在该体位下再施以拨法。

在筋伤治疗中，运用拨法"分筋"后，可加用推法沿受术部位做单向推动，以理顺筋脉。由于本法刺激量比较大，可于本法操作结束后，在相应受术部位上施以揉法、减轻其刺激反应。拨法和揉法也可组成"拨揉"的复合手法同时操作，降低手法的刺激性。

四、拿法

用拇指和其余手指相对用力，拿取一定的穴位或部位，称为拿法（图9-37）。

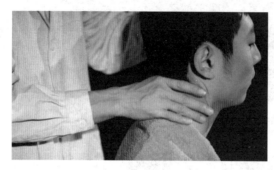 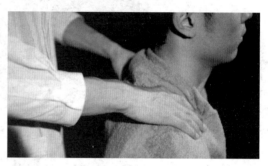

a 颈项拿法　　　　　　　　　　　　　　　b 肩部拿法

图9-37　拿法

（一）操作

以拇指和其余手指指面对称自然着力，以前臂发力，带动腕关节，做提拿或对称挤捏。

（二）要领及注意事项

1. 拿取部位、穴位要准确。

2. 操作时拇指与食、中指或与其余四指应对称用力，指间关节不宜弯曲，避免内抠的动作。

3. 提拿的动作应缓和而连贯，不可突然用力，做到活而有力，重而不滞。

4. 提拿时，指面应吸定，不可在提放中让皮肉在指下滑出。

5. 用于急救而拿取某些穴位时，应缓慢用力、对称挤压，以酸胀感为度，而不必"捏而提起"，如拿合谷、拿内关。

（三）临床运用

拿法是推拿常用的手法之一，自明清以来，随着小儿推拿的兴起更加广泛地应用于临床。"捏而提起谓之拿"，周于藩曰："拿，持也"。故拿法是在捏法的基础上再向上提起，手法的力度比捏法强，适用于颈项、肩背、四肢。临床常用操作有三指拿法、五指拿法等。

拿法具有祛风散寒、开窍止痛、舒筋通络、缓解痉挛作用。常用于治疗感冒、头痛、项强、四肢关节及肌肉酸痛，筋肉挛急等症。

拿法因其刺激较强，常与揉法组成拿揉的复合手法，如颈项部的拿揉风池穴、肩背部治疗的拿揉肩井穴。拿揉颈项部、颈肩部常作为相应部位治疗和保健的开始手法运用。拿法是小儿推拿的常用手法之一，以三指拿法应用较多，如小儿推拿的总收法"拿肩井穴"。

五、捏法

用拇指与其余手指相对用力进行挤捏起一定部位一种手法，称为捏法（图9-38）。

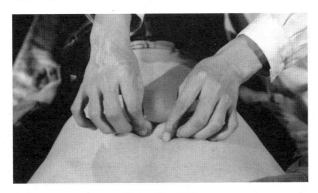

图9-38　捏法

（一）操作

以拇指与食、中指的指面相对着力，或者以拇指指面与食指第二节的桡侧面着力。以掌指关节活动为主，捏起一定部位的皮肉，做捻转挤捏，再放下，重复上述动作并循序移动。

（二）要领及注意事项

1. 以指面着力，不能用指端内扣。
2. 挤捏的力量不宜太大，以捏起皮肉为度，且上提幅度不宜太大。
3. 捻转挤捏用力要对称、平稳、均匀、柔和。
4. 捏起、放下的动作要连贯而有节律，移动不可断断续续或跳跃。

（三）临床运用

捏法轻快柔和，多用于头部、颈项、四肢、脊柱部。捏法是小儿推拿常用手法之一，尤其是用于脊柱部位的"捏脊法"，广泛地用于小儿脾胃疾患的治疗及小儿保健。

捏法具有舒筋通络、行气活血的作用，常用于治疗头痛、口眼歪斜、风湿痹痛、肢体麻木、软组织损伤等证。

六、捻法

用手指捏住一定部位，做快速捻转搓揉的手法，称为捻法（图9-39）。

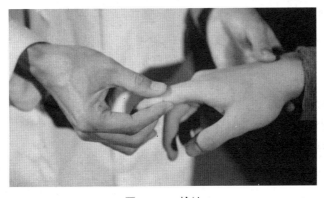

图9-39　捻法

（一）操作

以拇指与食指、中指的指面，或与食指的第二节指骨桡侧面相对用力，捏住被操作的手指或脚趾；以掌指关节的活动为主，做快速地捻转搓揉，以带动受术者的手指或脚趾小关节出现旋转活动。

（二）要领及注意事项

1. 手指对称着力，不能捏得太紧，以带动受术者的手指或脚趾小关节旋转而不出现摩擦为度。

2. 捻动时要轻快灵活，不可呆滞。在局部的移动要缓慢、连贯。

（三）临床运用

捻法轻快柔和，适用于四肢小关节。具有理筋通络、滑利关节、消肿止痛的作用。多作为辅助手法配合治疗急、慢性损伤所导致的指间关节酸痛、肿胀、肌腱僵硬、萎缩、屈伸不利等症。

捻法常与搓法、抖法、勒法等一起用于四肢部治疗结束阶段。

七、掐法

以拇指或食指、中指的指甲掐压穴位，而不刺破皮肤的方法，称掐法。又称切法、爪法（图9-40）。

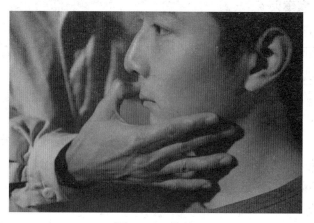

图9-40 掐法

（一）操作

以拇指或食指、中指的指甲着力，缓慢或快速向下掐压。

（二）要领及注意事项

1. 掐法为重刺激手法，取穴要准。

2. 垂直用力掐压，不要有其他方向上的活动，以免掐破皮肤。

3. 掐法次数一般在4~5次，不宜反复长时间应用。

4. 掐后常继以按揉，以缓和刺激，减轻局部疼痛感。

5. 为了避免刺破皮肤，可在受术穴位上置一薄布。

（三）临床运用

掐法具有开窍醒神，回阳救逆，祛风散寒，温通经络的作用，常用于急救，葛洪的《肘后备急方·救卒中恶死方第一》中有："令爪其病患人中，取醒。"用于急救时，应快速发力、强力掐压，以清醒为度。常规运用时，发力较慢、逐渐掐取，以耐受为度。

扫码"学一学"

第五节 振动类手法

以节律性轻重交替的活动，持续作用于肢体，使之产生振动感觉的一类手法，称为振动类手法。振类手法包括抖法、振法、颤法等。

一、抖法

以手握住肢体远端，做连续的小幅度抖动的手法，称为抖法（图9-41）。

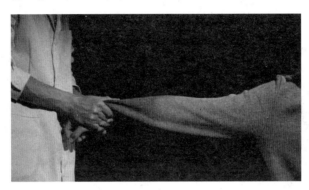

图9-41 抖法

（一）操作

以单手或双手握住肢体远端，以上臂静性发力，带动腕关节，做上下或左右的小幅度的抖动。

（二）要领及注意事项

1. 被抖动的肢体要放松。

2. 握持部位应在腕关节或踝关节上方，握持力度不宜太大，应松紧适度。

3. 抖动时应适度牵拉被操作肢体，使之相对伸直，便于抖动的传导，但拉力不宜太大。

4. 抖动的幅度小，速度要快，操作要连续不断。

（三）临床运用

抖法轻快柔和，适用于四肢、腰部，以上肢最为常用。是临床常用辅助手法，多与搓法、捻法一起用于四肢部治疗的结束阶段。

抖法具有调和气血、舒筋活络、缓解痉挛、滑利关节的作用。常用于治疗肩、肘部疾病引起的疼痛、功能障碍及腰腿痛等疾患。

用于特定治疗目的时，可与拔伸法组成拉抖和牵抖的复合手法。拉抖法多用于治疗肩周炎，常配合肩关节的摇法；牵抖法多用于腰部，治疗腰椎间盘突出症、腰椎后关节紊乱症等。

二、振法

以指或掌在一定的部位或穴位上，做高频率、小幅度振动的手法，称为振法。

（一）操作

以指端或掌面自然着力，前臂和手部的肌肉绷紧，做静止性发力，使指、掌在着力部位产生高频率、小幅度的振动。

（二）要领及注意事项

1. 指、掌自然着力，不可用力下压。

2. 前臂静止性收缩发力，不应出现主动地按压或摆动。

3. 操作时，注意力应集中于指端、掌下，不可妄加意念。

4. 振动幅度小，频率高，每分钟约 650 次左右。

（三）临床运用

振法主要用于内科推拿，在局部会产生温热、疏松的效应。临床常用的操作有指振法和掌振法（图 9-42）。

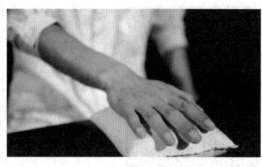 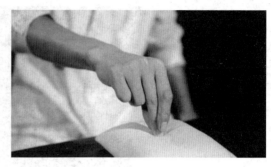

a 指振法　　　　　　　　　　　　　　　　b 掌振法

图 9-42　振法

振法温中散寒、理气和中、消食导滞、疏肝解郁、行气活血、祛瘀镇痛的作用。常用于治疗胃肠功能紊乱、消化不良、脘腹疼痛、中气下陷、痛经、胸胁腰背扭挫伤等疾病。

第六节　叩击类手法

以手或特定的工具在体表进行有节律的叩击，使局部产生振荡感的一类手法，称为叩击类手法。常用的有拍法、击法。

一、拍法

以虚掌或拍子在体表进行拍打的手法，称为拍法（图 9-43）。

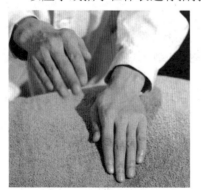

图 9-43　拍法

（一）操作

五指并拢，掌指关节微屈，将掌心空出；以肘关节屈伸为主，带动腕关节的协调活动，以虚掌拍击体表。

（二）要领及注意事项

1. 腕关节应充分放松，在前臂的带动下协调活动。

2. 操作中，应保持虚掌不变，平整地拍击体表，可及清脆的空气暴鸣声，不能出现拖抽的动作。

3. 拍击的动作要均匀、灵活、连贯、快起快落，不可在操作部位出现停顿，以免影响振荡效应。

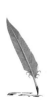

扫码"学一学"

4. 拍击的刺激量应根据受术者的体质、病情及耐受力而灵活掌握。

（三）临床运用

拍法轻快柔和，是临床常用的辅助手法，适用于腰背及四肢。因其兴奋、放松作用，常用于治疗的整理结束阶段。

拍法具有疏经通络、行气活血，振奋阳气、缓解痉挛，消除疲乏的作用。常配合其他手法用于治疗风湿酸痛，各种劳损，局部感觉迟钝及肌肉痉挛等病证。拍法也是常用的保健推拿手法之一，多用于腰背及四肢保健。

二、击法

以指端、掌侧、拳背及特制的工具在体表有节律的击打的手法，称为击法。

（一）操作

指端、掌侧、拳背及特制的工具自然着力于一定部位，以肘关节的屈伸为主，带动腕关节活动，进行有节律的击打。

（二）要领及注意事项

1. 腕关节应充分放松，活动要连续、协调，接触面应平整，不能出现拖抽的动作。

2. 击打的动作要均匀、灵活、连贯、快起快落，不可在操作部位出现停顿，以免影响振荡效应。

3. 击打时应避开骨性突起部位。

4. 击法和拍法动作相似，不同的是拍法以虚掌拍击、击法以实体击打，击法的刺激量强于拍法。根据受术者的体质、病情及耐受力而灵活掌握其刺激量。

（三）临床运用

击法具有舒筋通络，调和气血，缓解痉挛，祛瘀止痛，兴奋阳气的作用。临床常用的操作有指端击法（图9-44）、掌侧击法（图9-45）、拳侧击法（图9-46）、拳背击法（图9-47）、掌根击法、合掌击法（图9-48）、棒击法等。

击法常用于治疗风湿痹痛，坐骨神经痛，软组织损伤，下肢麻木，局部陈伤劳损、感觉障碍，筋肉痉挛或头痛等症。击法也是常用的保健推拿手法。

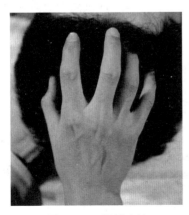

图9-44 指端击法

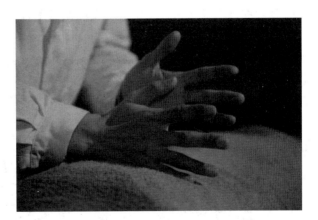

图9-45 掌侧击法

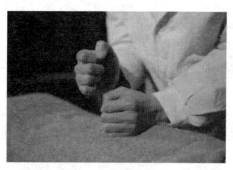

图 9-46 拳侧击法

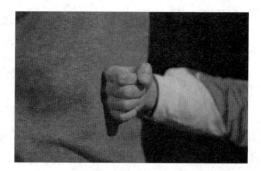

图 9-47 拳背击法

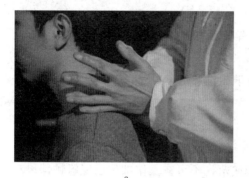

a　　　　　　　　　b

图 9-48 合掌击法

第七节　运动关节类手法

使关节作被动活动的手法，称为运动关节类手法。临床常用的有摇法、拔伸法、屈伸法、扳法、背法。

一、摇法

使关节作被动环转的手法，称为摇法。

（一）操作

1. 颈部摇法　受术者取坐位，头微前倾。术者站于侧后方，一手扶下颌，另一手托枕部，两手微向上用力，做环转活动（图 9-49）。

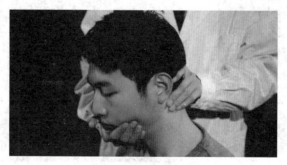

图 9-49 颈部摇法

2. 肩部摇法　受术者取坐位，肩关节放松，术者位于其侧方，一手扶住受术者的肩关节，另手握住腕部或托住肘关节，做顺时针或逆时针方向环转摇动。常用的有握手摇法（小幅度摇法）、托肘摇法（中等幅度摇法）、云手摇法（大幅度摇法）（图9-50）。

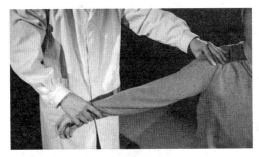

a 握手摇法

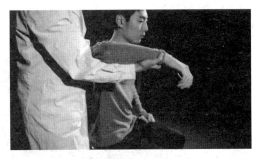

b 托肘摇法

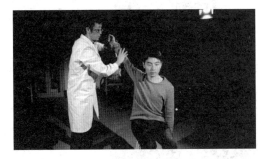

c 云手摇法 1

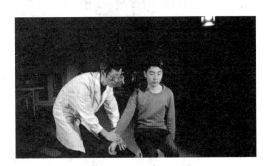

d 云手摇法 2

图 9-50　肩部摇法

3. 肘关节摇法　受术者屈肘约 90°，术者一手托住肘后，另一手握住腕关节，做顺时针或逆时针的转动（图 9-51）。

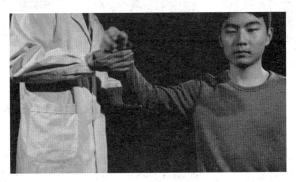

图 9-51　肘关节摇法

4. 腕及掌指关节摇法　一手握关节近端，一手握远端，做环转活动（图 9-52）。

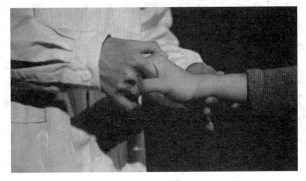

图 9-52　腕关节摇法

5. 腰部摇法

（1）俯卧位摇腰法　受术者取俯卧位，腰部放松，术者一手按于受术者的腰部，另一手扶住双侧下肢膝关节上方，做腰部的环转摇动（图9-53）。

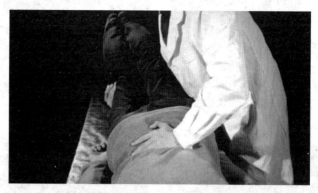

图9-53　俯卧位摇腰法

（2）仰卧位摇腰法　受术者取仰卧位，腰部放松，双下肢屈膝屈髋，术者一手按于受术者的膝关节上方，另一手扶住踝关节，使腰部做环转摇动（图9-54）。

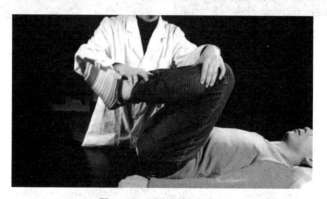

图9-54　仰卧位摇腰法

（3）坐位摇腰法　受术者取站坐位，术者站于其侧后方，一手从受术者同侧腋下向前穿出、经其体前扶住对侧肩部，另一手按于受术者腰部后方不动，扶肩的手用力，带动腰部做环转摇动；亦可让助手扶住受术者双下肢膝上，术者双手经受术者体后穿腋下向前扶住两肩，双手用力，带动腰部做环转摇动（图9-55）。

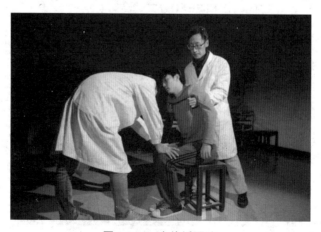

图9-55　坐位摇腰法

（6）髋关节摇法 受术者取仰卧位，屈髋屈膝，术者位于一侧，一手托住受术者的踝部，另一手扶住膝部，做髋关节顺时针或逆时针方向环转摇动（图9-56）。

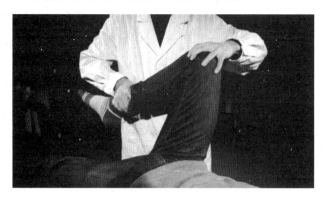

图9-56 髋关节摇法

（7）膝关节摇法 受术者屈膝约 90°，术者一手扶膝关节的上方，另一手握住踝上，做膝关节的环转活动（图9-57）。

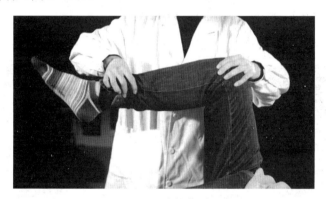

图9-57 膝关节摇法

（8）踝关节摇法 术者仰卧，下肢自然伸直，助手控制踝关节的近端，术者一手托住足跟，另一手握住足背部，做踝关节的环转摇动（图9-58）。

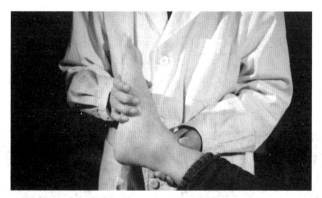

图9-58 踝关节摇法

（二）要领及注意事项

1. 被操作的关节应充分放松。可先用揉法、擦法、拿揉、按揉等方法在局部放松。

2. 环转的速度应缓慢，幅度可由小逐渐增大。

3. 用力平稳，要因势利导，适可而止，切忌使用暴力。

4. 环转的方向及其幅度应在被操作关节的生理许可范围内，同时要参照病理受限情况。

5. 在应用时，要诊断明确，对年老体弱者慎用。对关节畸形、习惯性脱位、关节本身有病变者一律禁用，如关节结核，肿瘤、化脓性关节炎、颈椎齿状突发育不全等。

（三）临床运用

摇法从容和缓，常用于四肢关节、颈项及腰部。具有疏经通络、缓解痉挛、滑利关节、分解粘连作用。常用于治疗痹证、关节疼痛、屈伸不利，运动功能障碍等症。

二、拔伸法

通过纵向牵拉使关节间距被动扩大的手法，称为拔伸法。

（一）操作

1. 颈部拔伸法

（1）端法　受术者正坐位，头微向前倾，术者立于侧方，一手托住其下颌部，另一手托扶后枕部，嘱受术者全身放松，然后两手同时缓慢用力向上拔伸（图9-59）。

（2）端压法　受术者取坐位，术者站于受术者背后，以双手拇指顶住枕骨下方，应避开风池穴，其余手指托住其下颌，两前臂尺侧压住受术者两肩，两手逐渐用力向上拔伸，两前臂下压、形成拔伸（图9-60）。

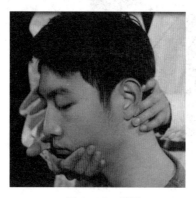 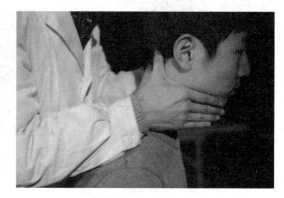

图9-59　端法　　　　　　　　　　　图9-60　端压法

（3）肘托拔伸法　受术者取低坐位，术者站于其后方，以一侧上肢肘弯托住其下颌，手扶住对侧枕部，另一手虎口朝上扶托其枕后部，嘱受术者全身放松，两手协同向上用力，缓慢拔伸（图9-61）。

（4）仰卧位拔伸法　受术者仰卧位，将头伸出床头；术者坐于受术者头侧，一手托住其枕部，另一手拉住其下颌，两手同时用力，缓慢向头侧牵拉，形成拔伸（图9-62）。

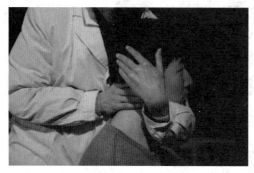 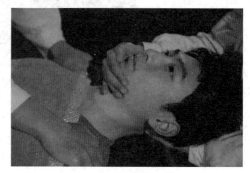

图9-61　肘托拔伸法　　　　　　　　图9-62　仰卧位拔伸法

2. 肩关节拔伸法　受术者取坐位，术者用双手握住其腕或肘部，嘱受术者身体向另一侧倾斜，或请一助手帮助固定受术者身体，逐渐用力牵拉（图9–63）。

3. 腕关节拔伸法　受术者取坐位，术者一手握住受术者腕关节近端，另一手握住其手掌，两手同时作相反方向用力，逐渐牵拉（图 9–64）。也可请助手双手固定受术者腕关节近端，术者以双手握住受术者手掌大小鱼际部，逐渐用力牵拉。

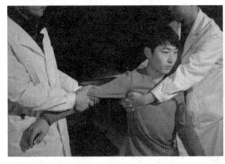 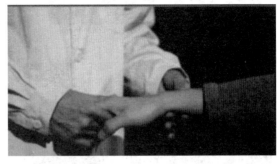

图9–63　肩关节拔伸法　　　　　　　　图9–64　腕关节拔伸法

4. 掌指关节及指间关节的拔伸法　受术者取坐位，术者一手握住受术者关节近端，另一手捏住关节远端，两手同时作相反方向缓慢用力牵拉。

5. 踝部拔伸法　受术者取仰卧或坐位，助手固定踝关节上方，术者一手握足跟部，另一手扶足背，然后用力向相反方向牵拉。

（二）要领及注意事项

1. 施术前必须明确诊断，排除禁忌证。

2. 被操作关节要充分放松。

3. 拔伸的动作要平稳而柔和，用力要均匀而持续。

4. 拔伸力量由小到大，不可突然发力、猛力牵拉。

5. 拔伸的力量和时间以受术者的关节生理活动范围或耐受程度而定。

（三）临床运用

拔伸法是临床常用手法，多用于脊柱及四肢关节部。具有舒筋活血、松解粘连、滑利关节、理筋整复、矫正畸形的作用。常用于治疗颈、腰椎疾病，四肢关节损伤而出现的功能障碍、粘连、挛缩、以及骨折、脱位、小关节错位等病症。

临床中常使用牵引椅和牵引床等设备来替代人工手法操作。

三、屈伸法

使关节做被动屈、伸或内收、外展的方法。

（一）操作

一手固定关节近端，另一手握持关节远端，或助手固定关节近端，双手握持关节远端。握持关节远端的手带动关节做缓慢的屈、伸或内收、外展动作，到最大限度时做停顿，维持数秒后重复上述动作（图9–65）。

（二）要领及注意事项

1. 施术前必须明确诊断，排除禁忌证。

2. 受术关节应充分放松，可先采用揉、拿揉等法进行松解。

3. 对关节近端的控制要稳定，屈伸过程中，关节近端不宜产生活动。

211

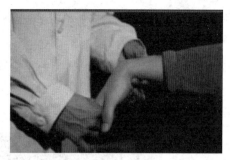
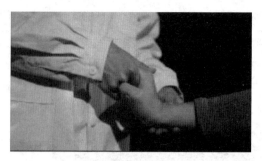

a 腕关节掌屈法　　　　　　　　　　　　　b 腕关节背伸法

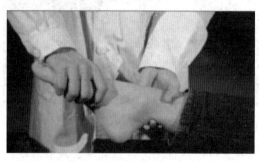
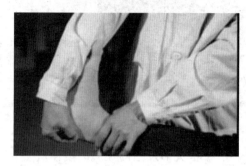

c 踝关节跖屈　　　　　　　　　　　　　　d 踝关节背屈

图 9-65　屈伸法

4. 屈伸动作应缓慢、平稳；在屈伸最大限度要停住，不可有弹性和其他附加动作。

5. 屈伸的幅度在关节的生理许可和病理受限范围内，切忌粗暴，避免加重损伤。

（三）临床运用

屈伸法具有滑利关节、分解粘连、缓解痉挛、消除疲乏的作用；常用于治疗各种损伤所致关节屈伸及内收外展的活动障碍、挛缩、强直，多应用于肩、肘、膝、踝、颈、腰等关节。屈伸法也是各关节整复、合缝常用的前期手法。

本法可用于自我保健，通过屈伸关节，放松软组织、消除肢体疲劳。

 知识链接 ------------------------------------

　　拔伸法、屈伸法的部分操作，与现代康复技术中肌肉牵伸术的手法牵伸有相似之处。肌肉牵伸术是指运用外力牵伸短缩或挛缩组织并使其延长，做轻微超过组织阻力和关节活动范围内的运动，重新获得关节周围软组织的伸展性、降低肌张力，改善或恢复关节的活动范围。

四、扳法

使关节被动屈伸或旋转到最大限度时，顺势给予一个小幅度错动的手法，称为扳法。

（一）操作

1. 颈项部扳法

（1）颈项部斜扳法　受术者取坐位，颈项放松，头颈微向前屈，术者位于侧后方，一手扶头枕后，一手托住下颌，两手协同动作使头做向一侧慢慢旋转，当旋转到最大限度时，两手同时用力做一个有控制的增大幅度的快速扳动（图 9-66）。

（2）颈项部旋转定位扳法　受术者取坐位，术者位于其侧后方，用一肘托住其下颌，手扶住对侧枕部，另一手拇指按在需要扳动的颈椎棘突旁，其余四指置于对侧颈肩处。先使颈部前屈到需要的角度后，再使头向一侧做被动旋转到最大限度，作小幅度扳动，同时拇指向对侧顶推（图9-67）。

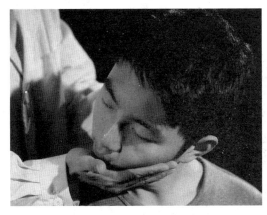

图9-66　颈项部斜扳法

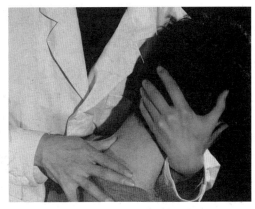

图9-67　颈部旋转定位扳法

2. 胸背部扳法

（1）扩胸牵引扳法　受术者坐位，两手十指拇交叉相扣，置于枕后。术者立其身后，双手扶住受术者两肘部，并用一侧膝部顶住其胸椎背侧，嘱受术者配合深呼吸作俯仰动作，当后伸到一定限度时，以膝为支点，两手向后上方拉起，形成扳动（图9-68）。

（2）对抗复位扳法　受术者坐位，两手十指相扣，置于枕后，术者站在受术者身后，两手从其腋下穿过，握住前臂中下段，一侧膝关节顶住受术者的胸椎后侧。两手下压受术者的前臂，两前臂则上抬其上臂，膝向前下方顶抵，形成扳动（图9-69）。

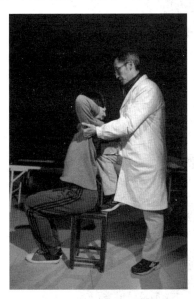

图9-68　扩胸牵引扳法

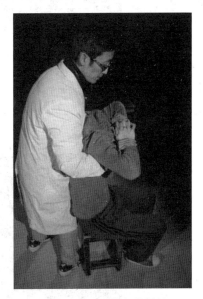

图9-69　对抗复位扳法

（3）拉肩推扳复位法　受术者俯卧位，术者站于一侧，一手拉住对侧的肩，另一手的拇指或掌根顶在需要扳动的胸椎棘突旁，缓慢将肩拉起，到有明显阻力时，做一快速、有控制的扳动。

213

3. 腰部扳法

（1）腰部斜扳法　受术者侧卧位，靠近床面的下肢伸直，上面的下肢屈曲。术者面向受术者站立，以两手或两肘分别扶按受术者的肩前部和髋部，做相反方向的缓慢用力扳动，使腰部旋转，当旋转到最大限度时，给予一个快速的小幅度的扳动（图9-70）。

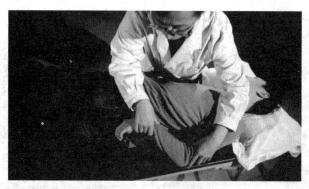

图9-70　腰部斜扳

（2）压腰扳肩法　受术者取俯卧位，术者一手压住受术者的腰部，另一手扶住对侧肩前，使腰部旋转，当旋转到最大限度时，给予一个快速的小幅度的扳动（图9-71）。

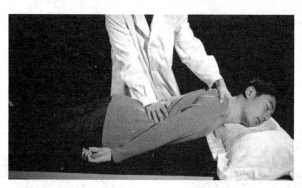

图9-71　压腰扳肩法

（3）压腰扳腿法　受术者取俯卧位，术者一手压住受术者的腰部，另一手经膝上外侧扶住对侧下肢，牵拉下肢使腰部旋转，当旋转到最大限度时，给予一个快速的小幅度的扳动（图9-72）。

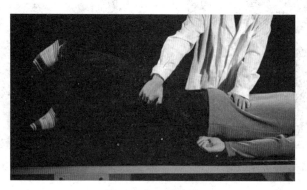

图9-72　压腰扳腿

（4）腰部后伸扳法　受术者俯卧位，腰部放松，术者一手按压受术者腰骶部，另一手托住其受术者两膝上部，缓慢向上抬起，当腰后伸到最大限度时，两手同时用力作相反方向扳动（图9-73）。

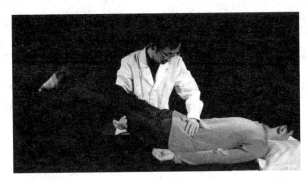

图9-73　后伸扳法

（5）腰部旋转定位扳法　以右侧为例，受术者取坐位，腰部放松，助手立于受术者前侧固定左下肢，术者一手从受术者右侧腋下穿过，绕过颈后，按住对侧颈肩部，另一手拇指按于需要扳动的腰椎棘突旁。先使受术者弯腰至该棘突位于前屈弧线的顶点时，再向右侧侧弯至该棘突位于侧弯弧线的顶点，后旋转至该棘突开始活动的角度时，术者掌压左侧的颈肩部，抬肘上提同侧的肩，同时，按于棘突旁的拇指用力向对侧斜上方推顶（图9-74）。

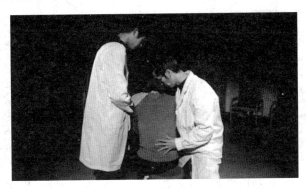

图9-74　腰部旋转定位扳法

（6）腰部直腰旋转扳法　以右侧为例，受术者取坐位，术者同向站于受术者右侧，用左侧下肢经受术者右侧下肢内侧对其加以固定，左手经体后扶于受术者左侧肩前，右手推于受术者右侧肩关节后方，两手同时用力，使腰向左侧旋转，至最大限度时，给予一个快速的小幅度的扳动（图9-75）。

4. 肩部扳法

（1）内收位扳法　受术者坐位，将手置于胸前，术者紧靠其背后稳住其身体，一手扶肩，另一手握住其肘部作内收扳动（图9-76）。

（2）上举位扳法　受术者坐位，术者立于其后方，一手托起其一侧上肢，经前屈或外展位向上抬起，另一手握住腕关节上方，两手向上逐渐拔伸，最后作扳动（图9-77）。

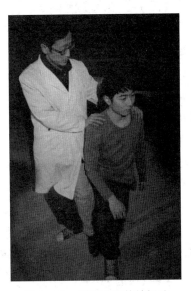

图9-75　腰部直腰旋转扳法

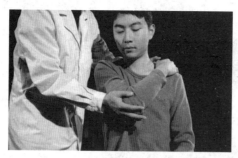 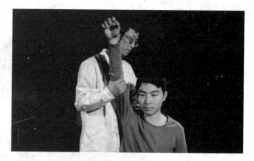

图 9-76 肩关节内收扳法　　　　　　　　图 9-77 肩关节上举位扳法

（3）内旋位扳法　受术者坐位，将上肢置于体后，术者立于其侧后方，一手固定其患侧肩，另一手握住其腕关节上方，使之屈肘，将其前臂沿腰部缓慢上抬，肩关节逐渐内旋，至最大限度时作扳动（图 9-78）。

5. 肘关节扳法　受术者仰卧位，术者一手握住肘上部，一手握腕部，先使肘关节做缓慢的屈伸活动，再在相应的功能位上进行扳动（图 9-79）。

6. 其它关节的扳法　腕关节、髋关节、膝关节、踝关节等的扳法均与肘关节的扳法相似，都是在屈伸、内收、外展的基础上进行相应功能位上的扳动。

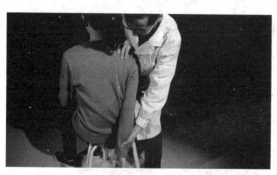 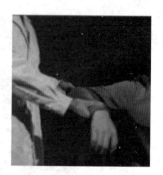

图 9-78 肩关节内旋位扳法　　　　　　　图 9-79 肘关节扳法

（三）要领及注意事项

1. 术者沉肩、垂肘、选择稳定的姿势。

2. 被操作的关节一定要充分放松，可先在关节处使用放松类手法，必要时可先点按、弹拨，以解痉止痛。

3. 关节的被动屈伸或旋转一定要缓和、平稳，并注意手下的感觉，以准确地判断扳动的时机。

4. 扳动应幅度小、速度快、因势利导，一定要正确使用"寸劲"，不能超越关节的正常生理活动范围，更不能使用暴力，以免导致不良后果。

5. 扳法在临床应用时，一定要辨证准确。对关节、脊柱僵硬、强直、畸形，以及骨与关节结核、肿瘤等组织有病变者，一律禁用。

6. 扳法操作时可听到清脆的"弹响声"，但"弹响声"不是手法成功的唯一标志，故在临床使用时，不可追求"弹响声"，以免发生意外损伤。

（三）临床运用

扳法是推拿常用手法之一，多用脊柱及四肢关节。具有舒筋通络、理筋整复、松解粘连、滑利关节的作用；常用于治疗脊柱小关节错缝、脊柱侧弯等生理曲度异常、软组织粘连等病症。

五、背法

术者与受术者背靠背站立，用双肘挽住受术者肘弯部，将其反背起来，并做抖动或左右晃动的手法，称为背法（图9-80）。

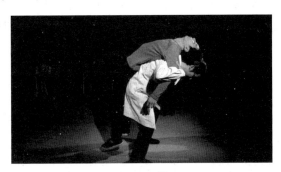

图9-80　背法

（一）操作

两脚左右分开，两膝微屈，用双肘挽住受术者肘弯部；向前弯腰，将受术者缓慢背起，背起后做伸膝挺臀的动作，使受术者的腰被抖动，或左右晃动。

（二）要领及注意事项

1. 体位一定要稳，慎防跌仆。对年老体弱 、高血压及冠心病受术者，不宜使用。

2. 受术者全身放松，仰躺施术者背上。

3. 伸膝挺臀的活动要协调、连贯。

4. 抖动或晃动要有节律、幅度不宜过大，速度不宜过快。

（三）临床运用

背法的操作架势虽然特殊，但作用突出，综合了拔伸、摇、抖等手法作用，主要用于腰背或腰骶部。具有缓解痉挛、松解粘连、矫正畸形、整复错缝的作用，常用于治疗腰部扭挫伤、陈旧性劳损，腰椎间盘突出症等。

本 章 小 结

1. 推拿是传统康复最主要的技术之一，有着悠久的历史，取得过很多优秀的成就。推拿技术安全、适用范围广，多用于伤科和内科性质的功能性疾患；为了保证手法操作的有效性和安全性，临床施术严格按照松解类手法的"持久、有力、均匀、柔和、深透"、整复类手法的"稳、准、巧、快"的技术要求进行操作；施术前，一定要明确诊断，排除禁忌证；合理安排体位、运用推拿介质，以提高疗效。

2. 常用推拿手法按照动作形态分为：摆动、摩擦、挤压、叩击、振动、运动关节六大类，各类手法有着独特的动作要领和注意事项，需要准确把握；手法操作要勤加练习、不断实践，方可熟能生巧。

3. 康复临床中，要根据各手法的作用和功效，结合现代康复的肌肉骨骼、运动功能、神经反射等理论原理，准确施术。

（张光宇）

扫码"练一练"

习 题

一、选择题

1. 我国第一部推拿专著是
   A.《黄帝内经》 B.《黄帝歧伯按摩十卷》
   C.《小儿按摩经》 D.《千金要方》
   E.《儒门事亲》

2. 我国现存的第一部推拿专著是
   A.《黄帝内经》 B.《黄帝歧伯按摩十卷》
   C.《小儿按摩经》 D.《千金要方》
   E.《儒门事亲》

3. 最早设立推拿专科教学的时期是
   A. 春秋战国 B. 秦汉 C. 隋唐 D. 明清
   E. 宋金元

4. 形成小儿推拿独特体系的朝代是
   A. 清代 B. 宋代 C. 明代 D. 唐代
   E. 汉代

5. 常用于治疗小儿风热感冒的介质是
   A. 滑石粉 B. 葱姜汁 C. 冬青膏 D. 木香水
   E. 薄荷水

6. 松解类手法主要作用于
   A. 皮肤 B. 骨骼 C. 软组织 D. 头部
   E. 腰部

7. 整复类手法主要作用于
   A. 上肢 B. 下肢 C. 背部 D. 软组织
   E. 骨关节

8. 不适合推拿治疗的临床病症为
   A. 落枕 B. 类风湿性关节炎 C. 头痛 D. 严重骨质疏松
   E.失眠

9. 常用于急性或慢性软组织损伤的介质
   A. 爽身粉 B. 蛋清 C. 滑石粉 D. 凉水、井水
   E. 红花油

10. 适合推拿治疗的临床病症为
    A. 肝炎 B. 化脓性关节炎
    C. 手术后肠粘连 D. 紫癜
    E. 脓肿

11. 下列各项属于推拿禁忌证的是
    A. 骨折早期 B. 退行性骨关节炎
    C. 胃下垂 D. 功能性头痛

E. 小儿麻痹后遗症

12. 常用于治疗小儿风寒感冒的介质

    A. 滑石粉   B. 葱姜汁   C. 冬青膏   D. 木香水

    E. 薄荷水

13. 一般不适于使用擦法的部位为

    A. 上肢   B. 头面   C. 颈项   D. 腰背

    E. 下肢

14. 一般用于颈项的擦法为

    A. 掌背擦   B. 小鱼际擦   C. 掌指关节擦   D. 大鱼际擦

    E. 滚法

15. 只做单方向直线操作的手法是

    A. 推法   B. 摩法   C. 抹法   D. 擦法

    E. 揉法

16. "救卒中恶死……令爪其病人人中，取醒" 是指哪一法的运用

    A. 点法   B. 拿法   C. 掐法   D. 捏法

    E. 按法

17. 固定关节或肢体的一端，牵拉另一端，应用对抗的力量使关节得到伸展的手法是

    A. 拔伸法   B. 扳法   C. 振法   D. 抖法

    E. 摇法

18. 下列关于扳法的注意事项中，不正确的是

    A. 要顺应、符合关节的各自生理功能

    B. 扳法在实施扳动时，所施之力必须用 "巧力寸劲"

    C. 实施扳动时必须听到关节弹响

    D. 发力时机要准，用力要适当

    E. 施术前必须明确诊断

二、思考题

如何在康复临床如何安全高效的运用推拿技术？

（张光宇）

第十章

传统运动康复技术

学习目标

1. **掌握** 易筋经、五禽戏、八段锦、太极拳的主要动作与临床应用。
2. **熟悉** 易筋经、五禽戏、八段锦、太极拳的功法原理。
3. **了解** 易筋经、五禽戏、八段锦、太极拳的由来及历史发展或演变。
4. 能运用传统运动康复技术进行常见疾病的康复治疗。
5. 具有关心患者的疾苦、尊重其民族信仰习惯的意识。

 案例讨论

【案例】

患者，男，45岁，办公室工作人员，长期伏案工作，现颈项酸痛一个多月。查体：颈项部肌肉紧张、5，6，7颈椎棘突旁压痛，余无异常；X片示：颈5，6，7椎体后缘增生，颈椎轻度变直。诊断：颈型颈椎病。

【讨论】

1. 该患者应选择传统运动康复技术的哪些动作进行康复治疗？
2. 在传统运动康复治疗时应注意哪些事项？

传统运动康复技术是在中医理论指导下，选择传统功法套路或其中的动作指导患者进行训练，从而实现康复目的一种方法。

传统功法，古称"导引"，是配合呼吸、意念，进行特定的肢体活动，具有"摇筋骨，动肢节，以行气血"的作用。传统功法是中华民族数千年来在生活生产和与疾病做斗争中的经验总结，为中华民族的繁衍昌盛起到了重大作用。

从现代康复的角度来看，传统运动康复技术是具有民族特色的运动康复方式，能牵伸肌肉、关节，调节肌力、肌张力、关节活动度，增强运动的协调性和稳定性，改善神经控制和心肺功能，能转移注意力，可用于多个康复治疗领域。本章重点讲解易筋经、五禽戏、八段锦、太极拳四种功法。

第一节　易 筋 经

一、概述

易筋经是我国古代流传下来的健身功法，易筋经之"易"，意为改变、转换；"筋"是指筋骨、筋膜、肌肉。"易筋"是改变、增强筋骨的意思。"经"，则是指方法、法典。易筋经就是通过特定的方法进行自我调身、调息、调心的锻炼，改变和增强筋骨，调整脏腑机能，起到整体调节作用。

易筋经十二势的动作多是仿效农民做各种农活的姿势，如韦驮献杵三势分别是农夫用木杵舂米、担粮、净粮的动作；倒拽九牛尾势，是牵牛拉粮之动作；工尾势，则是躬身收粮之动作等等。因借托达摩所创，故又有"少林派达摩易筋经十二式"之说。

二、技术操作

1. 预备势　两脚并拢站立，两手自然垂于体侧；下颏微收，百会虚领，唇齿合拢，舌自然平贴于上腭，目视前方（图10-1）。

2. 韦驮献杵第一势　左足向左开步，约与肩同宽，两脚平行；两臂前平举，掌心相对屈肘回收，在胸前合掌，指尖上斜30°，肩肘腕在同一平面上（图10-2）。

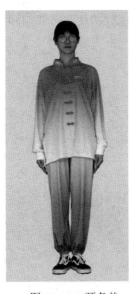
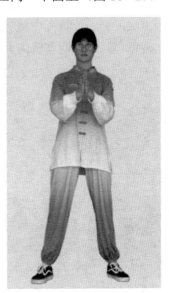

图10-1　预备势　　　　　　图10-2　韦陀献杵第一式

3. 韦驮献杵第二势　两肘抬起，展臂，手向前平伸至前平举（手心向下），侧展，五指自然并拢，作腕立掌，立在掌根，目视前下方（图10-3）。

4. 韦驮献杵第三势　松腕，直平，自然回收至胸前，向上翻掌，两肘外展，双掌向上推，缓慢提踵，想象通过头顶的天门，关注两掌，目视前下方。此式对身体有个牵张反射作用，维持身体平衡，增加肌肉力量，改善肩关节活动功效。通过上肢撑举和下肢提踵时，可调节三焦之气，改善肩关节活动能力及上下肢力量（图10-4）。

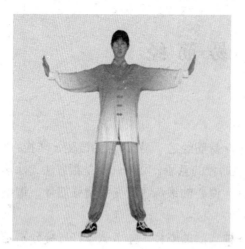
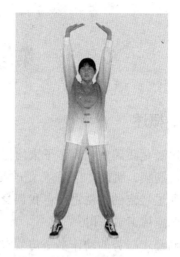

图 10-3 韦陀献杵第二式   图 10-4 韦陀献杵第三式

5. 摘星换斗势 脚跟缓缓着地，两手下落，身体左转微屈膝，左手背轻贴命门。右手到左腰左侧处摘星，随之上摆，眼随手走，目视掌心，意守命门，两臂随后向两侧伸展（图 10-5）。右侧摘星换斗式，眼睛随手走，目视掌心，唯方向相反。可壮腰健肾、延缓衰老、增强颈、肩、腰等部位活动能力。

6. 倒拽九牛尾势 右手下落，左脚同时向左后方撤，右脚跟内转。双手握拳，从小指起依次屈指捏起，右手与肩齐时，向内收拳重心后坐，以腰带肩以肩带背回拽，自体展开重心前移展开双臂换左式重心后移，以腰带肩，两臂前后旋拧，身体团紧再展开，眼睛始终注视右拳（图 10-6）。左倒拽九牛尾势与右倒拽九牛尾势动作、次数相同，唯方向相反。可改善软组织血液循环，提高四肢肌肉力量。

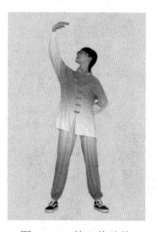
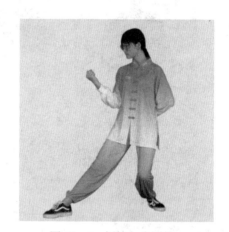

图 10-5 摘心换斗势   图 10-6 倒拽九牛尾势

7. 出爪亮翅势 双臂侧平举，向前直臂划弧，内收五指并拢立于肩窝下方，松肩推掌瞪目，松腕收回，自视前下方，展肩扩胸。掌心向前时，五指逐有分开；收掌扩胸时吸气，出爪时呼气（图 10-7）。

中医认为"肺主气，司呼吸"。通过伸臂推掌、屈臂收掌、展肩扩胸的动引，可反复启闭云门、中府等穴，促进自然之清气与人体之真气在胸中交汇融合，改善呼吸。

8. 九鬼拔马刀势 双手两掌五指并拢立于腋处，躯干右转，掌心相对，左手在上，手心向下，右手立掌由指尖向下转为指尖向上，眼看右手指尖；右掌逐渐向外翻，打开身体躯干，眼看右后边；身体稍向左转，手掌心均向下，左手臂高于右手臂，双手反向划弧，右手绕头半周，中指压住耳郭，掌心轻贴枕部，身体继续左转，左手手背贴于脊椎，尽量上推；含胸目视右脚跟，双臂尽量后展扩胸（图 10-8）。左式动作与右式相月，只是方向相反。可以提高颈肩部和背部的力量，改善关节活动能力。

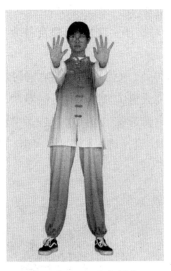
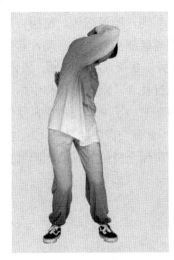

图 10-7　出爪亮翅势　　　　　　　　　图 10-8　九鬼拔马刀势

9. 三盘落地势　两手侧平举，手心向下，向左开马步。脚尖向前目视前下方沉肩坠肘，两掌逐渐用力下按，反掌时做屈，上托，缓缓起身，起身时，上身保持直立。两掌如托千斤，下蹲时腰要直，两手如按重物。一起一落为一次，共三次，练习下降的动作时，应一次比一次深。两手要随下蹲动作逐渐下按。在下按的时候发出"嗨"音。通过下肢的屈伸活动，配合口吐"嗨"音，使体内真气在胸腹间相应地降升，达到心肾相交、水火既济。可增强腰胸及下肢力量，起到壮丹田之气，强腰固肾的作用（图 10-9）。

10. 青龙探爪势　接上式三盘落地，双手向托，左脚收回，向左跨半步先将大拇指捏在无名指指根处，然后从小指起依次屈指，双手握固，双手向上贴在腹间，右手提起，掌心向上，松腕屈肘，掌变龙爪（图 10-10）。向左水平伸出。在这个过程中要注意，眼随手走，注意掌心，手向内收回，沿体侧下按，在体前划弧，划至右脚足旁，依次屈指，收掌至章门穴换作右式，目随左手，意在掌心。下按时膝盖不要打弯。目随手动，在体前划弧，屈指握固，起身收掌至章门穴。

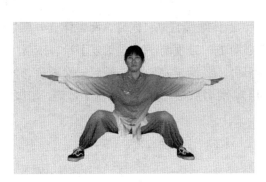
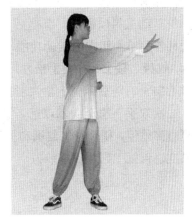

图 10-9　三盘落地式　　　　　　　　　图 10-10　青龙探爪势

中医认为"两胁属肝""肝藏血，肾藏精"，二者同源。通过转身、左右探爪及身体前屈，可使两胁交替松紧开合，达到疏肝理气、调畅情志的功效。可改善腰部及下肢肌肉的活动功能。

11. 卧虎扑食势 右脚内扣45°，左脚成丁字步，跨步同时身体左转90°，两拳提到腰部，手指绷紧做虎爪状，双手向下划弧，充满弹性的环绕一圈，然后下按，十指着地，右腿屈膝，脚趾抓地；随后塌腰、挺胸、抬头、瞪目（图10-11）。右饿虎扑食势动作相同，方向相反。改善腰腿步部肌肉活动，起到强健作用。

12. 打躬势 起身，左脚收回，两臂内收，用劳宫穴压住耳门，然后同时用手臂四个手指，在后面敲打枕骨，就是食指和中指敲打枕骨（鸣天鼓）。然后抱头慢慢弯下去，脊椎一节一节地弯曲下来大于90°，然后再慢慢一节一节地升起来（图10-12）。中医认为"督脉为阳脉之海"，总督一身阳经之气。通过头、颈、胸、康推逐节牵引屈、伸，背部的督脉得到充分锻炼，可使全身经气发动，阳气充足。

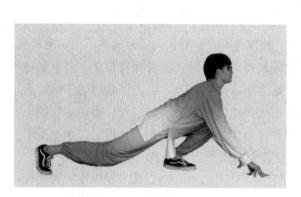

图10-11 饿虎扑食势

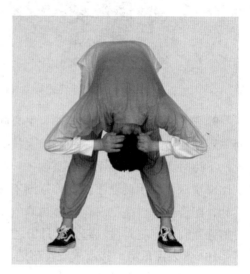

图10-12 打躬势

13. 掉尾势 两个手突然拔离双耳，自然前伸，手心向前十指交叉相握，屈肘翻掌前伸；再屈时，交叉手，缓缓下按，身体前屈，双手按地，塌腰，抬头向侧后转，肩向前凑，用肩去找髋，目视尾闾（图10-13）。

通过体前屈及抬头、掉尾的左右屈伸运动，可使任、督二脉及全身气脉在此前各势动作锻炼的基础上得以调和，练功后全身舒适、轻松。可强化腰背肌肉力量的锻炼，有助于改善脊柱各关节和肌肉的活动功能。

14. 收势 接上式，两手松开，两臂外旋，上体缓缓直立；同时，两臂伸直外展呈侧平举，掌心向上，随后两臂上举，肘微屈，掌心向下，目视前下方。重复上举、下引三次，第一、二次双手下引至腹部以后，意念继续下引，经涌泉穴入地。最后一次则意念随双手下引至腹部稍停，待全身气血调和（图10-14）。两臂放松还原，自然垂于体侧，左脚收回，并拢站立，舌抵上腭，目视前方。

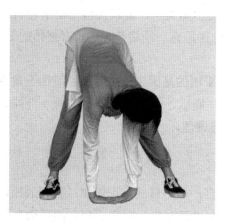

图 10-13　掉尾势

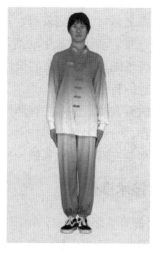

图 10-14　收势

本式通过上肢的上抱下引动作，可引气回归于丹田，起到调节放松全身肌肉、关节的作用。

三、临床应用

易筋经中手足的屈伸开合和脊柱的俯仰旋转，可维持和改善关节活动范围，增强肌肉力量，增加运动的稳定性和平衡性，消除肌肉劳损，增加骨密度；同时，肢体的活动带来体腔压力改变，改善全身血液循环和新陈代谢，刺激调节内脏功能活动；另外，不同架势的运动变化和"鸣天鼓""拔耳"等特定动作，可维持对神经系统刺激和调整，促进神经功能障碍的康复。

1. 适应证　易筋经功法对呼吸系统、消化系统、运动系统、神经系统病症康复有较强作用。可用于中老年人失眠、多梦、头晕、头痛等常见病症的康复。对青少年来说，易筋经可以纠正身体的不良姿势，促进肌肉骨骼的生长发育；年老体弱者经常习练易筋经，可以防止老年性肌肉萎缩，促进血液循环，调整和加强全身的营养和吸收，促进慢性疾病的恢复以及延缓衰老。用于强直性脊柱炎患者，可帮助纠正体形、恢复关节运动功能。

2. 禁忌证　由易筋经运动量较大，故不宜用于严重心脑血管病、重症高血压、哮喘发作期、妇女妊娠期及术后患者。

3. 注意事项

（1）易筋经动作难度较大，进行康复训练时应视个体情况而定，循序渐进、量力而行，不必强求。

（2）初次练习者可先将架势练熟，后再进行呼吸、意念与架势的配合练习，最终达到"形、意、气"合一。

（3）年老质弱、久病体虚者可有选择地习练其中几式，严格控制训练量。

第二节　五禽戏

一、概述

五禽戏是汉代名医华佗模仿了虎、鹿、熊、猿、鸟五种禽兽的动作创编而成的健身术，

扫码"学一学"

动作仿效虎之威猛、鹿之安舒、熊之沉稳、猿之灵巧、鸟之轻捷，形神兼备，意气相随，内外合一。整套动作形象生动活泼，动作设计与形体美学、现代人体运动学有机结合；功法符合中医基础理论、五禽的秉性特点，配合中医脏腑、经络学说，既有整体的健身作用，又有每一戏的特定功效。

传统的五禽戏，五戏共有动作 54 个；现多采用的是国家体委新编的简化五禽戏，每戏分两个动作，分别为虎举、虎扑，鹿抵、鹿奔，熊运、熊晃，猿提、猿摘，鸟伸、鸟飞。每个动作都是左右对称地各做一次，并配合气息调理。

二、技术操作

1. 预备势 起势调息，两脚并拢，自然伸直；两手自然垂于体侧；胸腹放松，头项正直，下颌微收，舌抵上腭；目视前方。左脚向左平开一步，稍宽于肩，两膝微屈，松静站立；调息数次，意守丹田。肘微屈，两臂在体前向上、向前平托，与胸同高。两肘下垂外展，两掌向内翻转，并缓慢下按于腹前；目视前方（图 10-15）。重复三、四动两遍后，两手自然垂于体侧。

2. 虎戏 "虎戏"要体现虎的威猛。神发于目，虎视眈眈；威生于爪，伸缩有力；神威并重，气势凌人。动作变化要做到刚中有柔、柔中生刚、外刚内柔、刚柔相济，具有动如雷霆无阻挡、静如泰山不可摇的气势。

（1）虎举 接上式，两手掌心向下，十指撑开，再弯曲成虎爪状；目视两掌。随后，两手外旋，由小指先弯曲，其余四指依次弯曲握拳，两拳沿体前缓慢上提。至肩前时，十指撑开，举至头上方再弯曲成虎爪状；目视两掌。两掌外旋握拳，拳心相对；目视两拳。两拳下拉至肩前时，变掌下按。沿体前下落至腹前，十指撑开，掌心向下；目视两掌。重复一至四动三遍后，两手自然垂于体侧；目视前方（图 10-16）。

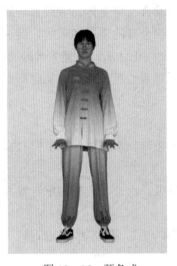
图 10-15 预备式

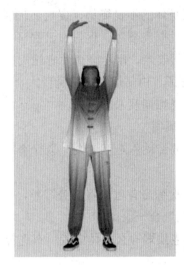
图 10-16 虎举

（2）虎扑 接上式，两手握空拳，沿身体两侧上提至肩前上方。两手向上、向前划弧，十指弯曲成"虎爪"，掌心向下；同时上体前俯，挺胸塌腰；目视前方。两腿屈膝下蹲，收腹含胸；同时，两手向下划弧至两膝侧，掌心向下；目视前下方。随后，两腿伸膝，送髋，挺腹，后仰；同时，两掌握空拳，沿体侧向上提至胸侧；目视前上方。左腿屈膝提起，两手上举。左脚向前迈出一步，脚跟着地，右腿屈膝下蹲，成左虚步；同时上体前倾，两拳变"虎爪"向前、向下扑至膝前两侧，掌心向下；目视前下方（图 10-17）。随后上体抬起，左脚收回，开步站立；两手自然下落于体侧；目视前方。动作五至动作八同动作一至动作四，唯左右相反。

相反方向重复上述动作一遍后，两掌向身体侧前方举起，与胸同高，掌心向上；目视前方。两臂屈肘，两掌内合下按，自然垂于体侧；目视前方。

3. 鹿戏 鹿喜挺身眺望，好角抵，运转尾闾，善奔走，通任、督两脉。习练"鹿戏"时，动作要轻盈舒展，神态要安闲雅静，意想自己置身于群鹿中，在山坡、草原上自由快乐地活动。

（1）鹿抵 接上式。两腿微屈，身体重心移至右腿，左脚经右脚内侧向左前方迈步，脚跟着地；同时，身体稍右转；两掌握空拳，向右侧摆起，拳心向下，高与肩平；目随手动，视右拳。身体重心前移；左腿屈膝，脚尖外展踏实；右腿伸直蹬实；同时，身体左转，两掌成"鹿角"，向上、向左、向后划弧，掌心向外，指尖朝后，左臂弯曲外展平伸，肘抵靠左腰侧；右臂举至头前，向左后方伸抵，掌心向外，指尖朝后；目视右脚跟（图 10-18）。随后，身体右转，左脚收回，开步站立；同时两手向上、向右、向下划弧，两掌握空拳下落于体前；目视前下方。相反方向重复上述动作一遍。整体动作重复两遍。

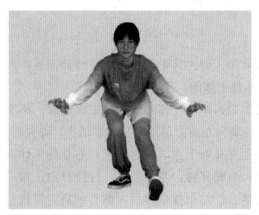

图 10-17 虎扑

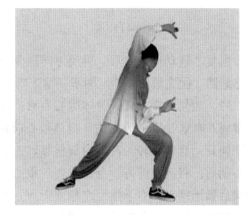

图 10-18 鹿抵

（2）鹿奔 接上式。左脚向前跨一步，屈膝，右腿伸直成左弓步；同时，两手握空拳，向上、向前划弧至体前，屈腕，高与肩平，与肩同宽，拳心向下；目视前方。身体重心后移；左膝伸直，全脚掌着地；右腿屈膝；低头，弓背，收腹；同时，两臂内旋，两掌前伸，掌背相对，拳变"鹿角"（图 10-19）。身体重心前移，上体抬起；右腿伸直，左腿屈膝，成左弓步；松肩沉肘，两臂外旋，"鹿角"变空拳，高与肩平，拳心向下；目视前方。左脚收回，开步直立；两拳变掌，回落于体侧；目视前方。相反方向重复上述动作一遍。

整体重复一遍后，两掌向身体侧前方举起，与胸同高，掌心向上；目视前方。屈肘，两掌内合下按，自然垂于体侧；目视前方。

4. 熊戏 "熊戏"要表现出熊憨厚沉稳、松静自然的神态。运势外阴内阳，外动内静，外刚内柔，以意领气，气沉丹田；行步外观笨重拖沓，其实笨中生灵，蕴含内劲，沉稳之中显灵敏。

（1）熊运　接上式。两掌握空拳成"熊掌"，拳眼相对，垂手下腹部；目视两拳。以腰、腹为轴，上体做顺时针摇晃；同时，两拳随之沿右肋部、上腹部、左肋部、下腹部划圆；目随上体摇晃环视（图10-20）。

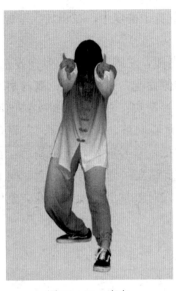
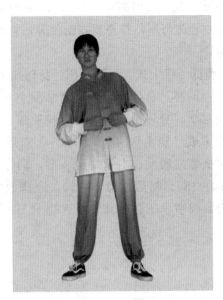

图10-19　鹿奔　　　　　　　　　　图10-20　熊运

重复上述动作一遍后，再反方向重复整体动作一遍，其中，上体做逆时针摇晃，两拳随之划圆。做完最后一动，两拳变掌下落，自然垂于体侧；目视前方。

（2）熊晃　接上式。身体重心右移；左髋上提，牵动左脚离地，再微屈左膝；两掌握空拳成"熊掌"；目视左前方。身体重心前移；左脚向左前方落地，全脚掌踏实，脚尖朝前，右腿伸直；身体右转，左臂内旋前靠，左拳摆至左膝前上方，拳心朝左；右掌摆至体后，拳心朝后；目视左前方。身体左转，重心后坐；右腿屈膝，左腿伸直；拧腰晃肩，带动两臂前后弧形摆动；右拳摆至左膝前上方，拳心朝右；左拳摆至体后，拳心朝后；目视左前方。身体右转，重心前移；左腿屈膝，右腿伸直；同时，左臂内旋前靠，左拳摆至左膝前上方，拳心朝左；右掌摆至体后，拳心朝后；目视左前方（图10-21）。反方向重复上述动作一遍。

整体重复一遍后，左脚上步，开步站立；同时，两手自然垂于体侧。两掌向身体侧前方举起，与胸同高，掌心向上；目视前方。屈肘，两掌内合下按，自然垂于体侧，目视前方。

5. 猿戏　猿生性好动，机智灵敏，善于纵跳，折枝攀树，躲躲闪闪，永不疲倦。习练"猿戏"时，外练肢体的轻灵敏捷，欲动则如疾风闪电，迅敏机警；内练精神的宁静，欲静则似静月凌空，万籁无声，从而达到"外动内静""动静结合"的境界。

（1）猿提　接上式。两掌在体前，手指伸直分开，再屈腕撮拢捏紧成"猿钩"。两掌上提至胸，两肩上耸，收腹提肛；同时，脚跟提起，头向左转；目随头动，视身体左侧。头转正，两肩下沉，松腹落肛，脚跟着地；"猿钩"变掌，掌心向下；目视前方。两掌沿体前下按落于体侧；目视前方（图10-22）。重复上述动作，惟头向右转。再重复整体动作一遍。

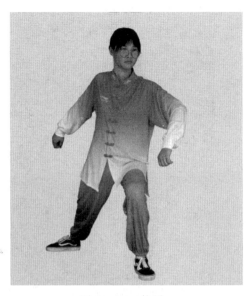

图 10-21　熊晃

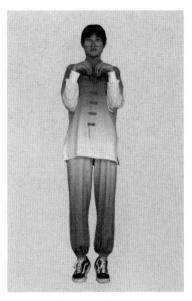

图 10-22　猿提

（2）猿摘　接上式。左脚向左后方退步，脚尖点地，右腿屈膝，重心落于右腿；同时，左臂屈肘，左掌成"猿钩"收至左腰侧；右掌向右前方自然摆起，掌心向下。身体重心后移；左脚踏实，屈膝下蹲，右脚收至左脚内侧，脚尖点地，成右丁步；同时，右掌向下经腹前向左上方划弧至头左侧，掌心对太阳穴；目先随右掌动，再转头注视右前上方。右掌内旋，掌心向下，沿体侧下按至左髋侧；目视右掌。右脚向右前方迈出一大步，左腿蹬伸，身体重心前移；右腿伸直，左脚脚尖点地；同时，右掌经体前向右上方划弧，举至右上侧变"猿钩"，稍高于肩；左掌向前、向上伸举，屈腕撮钩，成采摘势；目视左掌。身体重心后移；左掌由"猿钩"变为"握固"；右手变掌，自然回落于体前，虎口朝前。随后，左腿屈膝下蹲，右脚收至左脚内侧，脚尖点地，成右丁步；同时，左臂屈肘收至左耳旁，掌指分开，掌心向上，成托桃状（图 10-23）；右掌经体前向左划弧至左肘下捧托；目视左掌。反方向重复上述动作。

整体动作重复一遍后，左脚向左横开一步，两腿直立；同时，两手自然垂于体侧。两掌向身体侧前方举起，与胸同高，掌心向上；目视前方。屈肘，两掌内合下按，自然垂于体侧；目视前方。

6. 鸟戏　鸟戏取形于鹤。鹤是轻盈安详的鸟类，人们对它进行描述时往往寓意它的健康长寿。习练时，要表现出鹤的昂然挺拔、悠然自得的神韵。仿效鹤翅飞翔，抑扬开合。两臂上提，伸颈运腰，真气上引；两臂下合，含胸松腹，气沉丹田。活跃周身经络，灵活四肢关节。

（1）鸟伸　接上式。两腿微屈下蹲，两掌在腹前相叠。两掌向上举至头前上方，掌心向下，指尖向前；身体微前倾，提肩，缩项，挺胸，塌腰；目视前下方（图 10-24-1）。两腿微屈下蹲；同时，两掌相叠下按至腹前；目视两掌。身体重心右移；右腿蹬直，左腿伸直向后抬起；同时，两掌左右分开，掌成"鸟翅"，向体侧后方摆起，掌心向上；抬头，伸颈，挺胸，塌腰；目视前方。反方向重复上述动作。

整体动作重复一遍后，左脚下落，两脚开步站立，两手自然垂于体侧；目视前方。

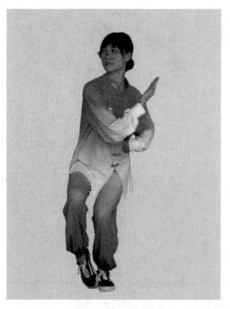 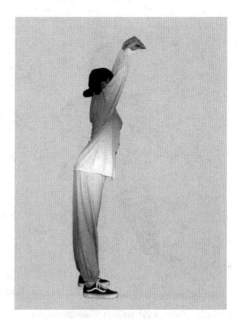

图 10-23　猿摘　　　　　　　　　　　　　　　图 10-24　鸟伸

　　（2）鸟飞　接上式。两腿微屈；两掌成"鸟翅"合于腹前，掌心相对；目视前下方。右腿伸直独立，左腿屈膝提起，小腿自然下垂，脚尖朝下；同时，两掌成展翅状，在体侧平举向上，稍高于肩，掌心向下；目视前方（图 10-25）。左脚下落在右脚旁，脚尖着地，两腿微屈；同时，两掌合于腹前，掌心相对；目视前下方。右腿伸直独立，左腿屈膝提起，小腿自然下垂，脚尖朝下；同时，两掌经体侧，向上举至头顶上方，掌背相对，指尖向上；目视前方。左脚下落在右脚旁，全脚掌着地，两腿微屈；同时，两掌合于腹前，掌心相对；目视前下方。反方向重复上述动作。

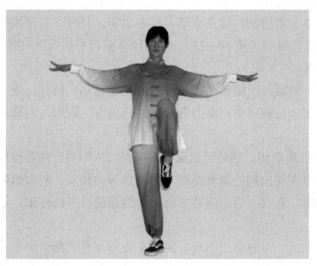

图 10-25　鸟飞

　　整体动作重复一遍后，两掌向身体侧前方举起，与胸同高，掌心向上；目视前方。屈肘，两掌内合下按，自然垂于体侧；目视前方。

　　7. 收势　引气归元。两掌经体侧上举至头顶上方，掌心向下。两掌指尖相对，沿体前缓慢下按至腹前；目视前方。重复上述两遍。两手缓慢在体前划平弧，掌心相对，高与脐平；目观前方。两手在腹前合拢，虎口交叉，叠掌；眼微闭静养，调匀呼吸，意守

230

丹田（图 10-26）。数分钟后，两眼慢慢睁开，两手合掌，在胸前搓擦至热。掌贴面部，上、下擦摩，浴面3～5遍。两掌向后沿头顶、耳后、胸前下落，自然垂于体侧；目现前方。左脚提起向右脚并拢，前脚掌先着地，随之全脚踏实，恢复成预备势；目视前方。

三、临床应用

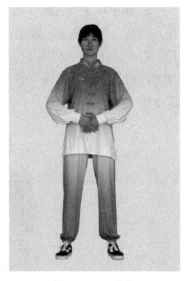

图 10-26　收势

五禽戏功法动作包含有前俯、后仰、侧屈、拧转、折叠、提落、开合、缩放等各种不同的姿势变化，并以腰为主轴和枢纽，带动上、下肢向各个方向运动，使脊柱躯干、四肢的关节、韧带、肌肉得以充分活动，对各关节的活动范围和运动能力起到维持和康复的作用。习练中，各动作配合呼吸、意念，意气相随，内外合一，能疏通调畅全身气血、调顺呼吸之气，对维持和增强心肺功能、调节相应脏腑有一定意义。

1. 适应证　对神经衰弱、消化不良、高血压、冠心病、高脂血症、中风后遗症、肌萎缩，以及中老年人常见的病症如失眠、多梦、头晕、头痛等都有明显的康复和保健作用。近年来五禽戏作为康复治疗手段，已广泛应用于偏瘫、截瘫、痹症、痿证、骨质疏松、震颤麻痹综合征等患者的康复期治疗，而且对癌症患者的康复有较好的作用。

2. 禁忌证　年老体弱者，严重高血压、青光眼、严重心脑血管病、急性疾病、严重器质性疾病的患者及孕妇不宜进行此项运动。

3. 注意事项　五禽戏运动量较大，运用时要因人而异，应根据情况灵活把握动作的速度、步姿的高低、幅度的大小、锻炼的时间、习练的遍数、运动量的大小。

第三节　八 段 锦

一、概述

扫码"学一学"

八段锦是中国古代导引术中的一个重要组成部分，起源于北宋，兴于明代，盛于清代，流传至今已有800多年的历史。八段锦由八个连续动作组成，因其简便易学，又作用明显，深受人们喜爱，将之比喻成"锦"（精美的丝织品），故名八段锦，具有"柔和缓慢，圆活连贯；松紧结合，动静相兼；神与形合，气寓其中"的特点。每一个动作都配以一句歌诀，以明确提出了动作的要领、作用和目的。功法中伸展、前俯、后仰、摇摆等动作，分别作用于人体的三焦、心、肺、脾、胃、肾、腰等部位和器官，可以防治心火、五劳七伤和各种疾病，并有滑利关节、发达肌肉、增长气力、强壮筋骨、帮助消化和调整神经系统的功能。

二、技术操作

1. 预备式　两脚并拢，自然站立；沉肩坠肘；头颈正直，虚灵上顶，下颌微收，目视前方；左脚侧跨一步与肩宽，两手侧摆环抱于腹前。用鼻自然呼吸，精神集中（图 10-27）。

2. 两手托天理三焦 两臂微下落，两掌五指分开在腹前交叉，掌心向上；两腿挺膝伸直，两掌上托于胸前，随后两臂内旋向上托起，掌心向上，抬头，目视两掌；两掌继续上托，肘关节伸直，下颌内收，动作稍停，目视前方；两腿膝关节微屈，同时，两臂分别向身体两侧下落，两掌捧于腹前，掌心向上，目视前方。全部动作一上一下为一次，共做六次（图10-28）。

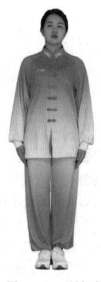
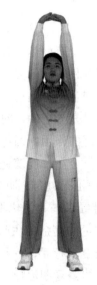

图10-27 预备式　　　图10-28 两手托天理三焦

3. 左右开弓似射雕 重心右移，左脚向左开步站立，膝关节缓慢伸直；两掌向上交叉于胸前，左掌在内，目视前方。右掌屈指向右拉至肩前，左掌呈八字掌，左臂内旋，向左侧推出，与肩同高，同时，两腿屈膝半蹲，成马步，动作略停，目视左前方向。重心右移，两手变自然掌，右手向右划弧，与肩同高，掌心斜向前，重心继续右移（图10-29）。两手画弧，右式动作与左式动作相同，只是左右相反。

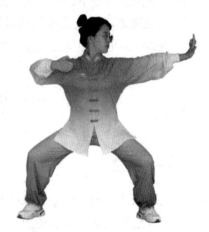

"左右开弓似射雕"一左一右为一次，共做三次。做第三遍最后一动时，身体重心继续左移，右脚回收成开步站立，膝关节微屈；同时，两掌下落，捧于腹前，目视前方。

图10-29 左右开弓是射雕

4. 调理脾胃须单举 两腿挺膝伸直，同时左掌上托，经面前上穿，随之臂内旋上举至头的左上方，右掌同时随臂内旋下按至右髋旁，指尖向前，动作略停（图10-30）。两腿膝关节微屈，同时，左臂屈肘外旋，左掌经面前下落于腹前，同时，右臂外旋，右掌向上捧于腹前，目视前方。右式动作与左式动作相同，但左右相反。

该式一左一右为一次，共做三次。做到第三次最后一动时，变两腿膝关节微屈，右掌下按于右髋旁，指尖向前，目视前方。

5. 五劳七伤往后瞧 两腿挺膝，重心升起，同时，两臂伸直，指尖向下，目视前方。两臂外旋，掌心向外，头向左后转，动作稍停，目视左斜后方（图10-31）。两脚膝关节微屈，同时，两臂内旋按于髋旁，指尖向前，目视前方。右式动作与左式相同，方向相反。

该式一左一右为一次，共做三次。做到第三次最后一动时，变两腿膝关节微屈，同时，两掌捧于腹前，目视前方。

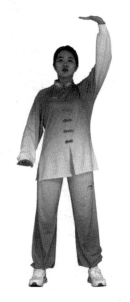
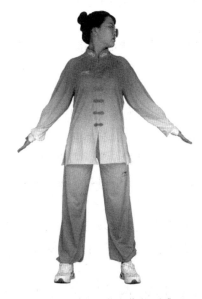

图 10-30　调理脾胃须单举　　　　图 10-31　五劳七伤往后瞧

6. 摇头摆尾去心火　重心左移，右脚向右开步站立，同时，两掌上托至头上方，肘关节微屈，掌心向上，指尖相对，目视前方。两腿屈膝半蹲成马步，同时，两臂向两侧下落，两掌扶于膝关节上方。重心向上稍升起，随之重心右移，上体向右侧倾，俯身，目视右脚面。重心左移，同时，上体由右向前、向左旋转，目视右脚跟（图 10-32）。重心右移，成马步，同时，头向后摇，上体立起，随之下颔微收，目视前方。右式动作与左式动作相同，方向相反。

该式一左一右为一次，共做三次。做完三次后，重心左移，右脚回收成开步站立，同时，两臂经两侧上举，掌心相对，两腿膝关节微屈，同时，两掌下按至腹前，指尖相对，目视前方。

7. 两手攀足固肾腰　两腿挺膝伸直站立，同时，两掌指尖向前，两臂向前、向上举起，肘关节伸直，掌心向前，目视前方。两臂屈肘，两掌下按于胸前，掌心向下，指尖相对。两臂外旋，两掌心向上，随之两掌掌指顺腋下后插。两掌心向内沿脊柱两侧向下摩运至臀部，随之上体前俯，沿腿后向下摩运，经脚两侧至于脚面，抬头目视前下方，动作略停。两掌沿地面前伸，随之用手臂带动上体立起，两臂肘关节伸直上举，掌心向前（图 10-33）。

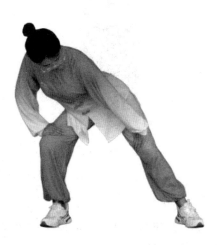
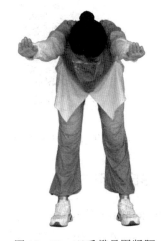

图 10-32　摇头摆尾去心火　　　　图 10-33　双手攀足固肾腰

该式一上一下为一次，共做六次。做完六次后两腿膝关节微屈，同时两掌向前下按至腹前，掌心向下，指尖向前，目视前方。

8. 攒拳怒目增气力 重心右移，左脚向左开步，两腿半蹲成马步，同时，两掌握拳于腰侧，大拇指在内，拳心向上，目视前方。拳向前冲出，与肩同高，拳眼向上，目视左拳。左臂内旋，左拳变掌，虎口向下，目视左掌。左臂外旋，肘关节微屈，同时，左掌向左缠绕，便掌心向上后握住，大拇指在内，目视左拳。左拳曲肘回收至腰侧，拳心向上，目视前方（图 10-34）。右式动作与左式动作相同。

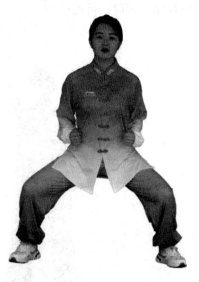

图 10-34 攒拳怒目增气力

该式一左一右为一次，共做三次。做完三次后，重心右移，左脚回收成并步站立，同时，两拳变掌，垂于体侧，目视前方。

9. 背后七颠百病消 两脚跟提起，头上顶，动作稍停，目视前方。两脚跟下落，轻震地面（图 10-35）。该式一起一落为一次，共做七次。

10. 收势 两臂内旋向两侧摆起，与髋同高，掌心向后，目视前方。两臂屈肘，两掌相叠于腹部，男性左手在里，女性右手在里。两臂垂于体侧（图 10-36）。

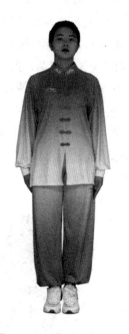

图 10-35 背后七颠百病消

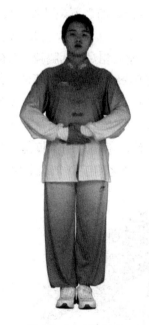

图 10-36 收势

三、临床应用

八段锦的动作柔缓，协调连贯，充分伸展活动脊柱和四肢关节，使相关肌肉、肌腱得以牵伸，有助于维持和改善肢体活动度、提高肌力、缓解疼痛；"双手托天理三焦""左右开弓心肺调""调理肝脾须单举"等动作，通过手臂上下左右牵拉胸廓、腹部，扩展胸腔、按摩腹部脏器，可以增加肺活量，调节心肺功能，促进血液循环和新陈代谢，调节内分泌；功法的习练强调形体、呼吸、心理三者合一，可改善慢性疾病患者心理状态、延缓衰老以及提高生活质量。

1. 适应证　八段锦具有疏通气血、柔韧筋骨、畅达气机的作用，适用于各种软组织损伤、慢性骨关节疾病、中风后遗症、风湿性疾病的运动功能障碍、疼痛的康复；可以改善心肺功能、控制血压、增加肺活量、改善糖脂代谢，可广泛地运用心血管系统、呼吸系统、内分泌系统的各种慢性疾病的康复。

2. 禁忌证　八段锦的动作柔缓，禁忌证相对较少，但对于不稳定性骨折、严重骨质疏松等应适度禁忌。

3. 注意事项　因八段锦的每一式中活动的部位有所不同，故临床运用时，应突出其针对性，须根据情况选择部分架势或整体套路，并灵活把握动作的速度、锻炼的时间、习练的遍数、运动量的大小。

第四节　太　极　拳

扫码"学一学"

一、概述

太极拳是我国民族文化遗产之一，是一种武术项目，也是体育运动和健身项目，在中国有着悠久的历史。1956 年国家体委组织部分专家，在传统太极拳的基础上，按由简入繁、循序渐进、易学易记的原则，去其繁难和重复动作，选取了二十四式，编成《简化太极拳》，也称"二十四式太极拳"或"三段太极拳"。

太极始于无极，分两仪，由两仪分三才，由三才显四象，演变八卦。依据"易经"阴阳之理、中医经络学、道家导引、吐纳综合地创造一套有阴阳性质、符合人体结构、大自然运转规律的一种拳术，古人称为"太极"。太极拳理论，直接来源于道教思想，道教继承和发展老庄道家思想，在重生贵生、尊道贵德宗旨指导下，有一系列养生修身炼己、以求长生久视的锻炼功法，集中且精当地体现在太极拳功法拳理上。

太极拳的运动特点：中正安舒、轻灵圆活、松柔慢匀、开合有序、刚柔相济，动如"行云流水，连绵不断"。这种运动既自然又高雅，可亲身体会到音乐的韵律，哲学的内涵，美的造型，诗的意境。在高级的享受中，使疾病消失，使身心健康。

二、技术操作

1. 预备式　身体自然站立，两脚并拢，两手垂于大腿外侧；头颈正直，口闭齿扣，胸腹放松；眼平视前方（图 10-37）。

2. 起势　左脚向左分开，两脚平行同肩宽。两臂慢慢向前举，自然伸直，两手心向下。两腿慢慢屈膝半蹲，同时两掌轻轻下按至腹前（图 10-38）。

3. 左右野马分鬃　收脚抱球，左转出步，弓步分手。后坐撇脚，跟步抱球，右转出步，弓步分手。后坐撇脚，跟步抱球，左转出步，弓步分手（图 10-39）。

4. 白鹤亮翅　跟半步，胸前抱球，后坐举臂，虚步分手（图 10-40）。

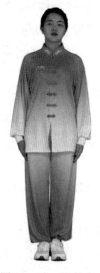

图 10-37　预备式

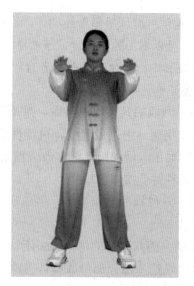

图 10-38　起势

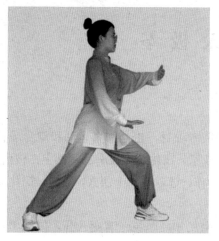

图 10-39　左右野马分鬃

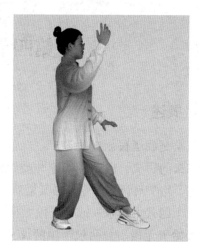

图 10-40　白鹤亮翅

5. 左右搂膝拗步　左转落手，右转收脚举臂，出步屈肘，弓步搂推。后坐撇脚，跟步举臂，出步屈肘，弓步搂推。后坐撇脚，跟步举臂，出步屈肘，弓步搂推（图 10-41）。

6. 手挥琵琶　跟步，展手，后坐挑掌，虚步合臂（图 10-42）。

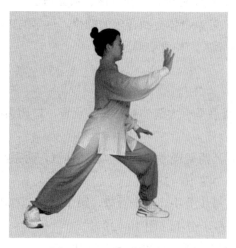

图 10-41　左右搂膝拗步

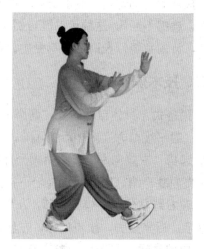

图 10-42　手挥琵琶

7. 左右倒卷肱　两手展开，提膝屈肘，撤步错手，后坐推掌，重复四次（图10-43）。

8. 左揽雀尾　右转收脚抱球，左转出步，弓步掤臂，左转随臂展掌，后坐右转下捋，左转出步搭腕，弓步前挤，后坐分手屈肘收掌，弓步按掌（图10-44）。

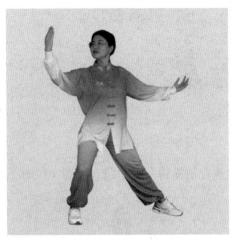
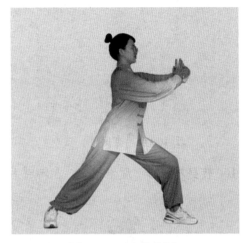

图10-43　左右倒卷肱　　　　　　　图10-44　左揽雀尾

9. 右揽雀尾　后坐扣脚、右转分手，回体重收脚抱球，右转出步，弓步掤臂，右转随臂展掌，后坐左转下捋，右转出步搭手，弓步前挤，后坐分手屈肘收掌，弓步推掌。

10. 单鞭　左转扣脚，右转收脚展臂，出步勾手，弓步推举（图10-45）。

11. 云手　右转落手，左转云手，并步按掌，右转云手、出步按掌。重复三次（图10-46）。

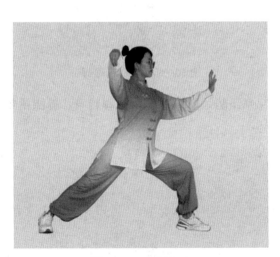
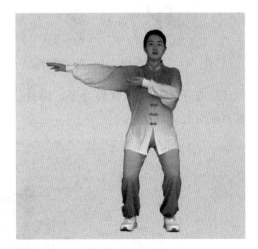

图10-45　单鞭　　　　　　　　　图10-46　云手

12. 单鞭　斜落步，右转举臂，出步勾手，弓步按掌。

13. 高探马　跟步后坐展手，虚步推掌（图10-47）。

14. 右蹬脚　收脚收手，左转出步，弓步划弧，合抱提膝，分手蹬脚（图10-48）。

15. 双峰贯耳　收脚落手，出步收手，弓步贯拳（图10-49）。

237

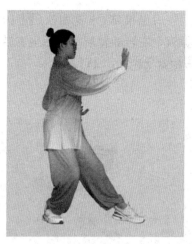

图 10-47　高探马

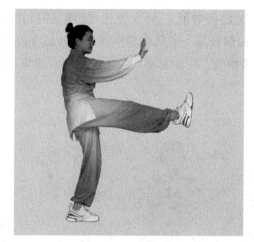

图 10-48　右蹬脚

16. 转身左蹬脚　后坐扣脚，左转展手，回体重合抱提膝，分手蹬脚（图 10-50）。

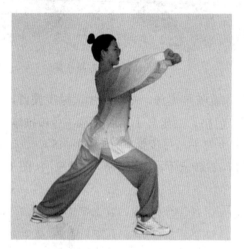

图 10-49　双峰贯耳

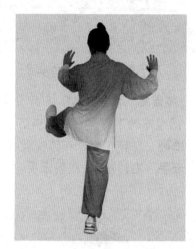

图 10-50　转身左蹬脚

17. 左下势独立　收脚勾手，蹲身仆步，穿掌下势，撇脚弓腿，扣脚转身，提膝挑掌（图 10-51）。

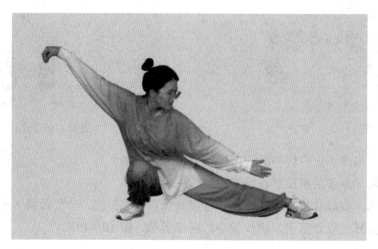

图 10-51-1　左下势独立

18. 右下势独立 落脚左转勾手，蹲身仆步，穿掌下势，撇脚弓腿，扣脚转身，提膝挑掌。

19. 左右穿梭 落步落手，跟步抱球，右转出步，弓步推架。后坐落手，跟步抱球，左转出步，弓步推架（图10－52）。

20. 海底针 跟步落手，后坐提手，虚步插掌（图10－53）。

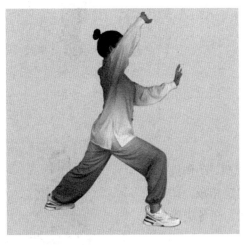 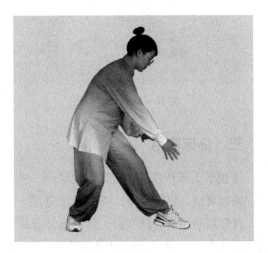

图10－52 左右穿梭　　　　　　　　　　图10－53 海底针

21. 闪通臂 收脚举臂，出步翻掌，弓步推架（图10－54）。

22. 转身搬拦捶 后坐扣脚右转摆掌，收脚握拳，垫步搬捶，跟步旋臂，出步裹拳拦掌，弓步打拳（图10－55）。

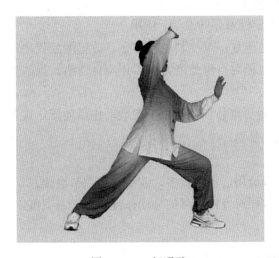 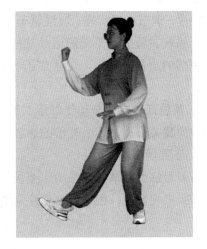

图10－54 闪通臂　　　　　　　　　　图10－55 转身搬拦捶

23. 如封似闭 穿臂翻掌，后坐收掌，弓步推掌（图10－56）。

24. 十字手 后坐扣脚，右转撇脚分手，移重心扣脚划弧（图10－57）。

25. 收势 收脚合抱，旋臂分手，下落收势（图10－58）。

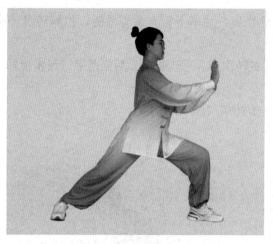

图 10-56　如封似闭

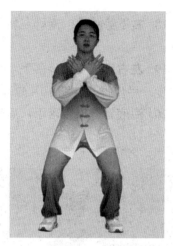

图 10-57　十字手

三、临床应用

太极拳秉承中医阴阳相济、辩证统一的哲学思想，动作绵延舒缓，柔顺灵活，协调连贯，姿势拳法贯通一气、绵延相承，动中求静，有舒筋通络、调理气血、柔韧筋骨等康复作用。在各类慢性疾病康复中治疗效果显著，应用亦越来越广泛。

1. 适应证　太极拳具有改善心功能、降低血压的作用，可改善肺功能、增加肺活量，适用于慢性心肺疾病康复；能改善神经系统功能，促进大脑神经细胞的功能完善，使人体神经系统兴奋和抑制过程得到协调，对神经衰弱、失眠、高血压等有较好的康复作用。可改善消化道的血液循环，促进消化道的消化吸收功能，用于慢性消化系统功能性病变的康复；可减轻疼痛，缓解炎症反应，改善关节活动度，调节心理状态、增强躯干平衡稳定性及预防跌倒，适用

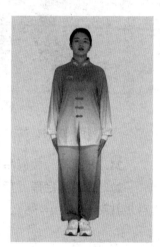

图 10-58　收势

于神经系统、骨关节系统的运动功能障碍的康复；可控制血糖水平、改善糖脂代谢，可用于糖尿病的康复；另外，对癌症患者能极大提高自身免疫力，纠正不良情绪，提高生存质量等。

2. 禁忌证　太极拳动作舒缓柔顺，无明显禁忌证；但由于下肢动作活动变化较多，故较严重的膝关节炎、骨质疏松的患者应适当禁忌。

3. 注意事项

（1）习练太极拳应熟悉动作要领，正确运用，不可贪多，避免下肢关节磨损。

（2）应视情况、根据康复治疗需要，有针对性地选择部分动作或整体套路训练。

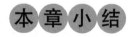

本 章 小 结

1. 传统运动康复技术是以现代康复的理念将传统功法运用于康复领域。既要理解各类功法动作的中医作用，又认识其现代康复原理和意义；在康复处方时一定要明确功能障碍的情况和治疗需要，从而有针对性的选取功法动作，保证效果、控制意外。

2. 传统运动康复技术的康复应用，要强调动作与呼吸、意念的准确配合，做到"意气相随、形神兼备"；指导患者循序渐进、持之以恒，不可急于求成；同时，要严格监控相关生理病理指标，坚持配合科学的治疗，适时调整运动方法和强度。

习 题

扫码"学一学"

一、选择题

1. 易筋经功法对于除以下哪个系统外的病症作用较强

    A. 呼吸系统　　　　B. 循环系统　　　　C. 运动系统　　　　D. 消化系统

    E. 神经系统

2. "易筋经"结束动作的功势是

    A. 打躬势　　　　　　　　　　　B. 青龙探爪势

    C. 九鬼拔马刀势　　　　　　　　D. 掉尾势

    E. 摘星换斗势

3. 需要"咬紧牙关"的是

    A. 摘星换斗势　　　　　　　　　B. 青龙探爪势

    C. 九鬼拔马刀势　　　　　　　　D. 三盘落地势

    E. 韦驮献杵第三势

4. 创编五禽戏的是

    A. 张景岳　　　　B. 张仲景　　　　C. 华佗　　　　D. 孙思邈

    E. 扁鹊

5. 五禽戏主要模仿的是

    A. 虎、鹿、豹、猿、鸟　　　　　B. 虎、犬、熊、猿、鸟

    C. 虎、鹿、猫、猿、鸟　　　　　D. 虎、鹿、熊、猿、鸟

    E. 虎、鹿、熊、龙、鸟

6. 五禽戏中虎戏

    A. 主肝，能舒肝理气，舒筋活络，适用于肝郁不舒、肝气横逆、筋脉拘急者

    B. 主肾，能益气补髓，壮腰健肾，适用于肾虚及肺肾两虚之喘证法

    C. 主肺，能补肺宽胸，调畅气机，适用于肺气壅塞、清肃之令不行者

    D. 主心，能养心补脑，开窍益智，适用于心神不宁、全身不适者

    E. 主脾，能调理脾胃，充实四肢，适用于脾胃虚弱、消化不良者

7. 眩晕症发作期，不宜采用下列哪个动作

    A. 两手托天理三焦　　　　　　　B. 左右开弓似射雕

    C. 调理脾胃须单举　　　　　　　D. 五劳七伤往后瞧

    E. 背后七颠百病消

8. 直立性低血压者，可以采用下列哪个动作

    A. 两手托天理三焦　　　　　　　B. 背后七颠百病消

    C. 调理脾胃须单举　　　　　　　D. 五劳七伤往后瞧

    E. 左右开弓似射雕

9. 24 式简化太极拳的基础是

  A. 陈氏太极拳 B. 杨氏太极拳 C. 吴氏太极拳 D. 孙氏太极拳

  E. 武氏太极拳

10. 确定太极拳练习架势的是

  A. 云手   B. 左揽雀尾   C. 手挥琵琶   D. 起势

  E. 左下势独立

11. 以下说法错误的是

  A. 易筋经中的"易"是变通、改换、脱胎之意

  B. 易筋经中的"筋"指筋骨、筋膜

  C. 易筋经中的"经"带有指南、法典之意

  D. 易筋经就是改变筋骨，通过修炼丹田真气打通全身经络的内功方法

  E. 易筋经不太强调吐纳与意守，而讲究蓄力于指端，以力贯气

12. "拇趾外展，食指与小拇指伸直，中指和无名指掌中指关节屈曲内扣"描述的是五禽戏手形中的

  A. 虎爪   B. 熊掌   C. 鹿角   D. 猿钩

  E. 鸟翅

13. 传统运动技术临床不可用于

  A. 脑萎缩   B. 高血压   C. 活动性肺结核 D. 慢性胃炎

  E. 骨关节退行性变

14. 不是传统运动疗法的特点

  A. 动静结合、内外兼修   B. 舒软柔和、圆活连贯

  C. 松紧结合、刚柔并济   D. 呼吸自然、以意领气

  E. 突发突止、力贯指尖

15. 韦驮献杵第三势双掌向上推时，想象通过头顶的哪个穴位关注两掌

  A. 神庭   B. 风池   C. 攒竹   D. 天门

  E. 太阳

二、思考题

简述八段锦的康复治疗作用，并举例说明各式动作的康复运用。

（张光宇）

第十一章

中药外治技术

学习目标

1. **掌握** 外敷法、热熨疗法、熏洗疗法等三种中药外治法的操作方法。
2. **熟悉** 中药外治法的康复原理。
3. **了解** 常用中药外治法的方药组成
4. 能运用中药外治法进行常见疾病的康复治疗。
5. 具有关心患者的疾苦、尊重其民族信仰习惯、保护其隐私的意识。

案例讨论

【案例】

　　患者，女，62岁，双膝关节冷痛、肿胀，屈伸活动疼痛明显，负重下蹲时加剧。查体：体胖，膝关节肿胀明显，两膝眼压痛，浮髌试验（＋）；X片示：双膝关节间隙狭窄、胫骨平台边缘骨质增生、髌骨钙化，余无异常。诊断：退行性膝关节炎。

【讨论】

1. 该病应如何中医辨证？
2. 该病中医治疗原则是什么？如何通过选择中医外治法给予实现？
3. 针对本病的中药外治操作应注意哪些事项？

第一节 中药外敷法

一、概述

　　中药外敷是运用中药归经原则，将新鲜中药切碎、捣烂，或将中药末加赋形剂调匀成糊状，敷于患处或穴位的方法。具有舒筋活络、祛瘀生新、消肿止痛、清热解毒、拔毒等功效。

　　中药外敷是以中医学为理论基础，根据不同的病证，选择相应的药物，制成膏、丹、丸、散、糊、锭等剂型，敷于相应的体表部位或穴位，通过药物的经皮吸收或对体表部位及穴位的刺激，调节经络脏腑等功能，达到防病治病的目的。

扫码"学一学"

二、技术操作

1. 药物准备

（1）治疗盘或治疗碗内盛调制好的药物、油膏刀、棉垫或纱布块、棉纸、胶布、绷带。

（2）调制新鲜中药需准备切刀、切板。

（3）药末根据需要备好清水、茶水、醋、蜜、麻油、饴糖、凡士林等赋形剂。

2. 操作方法

（1）协助患者取合适体位，暴露患处，敷药局部做清洁处理。

（2）将新鲜中药（已捣烂）平摊于棉垫上；药末经清水、或醋、蜜等调制成糊状，平摊于棉垫或纱布上，并在药物上面加大小相等的棉纸或纱布。

（3）将药物敷于患处，用胶布或绷带固定。

3. 注意事项

（1）调制的药物须干湿适中，厚薄均匀，根据药物作用，决定敷药厚薄，如消散药膏宜厚，创面生肌膏宜薄，一般以 0.2～0.3cm 为宜，大小须超出病变处 1～2cm 为度，对皮肤有腐蚀的药物应限于病变部位以内。

（2）用水或醋调制的药物，容易干燥，干燥时可取下敷料加水或醋湿润后再敷，亦可将药物刮下，加水或醋重新调制后再敷，一般 2～3 天后更换一次，亦有敷数小时即取下，如哮喘膏。

（3）饴糖调制的药物，夏天易发酵，可每日更换药物或加适量防腐剂。

（4）敷药后应询问病人有无瘙痒难忍感觉，并观察局部有无皮疹、水疱等过敏现象，若有过敏反应，应停止敷药。

三、临床应用

（一）急性踝关节扭伤

1. 处方 土鳖虫、栀子、没药、赤芍、豆豉、生姜、大黄、蒲公英、自然铜。

2. 用法 患者仰卧于治疗床上，术者用揉、按等手法放松足踝部肌肉，点按阿是穴、风市、足三里、太溪、昆仑、商丘、解溪、丘墟等腧穴，以松解患肢痉挛，舒通经络止痛。后将上药研成细末，取蜜调适量外敷患处，根据内翻扭伤或外翻扭伤，用绷带"8"字形固定于外翻或内翻位。中药外敷每天 6～8 小时，7 天为 1 疗程。

（二）失眠

1. 处方 五味子、远志、石菖蒲各 10g，枣仁 20g，红花 3g；或丹参、三七各 10g，石菖蒲、远志、硫黄各 20g，红花 6g。

2. 用法 将上药研成细末，均用 42 度白酒调成稠膏状、涂满神阙穴，外用纱布和医用胶布固定，每晚换药 1 次，10 次为一疗程。

（三）小儿肺炎

1. 处方 紫苏子、炒莱菔子、葶苈子各 6 份，大黄、白芥子各 3 份，芒硝 1 份。

2. 用法 将所述药物研磨成粉，并用麻油调成膏状，将药膏贴敷在天突、膻中及两侧肺俞穴，约涂抹 1～2cm 大小，最后用纱布覆盖，胶带固定。每日换药 1 次，7 天为 1 个疗程。

（四）急性乳腺炎初期

1. 处方 大黄 60g，芒硝 60g。

2. 用法　将上药研成粉末混匀，将粉末装于布袋中，而后将布袋敷于患者乳房上，每24小时更换一次中药。

第二节　中药熏洗法

扫码"学一学"

一、概述

中药熏洗疗法是将中草药加工成汤液，趁热熏蒸洗人体相应部位，以达到治病、保健和美容目的的一种方法。此疗法是借助药力和热力，通过皮肤、黏膜作用于肌体，促使腠理疏通、脉络调和、气血流畅，从而达到预防和治疗疾病的目的。

熏洗疗法可起到局部作用，也可达到全身作用。局部作用是指熏洗局部，局部的药物浓度和温度高于其他部位，可促进局部的血液循环，产生对局部的消炎、消肿、止痛、化瘀、祛风、除湿、散寒等作用。全身作用是指熏洗局部，药物从皮肤吸收，分布全身，可对全身产生药理作用；熏洗局部，通过人体的调节作用间接地产生全身作用。

二、技术操作

（一）熏蒸技术

1. 全身熏蒸法　将药物煎煮成药液，趁热倒入盆内，外罩浴罩，患者坐入其中，进行全身熏蒸。药液可不断加热，使蒸气不断产生。每次熏蒸15～30分钟，每日1～2次。

适用：熏蒸全身。

2. 支凳熏法　将药物煎煮成药液，趁热倒入盆内，盆旁或盆中放一木凳，将腿搭放于凳上，外罩布单，进行熏蒸。也可边加热，边熏蒸。每次熏蒸15～30分钟，每日1～3次。

适用：熏蒸下肢部位。

3. 坐熏法　将药物煎煮成药液，趁热倒入盆内，盆上倒扣熏笼，坐在熏笼上，外罩布单，进行熏蒸。也可边加热边熏蒸。每次熏蒸15～30分钟，每日1～3次。

适用：熏蒸外阴部。

4. 碗口蒸法　将药物煎煮成药液，趁热倒入碗内或其他器皿，两手捂住碗或缸或杯口，留出点小缝，口或鼻或眼对着小缝进行熏蒸。每次熏蒸10～30分钟，每日1～3次。

适用：熏蒸口、鼻、眼部

5. 瓶口熏法　将药物煎煮成药液，趁热倒入保温瓶内，面对或胸对瓶口进行熏蒸。每次熏蒸10～30分钟，每日1～3次。

适用：熏蒸面部、胸部。

6. 锅口熏蒸法　将药物放入锅内，加水煎煮，身体上部或上肢伸在锅口上面，外罩布单，边煎边熏。每次熏蒸10～30分钟，每日1～3次。

适用：熏蒸胸部及上肢。

（二）洗浴技术

1. 洗浴法　将药物放入锅内，加水煎煮后，取汁倒入浴盆内，待水温降至适宜后，仰卧于药液内，进行洗浴。每次洗10～30分钟，每日1～2次。为保持水温，可不断地往浴盆内加热水。适用于洗涤全身。

2. 浸洗法 将药物放入锅内，加水煎煮后，取汁倒入盆内，待温后，将患肢伸入药液内浸泡可同时进行搓洗。每次浸洗 10～30 分钟，每日 1～2 次。为保持药液温度，可不断地添加少量热水。适用于洗涤上下肢。

3. 坐洗法 将药物放入锅内，加水煎煮后，取汁倒入盆内，待温后，坐于药液中进行洗涤。每次坐洗 20～30 分钟，每日 1～2 次。适用于洗涤外阴及臀部。

4. 擦洗法 将药物放入锅内，加水煎煮后，取汁倒入盆内，待温后，用纱布或毛巾蘸药汁擦洗治疗部位。每次擦洗 20～30 分钟，每日 3～6 次。适用于洗涤躯干。

5. 冲洗法 分为手撩水冲洗、软管冲洗。

（1）手撩水冲洗法 将药煎煮成药液后，取汁倒入盆内，将所洗部位移于盆口上方，手指并拢，将药液撩向所洗部位，进行冲洗。每次洗 10～20 分钟，每日 1～3 次。

（2）软管冲洗法 将药物煎煮成药液后，倒入特制的底部带有软管装置的桶内，将桶置于高处，使药液顺软管下流，用管口对着所洗部位进行冲洗。每次冲洗 5～15 分钟，每日 1～3 次。

（三）熏洗疗法的适应证和禁忌

1. 适应证 熏洗疗法在临床应用上十分广泛，可广泛地运用于内、外、妇、儿、骨伤、皮肤、五官等临床科疾病，并有美容美发、保健强身的功效。

2. 禁忌证

（1）急性传染病、严重心脏病、重症高血压、严重肾病、主动脉瘤、有出血倾向者禁用熏洗疗法。

（2）恶性肿瘤、脓肿已局限的病灶禁用熏洗疗法。

（3）妇女妊娠期和月经期，不宜进行熏洗疗法，尤其是坐浴法。

（4）饱食、饥饿、大汗以及过度疲劳时，不宜进行熏洗疗法。

三、临床应用

（一）中风

1. 处方 伸筋草、透骨草、红花各 30g。

2. 用法 上药水煎后，熏洗患肢 30 分钟，每日 2 次。用于中风后遗症之手足拘挛。

（二）面瘫

1. 处方 薄荷、艾叶、荆芥、前胡各 15g。

2. 用法 上药水放后，熏洗面部 10 分钟，每日 2 次。

（三）痹证

1. 处方一

（1）处方 干姜 60g、干辣椒 30g、乌头 20g、木瓜 25g。

（2）用法 上药水煎后，先熏，后洗患处，最后用药渣敷患处。用于痛痹（退行性骨关节炎）。

2. 处方二

（1）处方 透骨草 50g，鸡血藤、生石膏、生地黄各 30g，红花、川乌、草乌、桂枝、威灵仙、苍术、黄柏各 20g。

（2）用法 上药水煎后，熏洗患处 20 分钟，每日 2 次。用于热痹（痛风）。

3. 处方

（1）处方 生草乌、生川乌、生马钱子、透骨草、莪术、制乳香、制没药、制南星、成灵仙、桑寄生、皂角刺各 15g，酒当归 20g，细辛、仙灵脾各 10g。

（2）用法　上药水煎后，熏洗患处 20 分钟，每日 2 次。用于顽痹（类风湿性关节炎）。

（四）漏肩风

1. 处方　鬼箭羽、晚蚕砂各 15g，桂枝、木瓜、红花各 9g，黄酒 250g。

2. 用法　上药水泡 15 分钟，加入黄酒煎沸，熏洗患处 30 分钟，每日 2 次。

第三节　中药温熨法

扫码"学一学"

一、概述

中药温熨法是将发热的药物置于患病部位或穴位上，以防治疾病的一种方法。具有温经通络、行气活血、散寒止痛、祛瘀消肿等作用。中药温熨法具有操作简便、节时省力、安全实用、低耗、病人感觉舒适、易于接受等优点，因而广泛适用于内、外、儿、妇、皮肤、伤科。

二、技术操作

将中药加热，装入布袋，放病患部位或穴位上热敷。

三、临床应用

（一）常用温熨法

1. 盐熨法

（1）操作方法　取食盐适量放锅内用文火炒至极热，先取一半装入布袋内（布袋大小适宜），扎紧袋口，放疼痛部位热敷，待冷后将另一半热盐装入再熨，每次 1 小时，每日 2～3 次。

（2）适应证　适用于风寒腹痛、小腹冷痛、慢性腹泻、风湿腰痛、关节冷痛。

2. 葱盐熨法

（1）操作方法　取葱、盐各 500g，将葱切成细末后与盐同锅炒热，装入布袋内热熨。

（2）适应证　适用于脘腹冷痛、腹泻、癥闭痛经、产后背痛等。

3. 艾熨法

（1）操作方法　取艾叶 500g，捣烂，炒热，装入袋内放患处热熨，如药冷，可在袋上用热水或热盐反复熨 1～2 小时，每日 2 次，2 周为一疗程。

（2）适应证　适用于子宫寒冷、白带增多、痛经、月经错后、风寒痹痛等。

4. 吴茱萸熨法

（1）操作方法　取吴茱萸 60g，食盐 60g 二者同炒热，装入布袋热敷脐部（神阙穴）。如药冷，可在袋上置热水袋继续，每次 1～2 小时，每日 2～3 次，以治愈为止。

（2）适应证　适用于腹痛、呕吐、疝气等。

5. 坎离砂熨法

（1）操作方法　取铁屑适量放入陶碗内炒热，加 2％醋酸或食醋适量，拌匀装入厚布袋内，待温度至 45～50℃后熨敷患处。

247

（2）适应证　适用于风寒痹痛。

（二）温熨法注意事项

1. 实热证，局部皮肤无知觉，癌肿，皮肤溃疡，急性出血性疾病，以及孕妇腹部和腰骶部禁用，高血压、心脏病患者慎用。

2. 热敷前局部皮肤可涂一层凡士林或油膏，坎离砂温度过高时可下垫一个布垫，以免伤皮肤。

3. 随时注意病人的反应，冬季注意避风保暖。

本 章 小 结

中药外治技术在康复中的运用，所使用方药的功效和使用方法的结合。方药要充分依据辨证结果，根据中药理论知识有针对性地遣药组方，要熟悉对常见病症的基本处方。

正确理解给药途径和使用方法的康复原理，特别是熏洗法、温熨法的运用中的温度刺激、压力刺激，与物理因子疗法有相似之处。

严格把握中药外治技术的适应证、禁忌证、注意事项，确保康复应用的有效性和安全性。

习 题

扫码"练一练"

一、选择题

1. 不是中药熏洗康复作用的是
   A. 药物作用　　　B. 温度刺激　　　　C. 固定制动　　　　D. 压力刺激
   E. 神经反射

2. 中药外敷常用剂型不包括下列哪项
   A. 膏　　　　　　B. 丹　　　　　　　C. 糊　　　　　　　D. 锭
   E. 汤

3. 属于中药熏洗的禁忌症的是
   A. 陈旧性关节冷痛　　　　　　　　B. 出血倾向者
   C. 痔疮术后疼痛　　　　　　　　　D. 痛风
   E. 骨折后遗症

4. 支凳熏法主要用于
   A. 胸部　　　　　　B. 上肢　　　　　C. 下肢部位　　　　D. 全身
   E. 面部

5. 熏蒸面部可用方法
   A. 全身熏蒸法　　B. 支凳熏法　　　C. 坐熏法　　　　　D. 碗口蒸法
   E. 锅口熏蒸法

6. 中药外敷大小一般须超出病变处
   A. 1～2cm　　　　B. 2～3cm　　　　C. 3～4cm　　　　　D. 4～5cm
   E. 5～6cm

7. 用水或醋调制的药物外敷，一般多久后更换一次

A. 2～3 小时　　　B. 2～3 天　　　C. 10～20 天　　　D. 1～2 个月

E. 12～24 小时

8. 关于中药外敷说法错误的是

A. 调制的药物须干湿适中，厚薄均匀。

B. 一般以 0.2～0.3cm 为宜。

C. 对皮肤有腐蚀的药物应限于病变部位以内。

D. 哮喘膏可敷数小时即取下。

E. 敷药后有瘙痒难忍感觉属于正常现象，不必处理。

9. 急性踝关节扭伤的中药外敷说法错误的是

A. 损伤后立即选用破血化瘀的药物外敷。

B. 损伤后出血停止后可选用破血化瘀的药物外敷。

C. 中药外敷前可点按穴位以解痉止痛。

D. 敷药后用绷带"8"字形固定于外翻或内翻位。

E. 中药外敷 6～8 小时，7 天为 1 疗程。

10. 将中药加热，装入布袋，置于患病部位或穴位上是

A. 熏蒸法　　　B. 外敷法　　　C. 坐熏法　　　D. 温熨法

E. 药浴法

11. 温熨法的作用不包括

A. 温经通络　　B. 行气活血　　C. 散寒止痛　　D. 祛瘀消肿

E. 收敛止血

12. 取铁屑适量放入陶碗内炒热，加 2％醋酸或食醋适量，拌匀装入厚布袋内，待温度至 45～50℃后熨敷患处是

A. 盐熨法　　　B. 葱盐熨法　　C. 坎离砂熨法　　D. 艾熨法

E. 吴茱萸熨法

13. 温熨法的适应证不包括

A. 风寒痹痛　　B. 子宫寒冷　　C. 实热证　　　D. 脘腹冷痛

E. 慢性腹泻

二、思考题

1. 中药外敷法有哪些剂型？

2. 简述熏洗法的作用，什么情况下不能使用熏洗法？

（汪海英）

下篇

临床篇

第十二章

神经系统疾病的传统康复治疗

学习目标

1. **掌握** 脑血管疾病、脊髓损伤、小儿脑瘫的康复策略和传统康复技术应用。
2. **熟悉** 脑血管疾病、脊髓损伤、小儿脑瘫的病因病机、辨证分型和康复注意事项。
3. **了解** 脑血管疾病、脊髓损伤、小儿脑瘫的现代康复评定。
4. 具有传统康复治疗基本理论，能进行传统康复技术的操作，能安排合适的康复环境。
5. 能与患者及家属进行有效的沟通，开展与康复相关的健康教育，帮助和指导患者进行康复锻炼。

案例讨论

李某，女，59 岁。主因"右侧肢体活动不灵伴言语不清 2 天"住院。患者两天前于休息时出现右侧肢体无力，未予以重视，右侧肢体无力逐渐加重，并出现言语不清，伴头晕、头疼，遂来诊。颅脑 MRI 示：左侧基底节区脑梗死。查体：血压 165/100mmhg，神志清楚，精神一般，言语謇涩，口角歪斜，头晕头疼，无视物旋转，无恶心呕吐，无二便失禁，右侧肢体活动不灵，无肢体麻木，行走需一人搀扶，舌暗红苔黄厚腻，脉弦滑。

问题：

1. 该患者最可能的诊断是什么？
2. 该患者的康复要点是什么？

第一节 脑血管疾病的传统康复治疗

一、概述

脑血管疾病（cerebrovascular disease，CVD）是指因脑部血管病变导致颅内血液循环障碍进而造成脑组织损害的一组疾病，又称脑血管意外或脑卒中，传统医学称为脑中风。依据病因和临床表现的不同，脑血管疾病主要分为出血性和缺血性两大类。出血性脑血管疾病包括脑出血和蛛网膜下腔出血；缺血性脑血管疾病又称为脑梗死，包括脑血栓形成、脑栓塞和腔隙性脑梗死等。

扫码"学一学"

脑卒中发病率高、死亡率高、致残率高，是危害中老年人健康和生命的常见病。我国城乡居民脑卒中年发病率为200/10万，年死亡率80～120/10万，存活者中有70%以上遗留有不同程度的功能障碍，其中40%为重度残疾。世界卫生组织总结了脑卒中的主要相关危险因素，包括高血压病、糖尿病、心脏病、短暂性脑缺血发作（TIA）和脑卒中史、高血脂、肥胖、血小板集聚性高、高尿酸血症、感染、乙醇中毒、吸烟、遗传史或家族史等。

脑卒中起病较急，临床表现为头痛、呕吐、血压变化、体温变化等一般症状、体征及意识障碍、运动障碍、感觉障碍、言语障碍等，其中以偏瘫、失语最为常见。由于病变的部位、范围和性质等不同，脑卒中后的表现不尽相同，多见有肌肤不仁、口眼㖞斜、时流口水、面色萎黄、舌强语謇，久之，肢体逐渐痉挛僵硬、拘急不张，甚则肢体出现失用性强直、挛缩，进而导致畸形和功能丧失等。

传统医学称脑卒中为"中风"，认为本病主要因风（肝风、外风）、火（肝火、心火）、痰（风痰、湿痰）、瘀（血瘀）、气（气逆）、虚（阴虚、气虚）等因素造成阴阳失调，气血逆乱，上犯于脑导致发病。

二、诊断及评定

（一）诊断标准

1. 脑血栓形成 有高血压病及动脉硬化的中年以上患者，在静息状态下或睡眠中急性起病，发病后10余小时或1～2天局灶性脑损害的症状和体征（偏瘫、失语等）达到高峰，并能用某一动脉供血区功能损伤来解释，临床应考虑急性脑血栓形成。CT或MRI检查发现梗死灶可明确诊断。临床症状、体征取决于梗死灶的部位和大小，患者一般意识清楚，当发生基底动脉血栓或大面积梗死时可出现意识障碍。多数脑梗死患者在发病后24小时可经CT确诊，MRI与CT相比有显示病灶早的特点。

2. 脑栓塞 青壮年多见，多在活动中骤然起病，出现偏瘫或伴失语等局灶性神经功能缺损的表现，症状、体征在数秒至数分钟达到高峰，大多数患者既往有心脏病、动脉粥样硬化等栓子来源病史。CT和MRI有助于确诊脑栓塞部位、是否伴发出血。

3. 腔隙性脑梗死 好发于中老年人，有长期高血压病史，急性起病，出现局灶性神经功能缺损症状，CT或MRI检查证实有与神经功能缺失一致的脑部腔隙病灶，少数患者隐匿起病，无明显临床症状，仅在影像学检查时发现。梗死灶呈不规则形，直径在0.2～20mm，多为2～4mm。

4. 脑出血 中老年患者多见，多有高血压病史，多在情绪激动或活动中突然发病，发病后病情常于数分钟至数小时内达到高峰。患者发病后多有血压明显升高，由于颅内压升高，常有头痛、呕吐和不同程度的意识障碍，如嗜睡、昏迷等，结合头颅CT见出血灶可确诊。

5. 蛛网膜下腔出血 突然剧烈头痛、呕吐，伴或不伴意识障碍，查体可见脑膜刺激征阳性，无局灶性神经系统体征，应高度怀疑本病。同时，CT见脑池、蛛网膜下腔高密度征象，或腰穿示压力增高和血性脑脊液即可确诊。

根据病程一般将脑卒中分为三期：急性期指发病两周内；恢复期指发病两周以上到半年；后遗症期指发病半年以上。

（二）现代康复评定

1. 脑损害严重程度评定 常用格拉斯哥昏迷量表（GCS）、中国脑卒中临床神经功能缺损程度评分量表（1995年）、美国国立卫生研究院卒中量表（NIHSS）来进行评定。

2. 运动功能评定 运动功能评定主要包括肌力、肌张力、关节活动度、平衡功能、运动模式、步态及痉挛等内容，各项可单独评定，亦可采用综合量表评定，如 Brunnstrom 运动功能恢复 6 级分期法、Fugl–Meyer 运动功能评定量表、上田敏法等。

3. 言语功能评定 目前国内常用的失语症检查法有原北京医科大学的汉语失语症成套测验、中国康复研究中心的标准失语症检查法、河北省人民医院康复中心改编的波士顿诊断性失语症汉语版和实用能力交流检查。构音障碍的检查常采用河北省人民医院康复中心改编的 Frenchay 评定法（河北省人民医院构音障碍评定法）。

4. 认知障碍评定 常用的方法有简易精神状态检查量表（MMSE）、洛文斯顿作业疗法认知评定成套试验记录表（LOTCA）。

5. 心理评定 常用的方法有汉密尔顿抑郁评定量表和汉密尔顿焦虑评定量表等。

（三）传统康复辨证

临床上常在急性期将本病分为中脏腑与中经络两大类。中脏腑者，病位较深，病情较重，主要表现为神志不清，喝僻不遂，并且常有先兆及后遗症状出现，兼见神昏，牙关紧闭，口噤不开，肢体强痉，为闭证；面色苍白，瞳神散大，手撒口开，二便失禁，气息短促，多汗腹凉，脉散或微，为脱证。中经络者，病位较浅，病情较轻，一般无神志改变，仅表现为口眼喝斜，语言不利，半身不遂。病情稳定后，经四诊可辨证为以下证型。

1. 络脉空虚，风邪入中 手足麻木，肌肤不仁，或突然口眼喝斜、语言不利、口角流涎，甚则半身不遂，或兼见恶寒发热，肢体拘急，关节酸痛等症，舌苔薄白，脉浮弦或弦细。

2. 肝肾阴虚，风阳上扰 平素头晕头痛，耳鸣目眩，腰酸腿软，突然发生口眼喝斜，舌强言謇，半身不遂，舌质红或苔黄，脉弦细数或弦滑。

3. 气虚血瘀，脉络瘀阻 半身不遂，肢软无力，或见肢体麻木，患侧手足浮肿，语言謇涩，口眼喝斜，面色萎黄，或黯淡无华，舌色淡紫，瘀斑瘀点，苔白，脉细涩无力。

4. 肝阳上亢，痰火阻络 半身不遂，患侧僵硬拘挛，语言謇涩或不语，兼见头痛头晕，面赤耳鸣，舌红，苔黄糙或黄腻，脉弦滑有力。

三、传统康复治疗

（一）康复策略

虽然脑血管疾病的超早期康复尚存争议，但仍提倡早期康复治疗，一般主张在生命体征稳定 48 小时后，原发神经病学症状和体征无加重或有改善的情况下即可开始进行。重症脑梗死一般在发病后 1 周，脑出血一般在发病后 2～3 周开始康复治疗，若合并蛛网膜下腔出血，则康复治疗时 30 天内不宜坐起和过多变换体位，以防再次出血。一般而言，康复治疗的最佳时期是发病后 3 个月以内，而发病后 6 个月内都是有效康复期，若病程在 1 年以上，则康复效果较差，但康复治疗仍有意义。

脑血管病患者偏瘫恢复的不同阶段治疗原则不同：软瘫期应以提高患侧肌张力，促进随意运动出现为主要治疗原则，痉挛期则应以降低肌张力，抑制异常运动模式，促分离运动产生为主要治疗原则，此阶段不恰当的针刺治疗易引起肌张力异常增高，故应特别注意。而不同证型治疗方法亦不相同：络脉空虚，风邪入中者治宜疏风通络；肝肾阴虚，风阳上扰者治宜平肝潜阳，息风通络；气虚血瘀，脉络瘀阻者治宜补气养血，祛瘀通络；肝阳上穴，痰火阻络者治宜清热化痰，息风通络。另外，气血两虚者宜益气养血通络，肝肾亏虚者宜补益肝肾。

（二）治疗方法

本病的传统康复治疗技术包括针灸、推拿、中药和传统运动疗法等。根据不同的病情和功能障碍，综合运用多种传统康复治疗技术以及将传统与现代康复治疗技术配合应用，促进优势互补，提高疗效。

1. 针灸技术 脑卒中在治疗上应遵循急则治标、缓则治本或标本同治的原则。中经络者以醒脑调神、疏通经络为基本治疗原则，中脏腑者以醒脑开窍为基本治疗原则，脱证者佐以回阳固脱，闭证者佐以开窍启闭。

（1）毫针刺法 依据督脉入络脑，脑为元神之府，心主血脉等中医学理论，按照经络循行和病机选穴。具体选穴原则如下。

①中经络 病情较轻，选督脉水沟、心包经内关、足太阴经三阴交为主穴，配极泉、曲池、外关、合谷、环跳、阳陵泉、足三里为辅穴，再根据病因病机选配穴。肝肾阴亏，加肝俞、肾俞、命门、曲泉、复溜、太溪等以滋补肝肾；气虚血滞，取气海、膻中、脾俞、肺俞、章门、公孙、中脘、足三里以益气，取血海、膈俞以活血；肝阳上亢，加行间、太冲、侠溪、阳陵泉等以平肝潜阳。

②中脏腑 闭证者选水沟、十宣、内关为主穴，再根据病因病机选配穴。风火闭窍，配风池、太冲以清肝熄风；痰火闭窍，配丰隆、天突以蠲化痰浊；痰湿蒙窍，配足三里、三阴交、丰隆、气海以健运脾胃，温化痰浊。脱证者选关元、神阙为主穴，施大艾柱灸，以回阳固脱。

对症选穴：①半身不遂：选取手足阳明经脉腧穴为主，辅以手足太阳经脉、手足少阳经脉腧穴。上肢取肩髃、曲池、手三里、外关、合谷等，可轮换取肩髎、臂臑、天井、阳池、后溪等穴；下肢取环跳、阳陵泉、足三里、解溪、昆仑等；可轮换取承扶、髀关、伏兔、风市、阴市、梁丘、悬钟等穴。肢体屈曲拘挛者，肘部配曲泽，腕部配大陵，膝部配曲泉，踝部配太溪，手指拘挛配八邪或合谷透后溪，足趾拘挛配八风；足内翻配丘墟透照海，足下垂配解溪、冲阳、陷谷、丘墟。②面舌瘫：抬眉困难加攒竹，鼻唇沟变浅加迎香，人中沟歪斜加水沟，颏唇沟歪加承浆，舌肌萎缩及舌下络脉瘀血者可舌下脉络放血。③失语症或构音障碍：取哑门、风府、风池、完骨、天柱、印堂、人中、廉泉、神门、内关、通里、三阴交、涌泉、金津、玉液等。④假性球麻痹引起吞咽障碍：取内关、水沟、通里、风池、金津、玉液、咽后壁。⑤血压偏高：可泻太冲、曲池、风池。⑥便秘：选左侧水道、归来、支沟、丰隆。⑦尿失禁：肾俞、关元、大赫、中极、尺泽、三阴交、曲泉。⑧尿潴留：三焦俞、足三里、阴陵泉、肾俞、关元、大赫、中极、尺泽、三阴交、曲泉。⑨沉默不语：膻中、内关、人中。⑩狂躁不安：膻中、内关、神门、足三里、太冲。⑪失眠：心俞、肾俞、神门、足三里、三阴交。⑫嗜睡：百会、风池、神门、足三里、太冲。

操作：新病、实证用泻法；久病、虚证用补法；虚实错杂或虚实不明显，用平补平泻法。一般每日针刺1次，留针30分钟，30次为1个疗程，疗程间休息5~7天。

治疗时可结合 Brunnstrom 运动功能恢复分期，根据不同时期的特点采用不同的针刺方法：患肢出现联合反应之前针刺健侧肢体，即巨刺法；患肢出现联合反应但尚无自主运动时，针刺双侧肢体；患肢出现自主运动之后，针刺患侧肢体。需要说明的是，巨刺法可促进联合反应和自主运动的出现，但有些脑卒中患者颅脑病变范围较广，促其出现明显的自主运动仍然比较困难。

报据病位的不同，脑卒中患者偏瘫可分阳缓阴急、阴缓阳急两种情况。下肢足外翻，上肢能伸不能屈属阴缓阳急，当在上、下肢的阴经用补法加灸，阳经用泻法；下肢足内翻，上肢能屈不能伸属阳缓阴急，当在上、下肢的阴经用泻法，阳经用补法加灸。阳经的腧穴常用曲池、外关、肩髃、臂臑、环跳、委中、风市、阳陵泉、足三里、悬钟、解溪等，阴经的腧穴常用极泉、尺泽、曲泽、孔最、间使、内关、箕门、血海、阴陵泉、地机、筑宾、三阴交、太溪、商丘。在选穴时，应考虑某个关节的病位是受何经脉和何肌群的支配，如垂腕、指挛，当以前臂的穴位为主；而肘的屈伸活动受限时，当以上臂穴位为主。

（2）头皮针法　依据焦氏头针，按临床表现选瘫痪对侧的刺激区。运动功能障碍选运动区，感觉功能障碍选感觉区，下肢感觉运动功能障碍选用足运感区，肌张力障碍选舞蹈震颤控制区，运动性失语选言语一区，命名性失语选言语二区，感觉性失语选言语三区，完全性失语取言语一区～三区，失用症选运用区，小脑性平衡障碍选平衡区。

操作：常规消毒，针与头皮呈 30° 斜刺，快速刺入头皮下推进至帽状腱膜下层，待指下感到不松不紧而有吸针感时，行持续快速捻转 2～3 分钟，留针 30 分钟至数小时，期间 5～10 分钟捻转 1 次。行针时嘱患者活动患侧肢体（重症患者可做被动活动）有助于提高疗效。急性期每日 1 次，10 次为 1 个疗程，恢复期和后遗症期每日或隔日 1 次，5～7 次为 1 个疗程，疗程间休息 5～7 天。

（3）电针疗法　不管是毫针刺法还是头皮针法，均可加用电针以提高疗效，但须注意选择电针参数。软瘫期选断续波，电流强度以可见肌肉规律性收缩为度；痉挛期选密波，电流强度以患者耐受且肢体有细微颤动为度。通电时间面部 10～20 分钟，其他部位 20～30 分钟。

（4）其他疗法　灸法、皮肤针法、拔罐疗法等也可用于脑卒中的治疗，但临床上单独应用相对较少。

2. 推拿治疗　主要适用于中经络者和中风后遗症。推拿治疗中风，具有抑制痉挛、缓解疼痛、防止关节挛缩、促进随意运动恢复的作用。以舒筋通络、行气活血为治疗原则，病程长者须辅以补益气血、扶正固本。重点选取手、足阳明经脉及腧穴。

治疗时可根据偏瘫 Brunnstrom 运动功能恢复分期，依据不同时期的特点采用不同的推拿手法。弛缓期应多采用兴奋性手法提高患肢肌张力，促使随意运动恢复，可对肢体进行搽、推、揉、捏、拿、搓、点、拍等手法；痉挛期则应多采用抑制性手法控制痉挛，一般用较缓和的手法，如揉、摩、捏、拿、搽、擦手法，治疗时间宜长，使痉挛肌群松弛。

（1）头面部　患者取仰卧位，治疗师坐于一侧（一般患侧）。拇指推印堂至神庭，用一指禅推法自印堂依次至阳白、睛明、四白、迎香、下关、颊车、地仓、人中等穴，往返 1～2 遍，以患者微感酸胀为度。推百会 1 分钟，并从百会穴横向推到耳廓上方发际，往返数次，强度渐大，以患者微感酸胀痛为度。用掌根或大鱼际轻揉瘫痪一侧的面颊部，并指揉风池穴。以扫散法施于两侧头颞部（重点在少阳经），拿五经，擦面部。

（2）上肢部　患者取仰卧位，治疗师位于患侧（或患者侧卧位，治疗师位于腹侧）。先在患侧肩关节周围施揉法，再从肩到腕依次搽上肢的后侧、外侧与前侧，往返 2～3 次，同时配合肩、肘、腕关节诸方向被动活动；在患侧肩关节周围施拿法，再依次从肩部拿至腕部，往返 2～3 次，拿三角肌时嘱患者做肩外展，拿肱三头肌时嘱患者伸肘；按揉肩髃、臂臑、尺泽、曲池、手三里、合谷，力度可逐渐加大，每穴操作 1～2 分钟；轻摇肩关节、肘关节及腕关节，配合做指间关节、腕关节和肘关节的伸展以及肩关节的外展；自肩部搓至腕部 2~3 次；拔伸患侧指间关节，捻患侧各手指。

（3）腰背部及下肢后侧　患者俯卧位，治疗师位于患侧。八字推法推督脉与膀胱经至骶尾部，自上而下 2~3 次；按揉天宗、肝俞、胆俞、膈俞、肾俞，每穴 1~2 分钟；再用擦法沿脊柱两侧向下至臀部、大腿后部、小腿后部，操作 2~3 次；按揉患侧八髎、环跳、承扶、委中、承山及跟腱部，每穴 1~2 分钟，在按揉环跳穴时让患者做下肢的内旋、内收、屈曲；轻拍腰骶部及背部。

（4）下肢前、外侧　患者仰卧位，治疗师位于患侧。用擦法从患侧臀外侧部沿大腿外侧经膝部至小腿外侧，往返 2~3 次，重点治疗部位是髋关节和膝关节；用擦法从髂前上棘向下沿大腿前面至踝关节及足背部，往返 2~3 次，同时配合髋、膝、踝关节的被动运动；按揉患侧髀关、伏兔、风市、膝眼、阳陵泉、足三里、解溪等穴，每穴操作 1 分钟；拿患侧下肢 5 次，重点治疗部位是大腿内侧中部及膝关节周围；轻摇髋关节、膝关节和踝关节；搓下肢，捻五趾。

（5）随症加减

①口眼㖞斜：先用抹法自患侧地仓穴抹至颊车、下关，3~5 分钟，然后重点按揉地仓、颊车、下关、牵正、迎香等，每穴 1~2 分钟。

②吞咽困难：按揉廉泉、天突、承浆等，每穴 1~2 分钟；按揉风池、完骨、翳风、天突等，每穴 1~2 分钟；按揉心俞 1~2 分钟，痰阻心窍加揉丰隆、脾俞，每穴 1~2 分钟。

③言语障碍：推百会 1 分钟，并从百会穴横向推到耳廓上方发际，往返数次，强度渐大，以患者微感酸胀痛为度；按揉天突、廉泉、承浆等，每穴 1~2 分钟；按揉心俞、风府、通里、合谷等，每穴 1~2 分钟。

④头痛、头昏：按揉风池、风府、角孙、百会、太阳、太冲等，每穴 1~2 分钟。拿五经 3~5 遍。

⑤足下垂、内翻：按揉解溪、冲阳、丘墟等，每穴 1~2 分钟，治疗足下垂；按揉光明、昆仑、绝骨、丘墟等，每穴 1~2 分钟，并摇踝关节 5~6 遍，应尽量向外摇，治疗足内翻。

3. 传统运动疗法　脑卒中先兆或症状较轻者，可选择练习八段锦、易筋经、五禽戏、太极拳等功法。通过躯体活动促进气血的运行，调畅气机，舒缓病后抑郁情绪。运动量可根据各人具体情况而定，一般每次练习 20~30 分钟，每日 1~2 次，30 日为 1 个疗程。

四、注意事项

1. 掌握好适应症及康复时机，对生命体征尚不稳定，或神经病学症状和体征危重的患者应谨慎应用。

2. 应根据偏瘫 Brunnstrom 运动功能恢复分期，针对不同时期的特点采用不同的推拿手法。软瘫期，应采用兴奋性手法促进随意运动出现；痉挛期，应采用放松性手法降低肌张力。

3. 推拿治疗时力量应由轻到重，手法强度过大或时间过长有加重肌肉萎缩的风险。在软瘫期，做肩关节被动活动时，幅度不宜过大，禁止对肩关节拔伸，以免发生肩关节半脱位。对于痉挛的肢体切忌强拉硬扳，以免引起损伤、骨折或骨化性肌炎。

4. 针刺治疗包括电针时应注意观察患者肌张力的变化，如果发现肌痉挛加重应调整治疗方法或停止针刺。对于体质瘦弱者，针刺手法不宜过强。针刺眼区、项部的风府等穴及脊柱部的腧穴，要掌握一定的角度，不宜大幅度的提插、捻转和长时间留针，以免伤及重要组织器官；胸胁腰背部腧穴，不宜深刺、直刺。电针时电流调节应逐渐从小到大，不可突然增强，以免造成弯针、折针、晕针等情况。应避免电针电流回路经过心脏。安装心脏起搏器者禁用电针。

5. 灸法操作时应防止因感觉障碍而造成皮肤的烧烫伤。

6. 针对患者功能障碍的具体情况，合理取穴、治疗，避免患者反复多次变化体位。

7. 新发、不稳定深静脉血栓肢体，应慎用针灸、推拿。

8. 做好患者的安全保护，防止坠床、跌倒等事件发生。

第二节　脊髓损伤的传统康复治疗

扫码"学一学"

一、概述

脊髓损伤（spinal cord injury，SCI）是指由于直接或间接因素造成脊髓结构、功能损害，导致损伤的相应节段以下出现各种运动、感觉障碍和自主神经功能障碍，以及肌张力异常、病理反射等相应改变的一种严重的致残性疾病。

SCI 按病因分类分为：外伤性脊髓损伤和非外伤性脊髓损伤；按损伤程度分类分为：完全性脊髓损伤和不完全性脊髓损伤；按损伤部位分类分为：中央束综合征、半切综合征、前束综合征、后束综合征、脊髓圆锥综合征、马尾综合征、脊髓震荡；按损伤平面分类分为：截瘫（胸段以下脊髓损伤造成躯干以及双下肢瘫痪而未累及双上肢）、四肢瘫（颈段脊髓损伤造成四肢运动感觉障碍）。

全世界平均每年每百万人中有 15～40 人发生脊髓损伤，我国目前还没有确切且全面的脊髓损伤流行病学数据，但总体上脊髓损伤患者发病率呈现逐年上升的趋势。我国 SCI 的主要原因是交通事故、高处坠落、重物砸伤等，亦可因感染、变性、肿瘤等侵及脊髓引起。

脊髓损伤的程度和临床表现取决于原发性损伤的部位和性质。脊髓损伤的共同表现是损伤平面以下出现感觉障碍、运动功能障碍、反射障碍、大小便功能失常等改变。脊髓损伤还可以导致机体多系统、多器官功能紊乱，出现各种并发症。主要表现为关节挛缩、骨质疏松、肌肉痉挛、深静脉血栓、直立性低血压、便秘、排尿障碍、泌尿系感染、压疮及疼痛等。

传统医学无"脊髓损伤"这一病名，结合本病的临床表现，脊髓损伤应属于中医学"痿证""瘫证""痿痹""体惰"的范畴。《灵枢·寒热病》中的"身有所伤，血出多……若有所堕坠四肢懈惰不收，名为体惰"一句话描述了外伤所致的截瘫与脊髓损伤极为类似，提出了中医病名"体惰"，可被认为是对本病的最早病名记载。《内经》以后，关于本病比较完整的症状描述记载见于明代赵献可的《医贯》："有一等人，身半以上俱无恙如平人，身半以下，软弱麻痹，小便或涩或自遗。"但未提及病因病机和治法。现代中医学认为脊髓损伤多为督脉损伤，导致督脉和其他经络、脏腑、气血之间功能紊乱，进而出现一系列临床表现。

二、诊断及评定

（一）诊断标准

1. 中央束综合征　是最常见的不全损伤，症状特点为：上肢与下肢的瘫痪程度不一，

259

上肢重下肢轻，或者单有上肢损伤。在损伤节段平面以下，可有深、浅感觉障碍。有的出现膀胱功能障碍。其恢复过程是：下肢运动功能首先恢复，膀胱功能次之，然后为上肢运动功能，而以手指功能恢复最慢。感觉的恢复则没有一定顺序。

2. 半切综合征　也称 Brown – Sequard 综合征，表现为损伤平面以下，同侧肢体运动功能障碍和深感觉障碍，而对侧肢体痛觉和温度觉障碍，但触觉功能无影响。由于一侧骶神经尚完整，故大小便功能仍正常。如第一至第二胸脊髓节段受伤，同侧颜面、头颈部可有血管运动失调征象和 Horner 综合征，即瞳孔缩小、睑裂变窄和眼球内陷。此种脊髓的单侧横贯性损害综合征好发于胸段，而腰段及骶段则很少见。

3. 前束综合征　可由脊髓前侧被骨片或椎间盘压迫所致，也可由中央动脉分支的损伤或被压所致。脊髓灰质对缺血比白质敏感，在损伤、压迫或缺血条件下，前角运动神经细胞较易发生选择性损伤。前束综合征好发于颈髓下段和胸髓上段，主要表现为损伤平面以下的运动和痛、温觉减退而位置觉、震动觉等本体感觉存在。在不全损伤中，其预后最差。

4. 后束综合征　多见于颈椎于过伸位受伤者，系脊髓的后部结构受到轻度挫伤所致，脊髓的后角与脊神经的后根可受累。主要表现为损伤平面以下本体感觉丧失，运动和痛、温觉存在，亦可表现为神经刺激症状，即在损伤节段平面以下有对称性颈部、上肢与躯干的疼痛和烧灼感。

5. 脊髓圆锥综合征　该综合征很少见，最常见的病因是脊髓的原发或者转移肿瘤，其次是椎间盘脱出，其他还可见于脊髓供血不足等，外力作用下只发生圆锥损伤而不伤及其周围神经根的情况很少见，故外伤性的圆锥综合征常伴有马尾损伤的症状。脊髓圆锥综合征的患者双下肢多无明显的运动功能障碍，主要表现为肛门与会阴部的鞍状感觉障碍、性功能障碍（阳痿或射精不能）、大小便失禁或潴留、下肢反射消失等，偶尔可以保留球–肛门反射和排尿反射。

6. 马尾综合征　最常见的原因为肿瘤（如室管膜瘤和脂肪瘤）、椎间盘脱出和外伤。患者的主要表现随位置高低而有所不同，一般而言，马尾神经病变的部位越高，其累及的神经根也越多，表现的症状也越广泛。马尾神经病变的特点是常为单侧或双侧不对称，根性疼痛位于会阴部、股部或小腿，常有自发性疼痛放射至会阴及臀部。下肢可有下运动神经元瘫痪的体征，亦可有排便障碍。

7. 脊髓震荡　指脊髓损伤后出现短暂性和可逆性的功能抑制状态。大体病理无明显器质性改变，显微镜下仅有少许水肿，神经细胞和神经纤维未见破坏现象。临床表现为受伤后损伤平面以下立即出现迟缓性瘫痪，经过数小时至两天，脊髓功能即开始恢复，且日后不留任何神经系统的后遗症。

（二）现代康复评定方法

1. 脊柱脊髓功能评定　包括脊柱骨折类型评定、脊柱稳定性评定、脊柱矫形器评定、根据美国脊髓损伤学会（ASIA）标准对脊髓损伤程度的 5 级评定、根据肌力评分与感觉评分对脊髓损伤平面的评定。

2. 躯体功能评定　包括关节活动度评定、肌力评定、上肢功能评定、下肢功能评定、自助具与步行矫形器的评定、膀胱与性功能评定、直肠功能评定、心肺功能评定、疼痛评定等。

3. 心理功能评定　包括心理状态评定、性格评定等。

4. 日常生活活动能力评定　可采用 Barthel 指数评定或独立生活能力评定（FIM）。

5. 社会功能评定　一般包括生活能力评定、就业能力评定等。

（三）传统康复辨证

1. 病因病机　本病属于中医之"痿证""瘫证""痿痹""体惰"的范畴，坠落、摔伤、挤压、车祸、砸伤及战时火器伤，造成督脉损伤，肾阳不足，迁延日久，阳损及阴，使肝肾亏损。脊髓损伤病位在督脉，累及肾、脾、肝、肺。

2. 辨证分型

（1）跌扑外伤，伤及督脉　传统医学认为"督脉为阳脉之海"，总督一身之阳气。若督脉受损，经气受阻，阳气不能通过督脉到达及温养四肢百骸，筋骨肌肉失其温润，则四肢麻木、痿废不用。

（2）督脉受损，伤及肾阳　督脉受损后，失治、误治导致督脉不通，阳气不能到达肾脏，日久肾气虚衰，使肾关不利，二便失司。

（3）阳损及阴，虚风内动　督脉受损日久，阳损及阴，肝肾阴虚，筋脉失其濡养，故出现筋脉痿废，又因阴虚生内风，可见肢体强直痉挛。

3. 四诊辨证

（1）截瘫或四肢瘫　跌扑外伤后，督脉、肾经等经脉受损，阳气不能运行，而见运动不利。久损及阴，筋脉失养，虚风内动而见肢体强直挛急。常见证型：①督脉受损，瘀血阻络：伤处局部肿痛或刺痛，痛处固定不移，四肢或双下肢瘫痪，痛痒不知，麻木不用，筋缓不收，大便秘结，小便滞留，常伴腹胀纳差，心烦少寐，舌有瘀斑瘀点，脉沉涩。②督脉受损，肾阳不足：四肢或双下肢筋脉弛缓，痿弱不用，患肢发凉，痛痒不知。大便秘结，小便失禁或滞留，兼见面白畏寒，舌淡苔白，脉沉迟。多见于软瘫。③阳损及阴，虚风内动：四肢或双下肢筋脉拘急，抽搐而不用，遇寒加重，形寒肢冷，肢体痛痒不知或自觉肢体疼痛，小便艰涩。舌淡苔白或有瘀斑，脉沉紧。多见于硬瘫。

（2）便秘　病位在肠，与脾胃及肾脏关系密切。基本病机为大肠传导不利。可分为实秘和虚秘两类，脊髓损伤所致便秘多属虚证。多因气血亏耗，气虚则运传无力，血虚则肠失润下，或下焦阳气不充，不能化气布津，阴寒凝结，腑气受阻，糟粕不行，凝结肠道而成便秘。常见证型：①气虚：虽有便意，临厕努挣，便后汗出气短，大便并不干硬，舌淡苔薄，脉虚弱。②血虚：大便秘结，面色无华，头晕目眩，心悸，唇舌淡，脉细。③阴寒凝结：大便艰涩，排出困难，小便清长，四肢不温，喜热怕冷，腹中冷痛或腰膝酸冷，舌淡苔白，脉沉迟。

（3）尿潴留　属于中医学"癃闭"的范畴。因肾气不足，膀胱气化无权，开合失司而排尿无力，或湿热下注，阻遏膀胱气化，尿道闭塞不通，或因外伤或手术，膀胱气机受损，欲溲不下。本病病位在膀胱，与肾、三焦、肺、脾关系密切。基本病机是膀胱气化功能失常。常见证型如下。

①膀胱湿热　小便点滴不通，或量少而短赤灼热，小腹胀满，口苦口黏，或口渴不欲饮，舌红，苔黄腻，脉数。

②肺热壅盛　小便不畅或点滴不爽，咽干，烦渴欲饮，呼吸短促，或咳嗽，苔薄黄，脉数。

③肝郁气滞　情志抑郁，小便不通或通而不畅，胁腹胀满，苔薄或薄黄，舌红，脉弦。

④尿路阻塞　小便滴沥不畅，甚至阻塞不通，小腹胀满疼痛，舌质紫黯，或有瘀点，脉涩。

⑤中气不足　小腹坠胀，时欲小便而不得出，或量少而不畅，气短声低，食欲不振，舌质黯，苔薄，脉细弱。

⑥肾阳衰惫　小便不通或点滴不爽，排出无力，畏寒，腰膝酸冷，舌淡，脉沉细。

（4）脊髓损伤神经痛　主要病机应为血瘀气滞，经脉不通。常见证型如下。

①瘀血停着，经脉痹阻　痛处不移，入夜尤甚，舌质紫黯或有瘀斑、瘀点，脉沉涩。

②肝气郁结，经气阻滞　脊髓损伤平面以下肢体疼痛，每因情志郁闷而加重，胁胀纳减，苔薄脉弦。

三、传统康复治疗

（一）康复策略

根据患者脊髓损伤水平确定康复目标，使患者借助残存的肢体功能，学习相关的技术，完成各种转移，尽可能提高日常生活活动能力，甚至重新就业。

康复治疗在很大程度上可以预防脊髓损伤相关并发症或者降低其发生率，如肺部感染、尿路感染、压疮、关节僵硬和挛缩、精神抑郁等。通过装配和使用辅助设施最大限度地恢复患者的日常生活活动和工作、学习、娱乐等能力。

脊髓损伤后不论手术治疗还是保守治疗，只要病情稳定、无其他合并损伤，应尽早开始康复治疗。主要是活动身体各个关节，保持关节正常活动度，每日活动2~3次，每个关节活动不少于1分钟。另外，在保证损伤部位脊柱稳定的前提下进行体位更换，定时翻身，防止压疮产生，一般2小时一次，突出骨部分（骶尾部、足跟、股骨大转子、后枕部、坐骨结节）加软垫垫起。合理饮食，定时饮水，注意保持大小便通畅；注意体温变化；关注患者情绪变化，经常安慰病人，改善病人心理，为今后进行全面康复训练创造良好基础。

对于脊髓损伤的患者来说，传统康复治疗不论在缩短康复疗程、提高其生活自理能力，还是在解除患者病痛方面，都有着不容忽视的作用。它可使脊髓损伤患者的肌力得到不同程度的提高；降低硬瘫患者的肌张力，对痉挛有一定的缓解作用；减轻患肢疼痛；改善尿便排泄功能，改善性功能，对泌尿系感染、继发性骨质疏松和压疮等合并症有很好的防治作用。

脊髓损伤所导致的各种功能障碍和并发症，需采用不同的治疗原则。截瘫或四肢瘫宜疏通督脉，通达阳气；便秘宜调理肠胃，行滞通便；尿潴留应疏调气机，通利小便；泌尿系感染宜利尿通淋；脊髓损伤神经痛应通经活血行气止痛。

（二）治疗方法

1. 截瘫、四肢瘫

（1）针灸治疗

①督脉电针疗法：脊髓损伤的主要病机为督脉损伤，肾阳不足。治疗上应以疏通督脉、通达阳气为治则。

取穴：在受损脊髓平面上、下各1~2个椎间隙处，各选一个督脉穴位，选穴时应避开手术瘢痕。

操作：针刺时沿棘突倾斜方向（颈椎、胸椎棘突向后下方倾斜，腰椎棘突水平向后）进针，针刺的深度以达硬膜外为止。进针深度必须严格掌握，过浅影响疗效，过深则可能造成新的脊髓损伤，甚至危及患者生命。针刺颈段和上胸段时尤应慎重。针刺到位后，按要求连接电针仪，输入电极正极在上，负极在下，频率1~2Hz，强度以引起肌肉明显收缩，患者能够耐受而无痛苦或者以患者下肢出现酸、麻、胀、轻度触电样等感觉为度。对高位损伤的患者强度不宜过大。每日治疗 1 次，每次 30 分钟，30 次为 1 个疗程。1 个疗程结束后，可休息 1 周再进行下一个疗程的治疗。

②华伦夹脊疗法：一般选取沿病变椎体两侧上 2～4 椎到腰骶部的夹脊穴，提插捻转，针感差者可加电针。

③体针疗法：在脊髓损伤的治疗方法中，体针是应用比较广泛的一种方法。由于损伤平面以下感觉减退或消失，患者往往针感较弱或无针感，所以治疗中常配合电针。

取穴：以手足阳明经、手足太阳经、手足少阳经、督脉、任脉等经脉穴位为主，也可酌选三阴经穴，轮流交替应用。调理二便可加八髎、天枢、气海、关元、三阴交；手指拘挛配八邪或合谷透后溪；足趾拘挛配八风；足下垂可加解溪、商丘、太冲；足外翻可加照海；足内翻可加申脉。

操作：每次选 1 组腧穴，常规方法针刺穴位，软瘫宜用补法，硬瘫宜用泻法。每日 1 次，留针 30 分钟，30 次为 1 个疗程。1 个疗程结束后休息 1 周再进行下一个疗程。针具宜粗，刺激宜强。

（2）推拿治疗：以疏通经络、行气活血、补益肝肾为原则。选择手足阳明经和督脉的腧穴为主，辅以手足少阳经、手足太阳经经脉及腧穴。根据患者的体质和瘫痪性质决定推拿手法的轻重。痉挛性瘫痪患者手法宜轻，时间宜长；弛缓性瘫痪患者手法宜重，时间宜短。痉挛性瘫痪患者以捏法、拿法为主，放松过高的肌张力，并顺其自然缓慢屈伸关节；弛缓性瘫痪患者以拍法、打法、抖法、振颤法为主。如瘫痪部位的肌肉已有一定的自主活动，推拿手法应逐渐加重，常用搓法、擦法、拿法等手法及揉掐肌肉法、捶拍肢体法，并加强对患肢的被动运动。

①取穴及部位：合谷、阳溪、手三里、曲池、臂臑、肩贞、肩髎、髀关、伏兔、足三里、解溪、腰俞、腰阳关、肾俞、脾俞、环跳、风市、阳陵泉、委中、承山，上肢部、腰背部、下肢部。

②主要手法：擦法、拿法、揉法、捻法、捏脊法、拍法、摇法。

③操作方法：患者仰卧位，治疗师位于患者一侧。用擦法沿上肢自上而下操作 2～3 遍；肩关节周围施拿法，再依次从肩部拿至腕部，往返 2～3 次；用拇指揉法揉上肢手三阳经穴位合谷、阳溪、手三里、曲池、臂臑、肩贞、肩髎等，每穴操作 1～2 分钟；用捻法捻五指。用擦法沿下肢前面自上而下擦2～3 遍；用拇指揉法揉髀关、伏兔、足三里、解溪等穴，每穴操作1～2 分钟；用拿法从大腿根部拿向小腿至足踝部，操作 2～3 遍，以腓肠肌部位为重点。

患者取俯卧位，治疗师位于患者一侧。用擦法沿背部膀胱经、督脉来回擦5 遍，病变脊椎节段以下手法可稍加重；自下而上对华佗夹脊及督脉施捏脊法；用拇指揉法揉腰俞、腰阳关、肾俞、脾俞等穴，每穴按揉 1～2 分钟；拍打脊背部，以皮肤发红为度。用拿法拿下肢2～3 遍；用拇指揉法揉环跳、风市、阳陵泉、委中、承山等穴。施摇法于下肢，结束治疗。

2. 便秘

（1）针灸治疗　一般采用毫针刺法，可配合灸法、电针疗法。以调肠通便为原则。取大肠的背俞穴、募穴及下合穴为主。

①取穴：天枢、大肠俞、上巨虚、支沟、照海。配穴：气虚者加脾俞、气海；血虚者加足三里、三阴交；阴寒凝结者加神阙、关元。

②操作：毫针用补法，可加灸，可配合电针。每日 1 次，留针 30 分钟，30 次为 1 个疗

程。1 个疗程结束后休息 1 周再进行下一个疗程。

（2）推拿治疗　以和肠通便、调理气机为原则。

①取穴及部位：中脘、天枢、大横、肝俞、脾俞、八髎、肾俞、大肠俞、八髎、长强，腹部。

②主要手法：一指禅推法、摩法、㨰法、按法、揉法。

③操作方法：患者仰卧位，治疗师位于患者一侧。以一指禅推法施于中脘、天枢、大横穴，每穴操作约 1 分钟；用掌摩法以顺时针方向摩腹约 8 分钟。

患者俯卧位，治疗师位于患者一侧。用一指禅推法或用㨰法沿脊柱两侧从肝俞、脾俞到八髎穴往返施术，时间约 5 分钟；用按揉法在肾俞、大肠俞、八髎、长强穴施术，每穴操作约 1 分钟。

④辨证操作：气血亏损者可加横擦胸上部、左侧背部及八髎穴，均以透热为度；按揉足三里、脾俞穴各 1 分钟，并配合捏脊 3 遍。阴寒凝结者可加横擦肩背部、肾俞、命门及八髎穴，均以透热为度；直擦背部督脉，以透热为度。

3. 尿潴留

（1）针灸治疗

①毫针刺法：以调理膀胱、行气通闭为原则。选取膀胱的背俞穴、募穴为主。

取穴：中极、膀胱俞、委阳、三阴交、阴陵泉。膀胱湿热配委中、行间；肝郁气滞配蠡沟、太冲；尿路阻塞配膈俞、血海；肺热壅盛配肺俞、尺泽；肾阳虚配肾俞、太溪；中气不足配脾俞、足三里。

操作：毫针平补平泻，针刺中极时针尖向下，不可过深，排空膀胱，以免伤及膀胱，余穴均常规针刺。每日 1 次，留针 30 分钟，30 次为 1 个疗程。1 个疗程结束后休息 1 周再进行下一个疗程。

②灸法：以疏通经络、温经通阳为原则。

取穴：中极、关元、水道、三阴交、神阙穴。

操作：在中极、关元、水道、三阴交等穴采用温针灸，每日 1 次，每次 5～10 分钟。将食盐炒黄待冷放于神阙穴填平，再用 2 根葱白压成 0.3cm 厚的饼置于盐上，艾柱置葱饼上施灸，至温热入腹内有尿意为止。也可用葱白、冰片、田螺或鲜青蒿、甘草、甘遂各适量，混合捣烂后敷于脐部，外用纱布固定，加热敷。

③电针疗法

取穴：双侧维道。

操作：沿皮刺，针尖向曲骨透刺 2～3 寸，采用断续波，刺激量逐渐加强，通电 15 ～ 30 分钟。

（2）推拿治疗　以调畅气机、通利小便为原则。

①取穴及部位：中极、气海、关元、髀关、足三里、三阴交，腹部。

②主要手法：摩法、一指禅推、按揉法。

③操作方法：患者仰卧位，治疗师位于患者一侧。用掌摩法顺时针方向摩小腹，约 6 分钟；一指禅推或指按揉中极、气海、关元，每穴操作约 1 分钟；用掌摩法和掌揉法摩、揉两大腿内侧，约 5 分钟；指按揉髀关、足三里、三阴交，每穴约 1 分钟，以局部酸胀为度。

④辨证操作。

膀胱湿热，指按揉阴陵泉、膀胱俞，每穴约 1 分钟；横擦八髎穴，以透热为度。

肺热壅盛，横擦前胸上部、大椎、后背部及八髎穴，以透热为度；再指按揉中府、云门、曲池、太渊、合谷，每穴约 1 分钟，用力以酸胀为度；最后斜擦两胁，以透热为度。

肝气郁滞：按揉太冲、行间、蠡沟，每穴约 1 分钟，有明显酸胀感；再用擦法顺肋间隙斜擦 3～5 分钟，以透热为度。

尿路阻塞：指按揉肾俞、志室、三焦俞、膀胱俞、水道、阳陵泉，每穴约 1 分钟；横擦腰骶部，以透热为度。中气不足：指按揉中脘、脾俞、胃俞，每穴约 1 分钟，以酸胀为度；指按揉足三里，治疗时间可延长。

肾阳衰惫：指按揉肾俞、命门，每穴约 1 分钟；横擦肾俞、命门、八髎穴，直擦督脉，均以透热为度。

4. 脊髓损伤神经痛

（1）针灸治疗

①毫针刺法：以通经活血、行气止痛为原则。

取穴：曲池、血海、三阴交、太溪。肩痛加肩髎、肩井；肘痛加手三里；腕痛加阳池、外关；膝痛加膝眼、阳陵泉；踝痛加丘墟、悬钟；趾痛加大都、太冲。

操作：常规针刺，平补平泻，每日 1 次，每次留针 20～30 分钟，10 次为 1 个疗程。也可应用下痛上取之法，即下肢痛针刺同侧上肢同名经相应穴位或相应部位疼痛反应点。

②头皮针法：依据焦氏头针，取足运感区和神经痛相应的感觉区。常规针刺，采用强刺激。

（2）推拿治疗　以疏通经络、行气活血为原则。取穴同毫针刺法，手法选用轻中度的擦法、搓法或一指禅推法。

四、注意事项

1. 脊髓损伤初期，推拿手法宜轻柔，不可用强刺激手法；已有肌肉痉挛者，推拿重点应放在其拮抗肌上，以恢复拮抗肌的肌力为主；运用摇法时注意幅度、频率和力度等。

2. 自主神经过反射者，慎用针刺治疗；对于体质瘦弱者，针刺手法不宜过强；针刺眼区、项部的风府等穴及脊柱部的腧穴，要掌握一定的角度，不宜大幅度的提插、捻转和长时间留针，以免伤及重要组织器官；胸胁腰背部腧穴，不宜深刺、直刺；针刺尿潴留患者小腹部的腧穴时，应掌握适当的针刺方向、角度、深度等，以免误伤膀胱等器官。

3. 由于脊髓损伤患者存在不同程度的感觉障碍，施灸法时要注意患者的皮肤温度和颜色，避免造成烫伤。

4. 电针的电流调节应逐渐从小到大，不可突然增强，以免出现弯针、折针、晕针等情况。应避免电针电流回路经过心脏。安装心脏起搏器者禁用电针。

5. 康复治疗应在不影响脊柱稳定性的前提下进行；针对患者功能障碍的具体情况，合理取穴及选择治疗方法，避免使患者反复变化体位。

6. 积极预防痉挛、感染、体位性低血压、骨质疏松、褥疮等并发症的发生，一旦发生，积极治疗。

7. 对于有新发、不稳定深静脉血栓的肢体，应慎用针灸、推拿。

8. 做好患者的安全保护，防止坠床、跌倒等事件发生。

扫码"学一学"

第三节　小儿脑性瘫痪的传统康复治疗

一、概述

小儿脑性瘫痪，简称脑瘫，是自受孕开始至婴儿期非进行性脑损伤和发育缺陷所导致的综合征，主要表现为运动障碍及姿势异常，是小儿时期常见的中枢神经障碍综合征。

本病在传统医学中属于"五迟""五软""五硬"和"痿证"的范畴。五迟是指立迟、行迟、发迟、齿迟、语迟；五软是指头颈软、口软、手软、脚软、肌肉软；五硬是指头颈硬、口硬、手硬、脚硬、肌肉硬。现代康复临床上按运动功能障碍的特点一般将本病分为痉挛型、不随意运动型、强直型、共济失调型、肌张力低下型和混合型。按瘫痪部位可将本病分为单瘫、双瘫、三肢瘫、偏瘫和四肢瘫。

 知识拓展

脑性瘫痪的主要功能障碍可表现为：①运动功能障碍：可出现痉挛、共济失调、手足徐动、震颤麻痹、肌张力降低等。②言语功能障碍：可表现为口齿不清，速度、节律不协调，说话时不恰当地停顿等。③智力功能障碍：可表现为智力低下。④其他功能障碍：包括发育障碍、精神障碍、心理障碍、听力障碍等。

二、诊断及评定

（一）传统康复辨证

1. 病因病机

（1）先天不足　父母精血亏虚、气血不足或者近亲通婚，致胎儿先天禀赋不足、精血亏虚，不能濡养脑髓；母体在孕期营养匮乏、惊吓或是抑郁悲伤，扰动胎儿，以致胎育不良。先天责之于肝肾不足，胎元失养，致筋骨失养，肌肉萎缩，日久颓废。

（2）后天失养　小儿初生，禀气怯弱，由于护理不当致生大病伤及脑髓，累及四肢。后天责之于脾，久病伤脾，痰浊内生，筋骨肌肉失于濡养，日渐颓废。脑髓失养，而致空虚。

（3）其他因素　产程中损伤脑髓，或因脑部外伤、瘀血内阻、邪毒侵袭、高热久病、正虚邪盛，营血耗伤，伤及脑髓而生。

2. 辨证分型

（1）肝肾不足型　发育迟缓，智力低下，五迟，面色无华，神志不清，精神呆滞，常伴有龟背、鸡胸，病久则肌肉萎缩，动作无力，舌淡苔薄，指纹色淡。

（2）瘀血阻络型　精神呆滞，神志不清，四肢颈项及腰背部肌肉僵硬，活动不灵活协调，舌淡有瘀斑瘀点，苔腻，脉滑。

（3）脾虚气弱型　面色无华，形体消瘦，五软，智力低下，神疲乏力，肌肉萎缩，舌淡，脉细弱。

（二）现代康复评定

1. 粗大运动功能评定常采用 GMFM 量表。

2. 肌张力评定：包括静止性肌张力测定（包括肌肉形态硬度关节伸展度等）、姿势性肌张力测定、运动性肌张力测定。

3. 肌力评定：多用徒手肌力检查法（manual muscle testing，MMT）。

4. 关节活动度评定。

5. 智能评定：包括智力测验（常用韦氏幼儿智力量表、韦氏儿童智力量表、盖赛尔发育量表等）、适应行为测验。

6. 反射发育评定：包括原始反射 、病理反射、平衡反射等。

7. 姿势与运动发育评定。

8. 日常生活能力评定。

9. 其他评定：包括一般状况评定、精神评定、感知评定、认知能力评定、心理评定、言语评定、听力评定、步态分析等。

三、传统康复治疗

（一）治疗原则

脑瘫传统康复治疗的目的主要在于减轻功能障碍，提高生活质量。大多以针灸、推拿为主要手段。针刺治疗以疏经通络、行气活血、益智开窍为原则；推拿治疗以疏通经络、强健筋骨、醒神开窍为原则。

肝肾不足者治宜补肾养肝、通经活络；瘀血阻络者治宜活血化瘀、通经活络；脾虚气弱者治宜补脾益气、健脑益智；肢体痉挛者治宜疏通经络、缓解痉挛；肌张力低下者治宜行气活血、荣筋养肌；智力障碍者治宜健脑补肾、益精填髓；听力障碍者治宜补肾填精、通利耳窍；癫痫者治宜活血化瘀，涤痰开窍。

（二）治疗方法

1. 针灸治疗

遵"治痿独取阳明"之旨，阳明经为多气多血之经，常选取手足阳明经脉和腧穴进行针刺辅以头部腧穴。一般选择毫针刺法、灸法、头皮针法等方法。

（1）毫针刺法

①主穴：四神聪、百会，夹脊、三阴交、肾俞。

②配穴：肝肾不足加太溪、关元、阴陵泉、太冲；瘀血阻络加风池、风府、血海、膈俞；脾虚气弱加脾俞、气海；上肢瘫痪加肩髃、肩髎、肩贞、曲池、手三里、合谷、外关；下肢瘫痪加伏兔、血海、环跳、承山、委中、足三里、阳陵泉、解溪、悬钟、太冲、足临泣；言语不利加廉泉、哑门、通里；足下垂加昆仑、太溪；颈软加天柱、大椎；腰软加肾俞、腰阳关；斜视加攒竹；流涎加地仓、廉泉、金津、玉液；听力障碍加耳门、听宫、听会、翳风。

③操作：选用 28 号毫针针刺。一般每次选 2～3 个主穴，5～6 个配穴，平补平泻。廉泉向舌根方向刺 0.5～1 寸；哑门向下颌方向刺 0.5～0.8 寸，不可深刺，不可提插。每日或隔日 1 次，留针 15 分钟，15 次为 1 个疗程，停 1 周后，再继续下一个疗程。

（2）灸法

①主穴：四神聪、百会、夹脊、足三里、三阴交、命门、肾俞穴。

②配穴：上肢运动障碍配曲池、手三里、合谷、后溪，下肢运动障碍配环跳、足三里、

阳陵泉、解溪、悬钟。

③操作：使用艾条进行雀啄灸，每日 1 次，皮肤红晕为止；或者艾炷隔姜灸，每次选用 3～5 个穴位，每穴灸 3～10 壮，每日或隔日 1 次，10 天为 1 个疗程。

（3）头皮针疗法　可采用焦氏头针进行康复治疗。

①选穴：运动功能障碍，取健侧相应部位的运动区；感觉功能障碍，取健侧相应部位的感觉区；下肢功能运动和感觉功能障碍，配对侧足运感区；平衡功能障碍，配病灶侧或双侧的平衡区。听力障碍取晕听区；言语功能障碍，配言语 1、2、3 区。具体为，运动性失语，选取运动区的下 2/5；命名性失语，选取言语二区；感觉性失语，选取言语三区。

②具体操作：一般用 2 寸毫针，头皮常规消毒，沿头皮水平面呈 30°角进针，深度达到帽状腱膜之下，再压低针身进针，捻转，平补平泻，3 岁以内患儿不留针，每日 1 次，10 次为 1 个疗程。

2. 推拿治疗

常采用分部操作和对症操作。一般先用点法、按法、揉法、运法、扫散法等，然后运用拿法、搓揉等，最后被动活动四肢关节。

（1）分部操作　包括上肢功能障碍和下肢功能障碍。

①上肢功能障碍：在患儿上肢内侧及外侧施以推法，从肩关节至腕关节，反复 3～5 次；按揉合谷、内关、外关、曲池、小海、肩髃、天宗穴 5 分钟；拿揉上肢、肩背部 3～5 次，拿揉劳宫穴、极泉穴各 3～5 次；摇肩关节、肘关节及腕关节 10 次；被动屈伸肘关节及掌指关节各 10 次；捻手指 5～10 次，搓揉肩部及上肢各 3～5 次。

②下肢功能障碍：在患儿下肢前内侧及外侧施以推法，自上而下操作 3～5 遍；揉按膝眼、足三里、阳陵泉、环跳、委阳、委中、昆仑、太溪、涌泉穴各 10 分钟；拿揉股内收肌群、股后群肌、跟腱各 5 分钟；反复被动屈伸髋关节、膝关节、踝关节 3～5 次；擦涌泉穴，以透热为度。

（2）对症操作　包括智力障碍、大小便失禁、关节挛缩。

①智力障碍　开天门 50～100 次，推坎宫 50～100 次，揉太阳 50～100 次，揉百会、迎香、颊车、下关、人中六各 50 次；推摩两侧颞部 0.5 分钟，推大椎穴 50 次；拿风池、拿五经各 5 次；揉按合谷 50 次，拿肩井穴 5 次。

②大小便失禁　在患儿腰背部双侧膀胱经督脉施以推法，自上而下反复操作 3～5 遍；擦肾俞、命门、八髎穴，以透热为度；按揉中脘、气海、关元、中极、足三里、三阴交穴各 5 分钟；摩腹 5～10 分钟，擦涌泉 50 次。

③关节挛缩　脑瘫后关节挛缩与早期未进行关节被动活动、失用性萎缩和肌张力增高等因素相关。可取挛缩关节周围的穴位点按法操作并结合关节活动。动作由轻及重，切忌粗暴，宜循序渐进。

患肢痉挛者，应由轻到重地进行掐按。肌肉萎缩、食欲差及体弱者，可在胸腹部拍打、推揉。

上肢屈肌肌张力增高屈曲者，可轻揉上肢前群肌肉，被动活动上肢，外展外旋肩关节，伸展肘、腕关节，伸展手指，改善肩、肘、腕等关节挛缩。

下肢内收肌肌张力增高、伸展者，拿揉、搓揉大腿内侧肌群，减轻肌痉挛，被动活动下肢，外旋外展髋关节，屈曲膝关节，改善髋、膝关节挛缩；足尖走路者，被动背伸踝关节，牵拉挛缩肌腱，缓慢用力，避免诱发踝阵挛。

3. 日常生活及活动指导　脑瘫的康复是综合、复杂的过程，单靠医者每天有限的时间治疗不可能解决所有的问题，也不可能达到最佳疗效，必须结合家庭的配合治疗。家长可以根据患儿的临床症状采取治疗与教育相结合、与游戏相结合的原则，调动患儿的主动性和积极性，抑制不良姿势，强化正常动作，以达到最佳的康复效果。

4. 心理治疗 脑瘫患儿常常伴有心理和行为方面的异常，如敏感、胆小、情绪不稳、自我控制能力差、孤僻等，医者应根据患儿不同特点进行心理疏导。鼓励参加各种社会活动，注意平时与患儿交流。3 岁以上的患儿应考虑送至幼儿园接受学前教育，有利于其心理发育。

四、注意事项

1. 本病病变在脑，多累及四肢，主要表现为中枢性运动障碍及姿势异常，并可能同时伴有智力低下听力障碍、癫痫、行为异常等症状。一般在新生儿期即可发现，但少数患儿症状不明显，待坐立困难时才发觉，本病严重影响患儿生长发育及生活能力，是儿童致残的主要疾病之一。由此，应引起广大临床医务工作者及家长的高度重视。

2. 由于婴儿运动系统神经系统正处于发育阶段，异常姿势运动还没有固化，所以临床上对于小儿脑瘫的治疗应做到早诊断、早治疗，以达到较好的康复效果。提倡在出生后 3～6 个月内确诊，脑瘫一旦确诊，康复治疗应立即进行。康复治疗最佳时间不要超过 3 岁，其方法包括躯体训练、技能训练、物理治疗、推拿手法治疗、针灸治疗等。

3. 有效推拿方法对于运动和姿势异常而引发的继发性损害如关节挛缩等有良好的预防和康复治疗作用。但应掌握手法的灵活应用，操作时手法宜轻柔，力度不宜过大，特别是对挛缩关节的操作，更注意手法的力度和摇动的幅度。

4. 针灸治疗本病也有较好的疗效，毫针治疗关键在于选择腧穴和针刺补泻手法，选取腧穴多以阳明经穴和奇穴为主，针刺手法以补法和平补平泻为主，头皮针法刺激量不宜太大，灸法注意不要烫伤皮肤，痉挛型脑瘫患儿的痉挛侧不宜用电针治疗。

本 章 小 结

本章主要介绍了脑血管疾病、脊髓损伤、小儿脑瘫的康复评定、传统康复治疗及康复治疗时的注意事项。康复评定中介绍了现代康复评定方法和传统辨证方法；康复治疗中介绍了脑血管疾病、脊髓损伤、小儿脑瘫的康复策略和主要传统康复治疗技术。本节重点、难点是掌握脑血管疾病、脊髓损伤、小儿脑瘫的传统康复治疗方法，能够熟练运用推拿、针灸对患者进行康复治疗。同时，要注意进行推拿、针灸治疗时的注意事项。同学们在学习过程中应抓住重点和难点，采用多媒体、病例讨论、见习等多种学习方法，注意与临床相结合，以便巩固知识，加强记忆。

习 题

一、选择题

1. 表现为神志不清，喝僻不遂，兼见神昏，牙关紧闭，口噤不开，肢体强痉的脑中风患者辨证为

    A. 中经   B. 中络   C. 闭证   D. 脱证

    E. 惊证

扫码"练一练"

2. 下列关于脑血管疾病康复策略错误的是

    A. 提倡早期康复　　　　　　　　　　B. 后遗症期的患者不需要康复

    C. 偏瘫恢复的不同阶段治疗原则不同　D. 不同证型治疗方法不相同

    E. 各期康复侧重点有所不同

3. 脑卒中康复的最佳时期是

    A. 1 个月以内　　B. 3 个月以内　　　C. 6 个月以内　　　D. 1 年以内

    E. 1 年以上

4. 脊髓损伤在《灵枢·寒热病》中称作

    A. 痿证　　　　　B. 瘫证　　　　　　C. 痿痹　　　　　　D. 体惰

    E. 痹症

5. 脊髓损伤的最早记载见于

    A.《灵枢·寒热病》　　　　　　　　　　　　　　　　B.《医贯》

    C.《难经》　　　　　　　　　　D.《伤寒论》

    E.《温病》

6. 中医学认为，脊髓损伤的病位是

    A. 肝　　　　　　B. 脾　　　　　　　C. 任脉　　　　　　D. 督脉

    E. 肺

7. 脑性瘫痪不属于

    A. 五迟　　　　　B. 五软　　　　　　C. 五硬　　　　　　D. 五劳

    E. 痿证

8. 通过四诊辨证临床把小儿脑瘫分为哪种类型

    A. 1 型　　　　　B. 2 型　　　　　　C. 3 型　　　　　　D. 4 型

    E. 5 型

9. 脑性瘫痪的临床表现不包括哪项

    A. 尖足　　　　　B. 剪刀步态　　　　C. 言语不清　　　　D. 手－口－眼协调

    E. 单瘫

10. 脑性瘫痪的针刺治疗常选取哪条经络

    A. 太阴经　　　　B. 阳明经　　　　　C. 厥阴经　　　　　D. 太阳经

    E. 少阳经

二、思考题

1. 脑卒中的康复策略是什么？

2. 脊髓损伤中截瘫、四肢瘫的针灸治疗方法有哪些？

3. 小儿脑瘫的推拿治疗方法有哪些？

（邢孝民　袁　园）

第十三章

运动系统疾病的传统康复治疗

学习目标

1. **掌握** 颈椎病、肩周炎、腰椎间盘突出症、急慢性软组织损伤等病的基本概念。

2. **熟悉** 颈椎病、肩周炎、腰椎间盘突出症、急慢性软组织损伤等病的诊断

3. **了解** 颈椎病、肩周炎、腰椎间盘突出症、急慢性软组织损伤等病的其他疗法以及治疗中的注意事项。

4. 能运用推拿等传统技术进行颈椎病、肩周炎、腰椎间盘突出症、急慢性软组织损伤的康复治疗。

5. 具有关心患者的疾苦、尊重其民族信仰习惯、保护其隐私的意识。

案例讨论

【案例】

患者，男，45岁，办公室文员，右侧颈肩部不适1月余，伴有右手指尖麻木感，昨日因加班后出现颈部僵痛、转侧不利，伴有头晕、恶心。查体：右侧颈部C5、C6、C7棘旁压痛、右侧肩井穴、肩外俞等穴位有压痛，臂丛神经牵拉试验（＋），压顶试验（＋）、旋颈试验（－）。

【讨论】

1. 请做出诊断

2. 该患者是否适合推拿治疗？

3. 如果进行推拿治疗，可选择哪些手法？

4. 推拿治疗的同时，还可运用哪些治疗方法？

第一节 颈 椎 病

一、概述

（一）定义

颈椎病是颈椎间盘退行性改变及其继发病理改变，刺激压迫周围组织结构，包括神经根、椎动脉、脊髓、交感神经、软组织等，引起颈、肩、上肢等出现一系列相应症状的疾

扫码"学一学"

病。临床以颈肩臂疼痛、麻木、颈项僵直、活动受限以及眩晕等为主要表现。

颈椎病的发生与颈部组织的退行性改变密切相关，颈椎病是临床多发病，发病率占成人的 17.6%；好发于中、老年人以及从事伏案工作的人群。好发部位为颈 5～6 节段、颈 6～7 节段、颈 7～胸 1 节段。

（二）病因病机

1. 传统医学 传统医学认为颈椎病多因肾气不足、卫阳不固、风寒湿邪乘虚而入，导致颈部经脉闭阻，气血运行不畅。一般以肝肾亏虚、气血不足为内因，风寒湿邪侵袭以及长期劳损为外因，初起多实，久病多虚或者虚实错杂。

2. 现代医学 现代医学认为引起颈椎病的原因较多，常将其概括为内因和外因两个方面。

（1）内因 椎间盘、椎间关节退变，椎旁软组织慢性劳损，以及颈椎先天性病变是颈椎病发病的内在原因。

（2）外因 颈部的急性外伤、静力性损伤、咽部感染及风寒湿侵袭是引起颈椎病的外因。

二、诊断及评定

颈椎病的诊断主要是通过临床表现以及颈椎病的影像学检查为主。

（一）临床表现

颈椎病的临床表现较为复杂，但由于病理改变的性质和程度不同，受损的组织及其所产生的症状也有所区别。临床上可按病变损害组织及其症状表现的重点，将其相对地分为几种类型：颈型、神经根型、脊髓型、椎动脉型、交感神经型、混合型。

1. 颈型颈椎病 约占颈椎病的 3%，多见于青壮年，症状较轻，以颈部症状为主，预后较好，多可以自愈。主要表现为反复落枕、颈部不适、僵硬疼痛，活动受限，多在睡眠、晨起、受寒、颈部突然扭转后诱发；疼痛可因头颈部活动而加剧，可累及或扩散至肩部、上背部、后头部、上肢部等；可有一过性上肢的麻木疼痛、感觉异常等表现，时轻时重，持续数月或数年。颈部易于疲劳，病程较长者者，常以头颈转动时有异响为主诉。X 线检查可见颈椎退行性改变，颈椎生理曲度改变。神经系统检查时，不能发现明确的定位体征。

2. 神经根型颈椎病 约占颈椎病的 60%，是颈椎病中最常见的一个类型，颈神经根受刺激或压迫所致，多局限于一侧的单根或少数几根颈神经根性痛。

（1）颈部僵硬不适 颈部发硬、发僵，活动受限，颈部呈痛性斜颈畸形；头、枕、颈、肩、臂可有多处酸痛，颈枕部或肩背呈阵发性或持续性的隐痛或剧痛；或患者找到某一减痛姿势，如提肩、收臂、头颈固定于某种位置等。

（2）放射性神经痛及感觉异常 神经根型颈椎病的典型症状。颈肩臂痛，向前臂或手指放射，手臂有触电样、针刺样串麻感觉或者烧灼样、刀割样疼痛。常常为急性起病，也可为慢性疼痛急剧加重的表现；咳嗽、喷嚏、上肢伸展、头颈过伸过屈等活动可诱发或加剧疼痛。上肢发沉无力，麻木或虫爬等异常感，持物不稳或失落现象。

（3）检查 触诊大多可在颈椎棘突、横突、冈上窝、肩胛骨内上角、肩胛下角等处找到明显的压痛点，或放射性压痛；压顶试验、叩顶试验、引颈试验、臂丛神经牵拉试验等常为阳性。X 线可见正侧双斜位可见生理曲度异常，椎体前后缘增生，钩椎关节增生、前纵韧带、项韧带钙化；CT 可见椎间孔或有狭窄。

3. 椎动脉型颈椎病 约占颈椎病的 10%～15%，椎动脉型颈椎病的特点是椎间关节退变压迫并刺激椎动脉，引起椎－基底动脉供血不足。本型颈椎病临床表现比较复杂，有时与交感型颈椎病很难区别。

（1）眩晕　主要表现为发作性眩晕。典型表现为头颈活动、体位改变时突发眩晕、天旋地转，四肢无力，共济失调，甚至倾倒，但意识清醒；卧床休息数小时，多至数日症状可消失；常常伴见恶心、呕吐、耳鸣等症状。

（2）颈性偏头痛　表现为一侧的颈枕部、枕顶部痛；与眩晕相同，都在头颈活动、体位改变时呈发作性出现，持续时间与剧烈程度不等；多呈跳痛、灼痛性质；症状严重者或病程长久者，可因脑干供血不足，出现进食呛咳、咽部异物感、说话吐字不清等症状。

（3）其他症状　一过性耳聋，发作性视力减退，眼前闪光或有暗点，视野缺损，也可有幻视、复视、乏力嗜睡等症状。

（4）检查　旋颈征（+），压颈试验（+），低头、仰头试验（+），X 线提示钩椎关节增生，后关节增生向前突入椎间孔，MRA 显示一侧血管扭曲、变细，颈部血管 B 超显示血管顺应性减退，血流速度变慢。

 知识链接

脑的血液供应

脑的血液由颈动脉系统和椎基动脉系统供应，颈动脉系统主要通过颈内动脉，以及它的分支眼动脉、后交通动脉、前脉络膜动脉、大脑前动脉及大脑中动脉供应眼球及大脑半球前 3/5 部分的血液；椎基动脉系统主要通过两侧椎动脉、基底动脉、小脑上动脉、小脑前下、后下动脉和大脑后动脉供应大脑半球后 2/5 部分（枕叶和颞叶底部），丘脑后半部、脑干、小脑的血供。

4. 交感神经型颈椎病　约占颈椎病的 10%，交感型颈椎病的特点是颈椎的退变压迫、刺激交感神经节，使交感神经受到直接或反射性刺激所致。因此，可引起体内相应区域的腺体、血管、内脏功能活动失调。本型颈椎病的主观症状多，客观体征少。

（1）局部表现　枕部、颈部疼痛、颈肩背酸困钝痛，呈弥漫性扩散倾向。

（2）神经血管症状　可有偏头痛、头晕、恶心、呕吐；胸前区憋闷，手肿或者麻、怕冷、发凉感，针刺觉迟钝；面部麻木或半身麻木，眼窝胀痛，干涩或流泪，视物模糊疲劳、视物不清或彩视；耳鸣或耳聋；无汗或多汗，月经期可诱发发作、更年期更多见。情绪不稳定、失眠等交感神经症状。

（3）检查　可见心动过速或过缓，心律不齐；血压不稳、低头仰头试验可诱发症状产生或者加重；X 线显示退行性变；患者皮肤常显示界线模糊的痛觉过敏与异常，深部痛觉较敏感，如颈椎及上胸椎棘突压痛，肌腱、韧带、筋膜等处痛觉敏感。

5. 脊髓型颈椎病　约占颈椎病的 10%～15%，是颈椎病中最严重的的一种，脊髓型颈椎病的特点是各种病理改变形成的突出物对脊髓造成的压迫。颈椎病性脊髓的损害一般为不完全性的，常常累及两或三个节段，故临床症状与体征不完全相同，上、下肢或左、右侧的体征常有程度上的差异。一般起病缓慢，逐渐加重或时轻时重，外伤可引起突然加重，或引起急性发病。由于起病隐匿、症状复杂、常容易被误诊或者漏诊。

（1）运动功能障碍　主要表现为下肢无力、酸胀、小腿发紧、抬腿困难，步态笨拙、肢体僵硬不灵活，手足颤抖、握物不稳；写字、持筷不方便或行走不稳，足下踩棉花感等是常见的主诉。

（2）大小便障碍　有些患者有尿急、尿频或排尿困难，胸或腹部束带感，或便秘或者大小便失禁等症状。

（3）瘫痪　下肢常呈不完全痉挛性瘫痪，即肌力减弱、肌张力增强、腱反射亢进、踝髌阵挛及病理反射阳性等；

（4）检查　痛、温觉减退；下肢运动与感觉障碍呈不完全性。腹壁反射、提睾反射、肛门反射减弱或者消失；低头仰头试验阳性、屈颈试验阳性，X 线可见颈椎后缘增生、后纵韧带钙化、CT、MRI 课件椎间隙狭窄、椎管狭窄、椎间盘膨出、突出、脱出、硬膜囊或者脊髓受压变形。

6. 混合型颈椎病　混合式颈椎病具有前面两种以上类型的症状者。通常是以某型为主，伴有其他型的部分表现。

（二）影像学检查

颈椎病诊断的重要依据，目前应用的检查主要为 X 线片、CT、MRI 等，其中 X 线片，核磁共振，颈部血管 B 超最为常用。检查颈椎病 X 线片的改变，依据病变的程度不同可分为四度。

1. 轻度　颈脊柱生理性前凸平直。

2. 中度　颈脊柱生理性前凸消失，椎间隙稍变窄，椎体前、后缘及钩突轻度骨赘形成。

3. 重度　上述改变均显著，另外尚可显示颈椎半脱位及椎间孔缩小等。

4. 极重度　椎体后缘骨赘严重，椎间孔显著缩小，椎管狭窄，在颈 5～6 段的前后径小于 12mm。

（三）诊断要点

1. 具有相关类型颈椎病比较典型的症状和体征。

2. 颈椎 X 线片，核磁共振，颈部血管 B 超检查，证明退变，压迫神经、血管，硬膜囊和脊髓。

3. 影像学检查存在神经、血管、硬膜囊和脊髓压迫与刺激，同临床表现具有相对明确的因果关系。

（四）评定

主要从询问病史、常规检查、影像学检查、和功能评定等几方面进行综合评定。

1. 病史询问　本病多发生于一些长期从事低头伏案或长时间保持一个姿势工作的人员，要详细询问发病原因，患者的职业，生活习惯与爱好，有无颈部外伤史及受凉史等。

2. 常规检查　根据临床症状和体征以及专科特征性检查进行评定。

3. 影像学检查　X 线、CT、MRI 等检查。

4. 功能评定　主要含关节活动范围评定、肌力评定、疼痛评定、社会心理学评定

三、传统康复治疗

颈椎病除脊髓型容易因治疗不当，加重症状外，整体上传统康复治疗效果好。不同类型的颈椎病，治疗原则有所不同。由于颈椎病的病因复杂，症状体征各异，而且治疗方式多种多样，因此在治疗时，应根据不同类型颈椎病的不同病理阶段，选择相应的治疗方案。神经根型颈椎病出现严重的手部骨间肌萎缩者不宜推拿治疗。脊髓型颈椎病应严格掌握推

拿治疗的适应证，过于严重的建议手术治疗。

（一）康复策略

传统医学对于颈椎病总的治疗原则是舒筋活络，解痉止痛，整复错位。现代医学认为推拿治疗的作用包括镇痛，消除炎症、组织水肿，减轻粘连，解除痉挛，改善局部组织与脑、脊髓的血液循环，调节自主神经功能，延缓肌肉萎缩并促使肌肉恢复。

治疗前对患者的病情应有全面的了解，技术运用要得当，切忌简单粗暴。脊髓型颈椎病保守治疗 2～6 周以上症状仍不减轻，或上肢无力、萎缩仍有发展趋势者，建议手术治疗。

（二）治疗方法

1. 推拿治疗 推拿治疗由三部分组成：一是松解，二是治疗，三是整理。

（1）松解手法 患者取坐位，术者用一指禅松解颈部正中间以及颈项两旁的软组织，由上而下操作 5 分钟左右。单手或双手拿颈后、颈两侧及肩部的肌肉，反复 3～5 次。㨰法放松颈肩部、上背及上肢的肌肉 5 分钟左右。拇指点按患者阿是穴、风池、风府、肩井、天宗、曲池、手三里、合谷等穴，以酸胀为度。

（2）治疗手法 施术者双手置于颈项部，缓缓用劲向上提颈，并慢慢用力使头部向左右两侧旋转 30°～40°，重复 8～12 次。使椎间隙增宽，以扩大椎间孔。

有颈椎侧偏者可用旋转定位扳法。患者取坐位，颈项放松。术者站于其侧后方，以一手拇指顶按住某一病变颈椎棘突旁，另一手托住对侧下颌部，令受患者屈颈，至术者拇指下感到棘突活动，关节间隙张开时，再使其向患侧侧屈至最大限度，然后慢慢旋转其头颈，当旋转至有阻力时稍停顿一下，随即用巧力寸劲做一个快速有控制的、稍增大幅度的突发性扳动。此时常可听到"喀"的弹响声，同时拇指下亦可有棘突回位的跳动感。

（3）整理手法 拿揉风池、肩井穴以酸胀为度。小鱼际擦颈肩部，以透热为度。用搓法搓双上肢 5～8 遍，牵抖上肢 1～2 遍。分别在项背部及肩胛部用手掌或双手握拳进行拍打叩击，反复 3～5 次，使组织舒展和缓解。

2. 针灸治疗

（1）毫针刺法 以祛风散寒，活血通络为主，可选大椎、风池、天柱、后溪、悬钟、颈夹脊等穴位，采用毫针刺法，实证用泻法，虚证用补法。

（2）艾灸疗法 可取大椎、风池、天柱、阿是穴等采用悬起灸，每穴 10～15 分钟，灸至皮肤发红、发热即可。

（3）拔罐疗法 可取阿是穴、肩外俞等穴采用火罐法，留罐 10 分钟。

（4）穴位注射 取大杼、肩中俞、肩外俞、阿是穴等用 1% 的利多卡因 2ml 或者维生素 B_{12} 或者 B_1，2ml 进行穴位注射，每穴 0.5ml。每 2～3 天一次。

3. 传统运动疗法 可进行易筋经或者八段锦练习，尤其是易筋经中的"九鬼拔马刀势"、八段锦中第二式"左右开弓似射雕"等动作对于颈椎病有很好的效果。

4. 中药外治 可根据辨证选择相应处方进行中药熏蒸、中药温熨、中药外敷等，效果更佳。

5. 其他疗法

（1）牵引治疗 患者大多采用坐位枕颌布带牵引。主要适用于椎间盘突出或膨出的神经根型颈椎病，可以缓解肌肉痉挛，扩大椎间隙，流畅气血，缓解症状。牵引中除保证安全外，必须掌握好牵引角度、牵引时间和牵引重量三个要素，这样才能达到牵引治疗的最佳效果。

（2）自我锻炼　指导患者检查训练仰头抬臂动作，锻炼项部后伸肌群。

四、注意事项

（一）治疗后不宜沐浴凉水，不宜吹冷风，注意保暖。

（二）传统康复治疗颈椎病有显著的疗效，但要注意详查病因掌握治疗的适应证。

（三）推拿治疗时，手法力度柔和、适当，以患者感受为主；做颈部扳法时切忌暴力，不可强求弹响。

（四）调节生活起居，

1. 用枕的合理性、睡眠时枕头高度以一侧肩膀宽度为宜；

2. 纠正平时的不良习惯姿势，避免长时间半卧、屈颈看电视、看书、看手机；避免长期伏案工作；每隔1~2小时应活动颈部。

3. 座椅高度适中，以端坐时双脚刚能双脚触地为宜。

4. 避免颈部受伤，注意颈部保暖，及时防治咽炎、扁桃体炎、淋巴腺炎等咽喉疾病

5. 经常反复出现落枕者多为颈椎病先兆，应及时治疗以免发展为颈椎病。

（五）加强康复宣教，多与患者沟通，了解其心理社会情况，及时消除不良情绪，鼓励患者进行锻炼。

第二节　肩　周　炎

一、概述

（一）定义

肩关节周围炎是指肩关节及周围软组织损伤、退变而引起的一种慢性无菌性炎症。以肩关节酸重疼痛、活动功能障碍甚至肌肉萎缩为主要临床表现的一种疾病，简称肩周炎。本病又名"肩凝症""冻结肩""漏肩风""五十肩"等。50岁上下的人易发本病，常发生在单侧肩部，女性略多于男性。肩周炎病因不明，多有自然转归期，一般约为 2 年。推拿治疗肩周炎，对症状的缓解，促进病症的康复有较好的作用。

（二）病因病机

1. 传统医学　传统医学认为肩周炎的发病多因肝肾亏虚、气血不足、外伤、劳损、感受风寒湿邪所导致。

（1）肝肾亏虚，气血不足　随着年龄的增长，肝肾精气渐亏，气血不足，血不荣筋、筋失所养，日久导致筋脉拘急而不用。

（2）外伤、慢性劳损　外伤和慢性劳损，日久伤及筋脉，不易恢复。

（3）感受风寒湿邪　寒邪凝滞收引、湿邪重浊黏滞、能够使诸筋粘连，血行不畅、筋脉拘急疼痛，导致功能障碍。

2. 现代医学　现代医学认为，肩周炎的发生主要与肩关节的解剖结构、年龄、外伤劳损等有关。由于肩关节的关节囊较松弛、肌腱、韧带较多，肩关节活动频繁、而周围肌肉、肌腱供血较差、随着年龄的增长，关节周围的肌腱以及关节囊易发生退行性改变，从而引起局部充血、水肿、粘连、出现功能障碍和疼痛。

扫码"学一学"

扫码"看一看"

现代医学将肩周炎的病理过程可分为：凝结期（疼痛期）、冻结期（僵硬期）和解冻期（恢复期）。

（1）疼痛期 病症主要位于肩关节囊，关节囊挛缩，关节腔容量减少，肱二头肌肌腱粘连。肱二头肌腱伸展时，有不适及束缚感，肩前外侧疼痛，可扩展至三角肌止点。

（2）僵硬期 由于病变的加剧进入冻结期。此期除关节囊挛缩外，关节周围大部分软组织均受累，组织纤维化并挛缩而失去弹性，脆弱而易撕裂；冈上、冈下、肩胛下肌紧张，将肱骨头抬高，限制其各方向活动；肩峰下滑囊增厚、腔闭塞，关节囊、肱二头肌腱与腱鞘均有明显粘连。

（3）恢复期 7～12 个月后，炎症逐渐消退，疼痛逐渐减轻，肩部粘连缓慢、进行性松解，活动度逐渐增加。

肩周炎和其他软组织慢性损伤性炎症一样，是自限性疾病，预后良好，但处理不当会加重病变，延长病期，遗留永久性功能障碍。

二、诊断及评定

（一）临床表现

1. 疼痛 多数病例慢性发病，疼痛是突出的症状。患者先感到肩部、上臂部轻微疼痛，随后逐渐加重并感到肩部僵硬，疼痛可为钝痛、刀割样痛，夜间加重，甚至痛醒，可扩大到枕部、腕部或手指，有的放射至后背、三角肌、肱三头肌、肱二头肌以及前臂伸面。检查肩部可有广泛的压痛，上臂常常紧贴胸廓，肩关节各个方向活动均受限，但以外展、旋外、后伸障碍最显著。根据肩周炎的分期，在不同时间段疼痛表现不一样。

（1）疼痛期 早期疼痛多位于肩部前外侧，多为持续性并逐日加重，肩部广泛压痛。患者在早期疼痛可以忍受时，盂肱关节活动不受限，但内外旋受限，举臂至头顶困难，患者不能梳头。此期病程约 1 个月，亦可延续 2～3 个月。

（2）僵硬期 疼痛会逐渐减轻，但肩关节活动受限越来越明显；后期盂肱关节几乎不能活动，疼痛与活动受限并不一致。严重者只有肩胛骨在胸壁进行移动，伴随肩部肌肉萎缩。一般需要 6 个月，或更长的时间逐渐缓解，进入恢复期。

（3）恢复期 肩部疼痛基本消失，肩部活动范围亦逐渐增加，常常首先是旋外活动逐渐恢复，继而为外展和旋内等。

2. 活动受限 肩关节功能检查因不同的病理过程，出现不同程度的各个方向的功能受限。最明显的就是出现"扛肩现象"：肩关节主动或被动外展时，患侧肩胛骨亦随之向外上方移动，肩部随之高耸，形成扛肩现象。扛肩现象出现的原因是肩关节周围出现广泛粘连，肩肱关节与肩胸关节之间的运动比例失调，肩关节外展功能受限。

检查时常常先做主动活动，再做被动活动以作比较；检查盂肱关节活动时，需固定肩胛骨，防止肩胸间活动；做肩关节上举、外展、后伸、内收、内旋及外旋活动，观察并记录其活动幅度及粘连程度。

3. 肌肉萎缩 后期由于疼痛、粘连不敢运动导致废用性萎缩，常见于三角肌、冈上肌等。

4. 好发年龄 50 岁左右的患者，出现以上典型的肩部疼痛症状。

5. X 线 检查初期无异常改变；后期可出现骨质疏松，冈上肌肌腱钙化，大结节附近软组织内有钙化斑，关节间隙变窄或增宽等现象。

（二）诊断要点

1. 疼痛。

2. 功能活动受限。

（三）评定

1. ROM 测定　用测角器测量肩关节的 ROM，肩周炎患者外展上举、前屈上举、后伸以及内旋等运用范围小于正常范围，应与健侧进行对照型测量。

2. MMT 测定　根据 MMT 的评级标准，Lovett（0～5 级分级法）对肩关节有关肌肉进行测定。

3. 疼痛测定　可以采用视觉模拟评分法 VAS，数字评分法 NRS、口述分级评分法 VRS、McGill 疼痛调查表等进行疼痛的评定。

4. ADL（日常生活能力）评定　若患者有穿脱衣困难，应了解其受限程度，询问如厕、个人卫生以及洗漱情况等。

三、传统康复治疗

（一）康复策略

肩周炎的治疗，以解痉止痛、松解粘连、恢复关节功能为目的，多采用疏通经络、行气活血等方法，同时应根据病变的不同时期采用适宜的技术操作。疼痛期由于疼痛较重，故以缓解肌肉的痉挛、促进炎症的吸收和损伤组织的修复，并提高痛阈为主。僵硬、恢复期，可重点施治于组织粘连部位，并做肩关节的被动和主动活动，以利于松解粘连、恢复关节功能。

（二）治疗方法

1. 推拿治疗

（1）松解手法　患者坐位，施术者站于患侧，用一手托住患者上臂使其微外展，用滚法，或拿揉法施术，重点在肩前部、三角肌部及肩后部；同时配合患肢的被动外展、旋外和旋内活动，以缓解肌肉痉挛，促进粘连松解。

（2）解痉止痛手法　施术者用点压、弹拨等手法，依次点压风池、阿是穴、肩髎、肩髃、肩贞、肩前、肩井、秉风、天宗、肩内陵、曲池、手三里、合谷等穴，每穴点压 30 秒，以酸胀为度；对有粘连部位或痛点施弹拨手法，以解痉止痛、剥离粘连。

（3）运动关节手法　运动关节法，适用于肩关节功能障碍明显者，具有松解粘连、滑利关节的作用。

①肩关节摇法：以肩关节为轴心做环转摇动，幅度由小到大，可以采用握手摇肩法（小幅度摇肩）、托肘摇肩法（中幅度摇肩）、和云手法（大幅度摇肩）。

②肩关节扳法：可根据功能障碍位，选用外展扳法、内收扳法、后伸扳法、后伸旋内收扳法等。

4. 疏通经络、行气活血手法

①捏肩：施术者用手的拇、食、中三指捏、揉、拿患侧肩部斜方肌上缘 3～5 遍。

②搓揉上肢：施术者立于患者外侧，双手对合搓揉患侧肩部，并沿上臂搓揉至腕部，上下搓揉 3～5 遍；然后用按揉法自肩至腕部操作 3～5 遍，用力由重到轻，再由轻到重。

③大旋：施术者立于患者患肢外侧，将患肢向前、向后大幅度旋转 3～5 次。

④运肘：施术者反手握住患侧的小指、无名指和中指（施术者反掌将掌心与患者的掌

心相对，拇指与其余四指握住患者的小指、无名指和中指），将患肢腕关节掌屈，并带动前臂向患者肩前方屈肘，抵于肩前方后，带动前臂内旋，并沿患者腋前线方向，向下牵抖 3～5 次；将患肢沿腋中线方向，向下牵抖 3～5 次；将患肢沿腋后线方向，向下牵抖 3～5 次；完成上述手法后，将患者的患肢与健肢在胸前交叉，施术者双手分别握住患者的双腕，向后牵拉 3～5 次；然后将患者的健肢和患肢交叉换位，再进行 3～5 次的牵拉。

⑤活肘：施术者站于患侧侧后方，面向患者背部，将患肢上臂内旋肩关节轻微内收，使前臂置于背后，肘关节屈曲至最大幅度。施术者一手托住患肘，一手握住腕部，握腕之手向外，托肘之手向内做相反方向的拉伸，以患者能耐受为度。

⑥运肩：施术者将患者的患肢搭于自己的肘部，两手交叉扣于患肩。其中一手扣于肩峰，施术者用自己的肘部带动患肢上臂进行环形转动，扣于肩峰的手随着转动揉搓患肩，左右各转动 5～10 次。

⑦抖肩：施术者握住患者腕部，将患肢慢慢提起，同时稍做牵拉，然后以高频率、小幅度的方式抖动。

2. 针灸治疗

（1）毫针刺法　以舒筋通络、行气活血为主。可选用肩髃、肩髎、肩贞、肩前、阿是穴等。可用电针，或者采用毫针刺法平补平泻；还可以采用阳陵泉透阴陵泉、条口透承山等方法。

（2）艾灸疗法　可取阿是穴、肩部周围穴位，采用悬起灸，每穴 10～15 分钟，灸至皮肤发红、发热即可。

（3）刺血拔罐　对于肩部肿胀、疼痛者可以采用三棱针或者梅花针扣刺后再吸拔火罐，留罐 10 分钟。

（4）穴位注法　疼痛期、僵硬期可用 2%利多卡因 2ml、曲安奈得 10mg、舒血宁注射液 5ml 组成混合液，在肩前最痛点，肩髃、肩髎等穴各注射约 2ml，三天一次。

3. 传统运动疗法　传统运动疗法能调节全身气血、活动肢体关节、牵伸软组织。在疼痛剧烈时，选择肩关节活动幅度不是特别大、从容和缓的动作进行练习；疼痛较轻而关节活动受限明显者，可选择如易筋经中九鬼拔马刀势等肩关节活动幅度大的动作进行练习。功法习练要视病情和关节活动受限度灵活进行，不能增加损伤和痛苦。

4. 中药外治　中药外敷、熏洗、温熨均是治疗本病很好的方法，能改善局部的血液循环、促进炎症吸收而实现活血止痛的作用。方药组成应依据辨证结果，一般早期以温经散寒、活血止痛为主，中晚期以破血化瘀、柔筋缓急为主。在中药外治的同时，一定要坚持肩关节的适当活动或运动治疗，做到"动静结合"。

5. 自我锻炼　可指导患者进行环转运动、体后拉肩、外旋锻炼、爬墙锻炼　等训练。原则上要求患者持之以恒，顺序渐进，因人而异。

四、注意事项

1. 注意肩部保暖，防止受凉，以免加重病情，影响治疗效果。

2. 运用手法要轻柔，不可施用猛力，以免造成损伤。

3. 生活起居上应避免过度劳累以及提取重物。

4. 由于病程较长、应消除恐惧、担心的情绪，保持积极舒畅的心情。

扫码"学一学"

第三节　腰椎间盘突出症

一、概述

（一）定义

腰椎间盘突出症，是腰部椎间盘的退变或者损伤导致到椎间盘纤维环部分或者全部破裂，髓核向外突出，压迫了神经根或者脊髓引起腰痛以及下肢放射痛为主要临床表现的病症，简称"腰突症"。这一类的放射痛常沿坐骨神经传导，直达小腿外侧、足背或足趾。活动时疼痛加剧，休息后减轻。本病好发于 20～50 岁的体力劳动者，男性多于女性。由于下腰部负重大、活动多，腰椎间盘突出症大多发于腰 4～5、腰 5～骶 1 之间的椎间盘，占 90% 以上；随年龄的增大，腰 3～4、腰 2～3 发生突出的危险性也会随之增加。

临床上根据腰突症髓核突出的位置、程度、方向、退变程度与神经根的关系及不同的影像学检查，有多种分型方法。目前病理上常将其分为退变型、膨出型、突出型、脱出后纵韧带下型、脱出后纵韧带后型和游离型。前三型为未破裂型，约占 73%，后三型为破裂型，约占 27%。前四个类型做推拿等非手术治疗，可取得满意疗效.正确应用分型，能提高治疗效果，防止发生意外损伤。有严重的马尾神经压迫症状如鞍区麻痹，出现大小便困难，或足下垂的患者不能推拿治疗。

（二）病因病机

1. 内因　主要是腰部解剖结构和退行性变等因素。

（1）解剖结构　由于腰椎间盘纤维环后外侧较为薄弱，后纵韧带纵贯脊柱的全长，加强了纤维环的后面，但自第 1 腰椎平面以下，后纵韧带逐渐变窄，至第 5 腰椎和第 1 骶椎间，宽度只有原来的一半。腰骶部是承受静力最大的部分，故后纵韧带的变窄，造成了自然结构的弱点，使髓核易向后方两侧突出。

（2）椎间盘的退变和发育上的缺陷　椎间盘随年龄的增长，可有不同程度的退变，一般认为 20 岁以后髓核的变性就开始了。由于负重和脊柱运动的机会增多，椎间经常受到来自各方面力的挤压、牵拉或扭转应力，因而容易使椎间盘发生脱水、纤维化、萎缩、弹力下降，致使脊柱内外力学平衡失调，稳定性下降，最后因外伤、劳损、受寒等外因导致纤维环由内向外破裂。这是本病发生的主要原因。

2. 外因　主要是外伤、劳损和寒冷刺激等因素。

（1）损伤和劳损　积累性损伤是导致该病的重要因素。由于腰椎的生理性前凸，其椎间盘前厚后薄，人体在弯腰搬运重物时，因受到体重、肌肉和韧带等张力的影响，髓核可产生强大的反抗性张力。因此，当腰部过度负重或扭伤，很可能使髓核冲破纤维环而向侧后方突出，造成脊神经根、马尾、脊髓的刺激或压迫症状。

椎间盘在弯腰活动时，因受压而变形，其椎间盘吸水能力将会降低，直至压力解除后，其变形和吸水能力才能恢复。由于从事工作而长期弯腰或积累性的腰部劳损，使髓核长期不能正常充盈，纤维环的营养供应就长期不足，加之腰背肌肉张力增高，导致椎间盘内压力升高，即使轻微的外力，也能使纤维环破裂而导致髓核突出。

（2）寒冷刺激　长期受寒冷的刺激，使腰背肌肉、血管痉挛、收缩，影响局部血液循环，进而影响椎间盘的营养供应。同时，由于肌肉的紧张痉挛导致椎间盘内压力升高，特别是对于已变性的椎间盘，可造成进一步的损害，致使髓核突出。

二、诊断及评定

（一）临床表现

1. 症状

（1）疼痛　表现为腰痛和一侧或双侧下肢的放射痛。大多先有时间不等的反复腰部疼痛，休息后减轻，劳累后加重；以后在外力"扭伤"的情况下，出现较剧烈的腰痛，向一侧臀、大腿外侧、小腿后外侧及足部触电样放射；严重者不能久坐久立，翻身转侧困难；咳嗽、喷嚏或大便等腹压增高时疼痛加重。

（2）麻木感　久病患者或神经根受压严重者常有患侧下肢麻木；中央型髓核突出可见鞍区麻痹，二便困难，双下肢坐骨神经痛。

（3）其他症状　患肢不温、怕冷、无汗或下肢水肿，此与腰部交感神经根受刺激有关；严重者患肢肌肉萎缩等。

2. 体征

（1）活动受限　腰部运动障碍患者腰部各方向活动均受限，尤以后伸和前屈为甚，常见腰背笔直，触按可感知腰背肌紧张。

（2）跛行　又称减痛步态，是疼痛较重者走行时尽量缩短患肢的支撑期，使重心迅速转移到健侧下肢，并常以足尖着地的行走动作。

（3）脊柱变形　脊柱侧弯、腰椎前凸增大、腰椎曲度平直或后凸四种形式，尤以脊柱侧弯最多见，占80%以上。

（4）压痛点　多见于突出的椎间隙、棘上韧带、棘突旁，受损神经干在臀部、下肢后侧的体表投影部位，其中腰4、5椎病侧有明显压痛、叩击痛，以及放射性质，其诊断意义极大；慢性患者触摸棘上韧带可有指下滚动感，对诊断有价值。

（5）专科检查　股神经牵拉试验（+）、直腿抬高及加强试验（+），趾背伸或跖屈试验肌力减弱或消失，屈颈试验、挺腹试验、下肢后伸试验等（+）。

（二）影像学检查

本病的影像学检查，是目前临床诊断中不可缺少的部分。其最大优点不仅仅是为腰突症的诊断提供依据；更重要的是可除外腰椎的各种感染、骨肿瘤、强直性脊柱炎、椎弓崩裂及脊椎滑脱等许多也可引起腰腿痛的其他疾病。

1. 腰椎 X 线片　这是本病目前临床最常用的检查方法。其征象如下。

（1）脊柱腰段外形的改变　正位片上可见腰椎侧弯，椎体偏歪、旋转，小关节对合不良。侧位片腰椎生理前凸明显减小、消失，甚至反常后凸，腰骶角小。

（2）椎体外形的改变　椎体下缘后半部浅弧形压迹。

（3）椎间隙的改变　正位片可见椎间隙左右不等宽；侧位片椎间隙前后等宽，甚至前窄后宽。

2. CT 检查　CT 扫描由于分辨率高，可清楚地显示椎管内的各种软组织结构，因此在诊断腰突症及椎管其他病变中普遍受到重视。其征象如下。

（1）突出物征象　突出的椎间盘超出椎体边缘，与椎间盘密度相同或稍低于椎间盘的密度，呈结节或不规则样。当碎块较小而外面有后纵韧带包裹时，软组织块影与椎间盘影相连续；当突出物较大时，在椎间盘平面以外的层面上也可显示软组织密度影；当碎块已穿破后纵韧带时，会与椎间盘失去连续性，除了在一个层面移动外，还可上下迁移。

（2）压迫征象　硬膜囊和神经根受压变形、移位、消失。

（3）伴发征象　黄韧带肥厚、椎体后缘骨赘、小关节突增生、中央椎管及侧隐窝狭窄。

3. MRI 检查　椎间盘退行性变后，髓核变成干燥的纤维团块。MRI 的图像可显示椎间隙变窄，对椎间盘退变的诊断较佳。有以下表现：

（1）椎间盘突出物与原髓核在几个相邻矢状层面上，都能显示分离影像。

（2）突出物超过椎体后缘，重者呈游离状。

（3）突出物顶端缺乏纤维环形成的线条状信号区，与硬膜及其外方脂肪的界限不清。

（4）突出物脱离原椎间盘，移位到椎体后缘上方或下方。如有钙化，其信号强度明显减低。

（三）诊断要点

1. 病史有腰部外伤、慢性劳损或受寒湿史。大部分患者在发病前有慢性腰痛史。

2. 典型临床表现腰痛和下肢放射痛，腰部运动功能障碍，脊柱侧弯等。

3. 压痛点在腰 4～5 或腰 5～骶 1 间隙，棘突旁有明显压痛并向下肢放射。

4. 直腿抬高试验或加强试验阳性。

5. 影像学检查 X 线片、CT、MRI 等检查可进一步确诊。

推拿治疗腰突症，诊断要明确，应排除骨、关节疾病及推拿禁忌证。

（四）评定

1. 疼痛评定　可以采用视觉模拟评分法 VAS，麦吉尔疼痛问卷，压力测痛法等。

2. 肌力评定　主要检测腰背肌、腹肌、伸屈膝肌力、踝背屈、跖屈、足拇指背屈记录等。可采用徒手肌力分级法或者 MMT 肌力分级评定。

3. 神经功能评定　感觉评定、肌电图等。

4. 关节活动度评定　腰椎前屈受限、脊柱侧凸。

5. 步态评定　减痛步态，步态分析。

6. 心理评定　Zung 抑郁量表等。

三、传统康复治疗

（一）康复策略

本病的康复治疗以舒经通络、活血镇痛、消瘀退肿、松解粘连、理筋整复为主。早期缓解痉挛、促进改善血液循环、炎症吸收，解除突出物对神经的压迫刺激、促进神经功能恢复。要根据病情的轻重、病位、病程、体质等因素，选择适宜的治疗方法，并确定其施用顺序、刺激量等。

（二）治疗方法

1. 推拿治疗　主要选取督脉、膀胱经循行部位；选用背俞穴、夹脊穴、腰眼、腰阳关、环跳、承扶、委中、承山、昆仑、阳陵泉、悬钟等腧穴，以及腰、臀和整个下肢部的软组织。

（1）放松手法

①㨰法：施术者用㨰法沿背腰部督脉和膀胱经，自上而下，直至下肢承山穴以下，反复操作 5 分钟，重点在下腰部。

②按揉法：施术者以双手拇指交叉重叠或手掌重叠自第 1 胸椎开始，沿督脉向下按揉

至腰骶部，重点在腰骶部，反复 2～3 遍。此法作用在于改善血液循环，缓解腰背肌肉痉挛，促进炎症的吸收。

（2）解痉止痛法

①点按法　施术者先用拇指点按腰阳关、肾俞、志室、大肠俞、腰眼、环跳、委中、承山、阳陵泉、昆仑等穴及痛点，以酸胀感为度，可解痉止痛。

②弹拨法　施术者用拇指或肘尖拨揉手法，施用于腰骶部痛点、环跳穴或其他压痛点，每处拨揉 3～5 次，可缓解局部肌肉痉挛，有良好的止痛效果。

（3）理筋整复法

①斜扳法：患者侧卧，在上侧的下肢屈髋屈膝，在下侧的下肢自然伸直。施术者站在患者前面，以一肘或手抵住其肩前部，另一肘或手压于臀部。做推肩向后、压臀向前的反向用力，使腰部扭转至有阻力时，施快速而协调的腰部扳动，常可闻及咔喀响声。

②俯卧扳腿法：患者俯卧位。施术者一手按住腰部，另一手托住患者对侧膝关节上部，使该下肢尽量后伸至阻力较大时，双手协同做扳腿与压腰的瞬间扳动，可听到有弹响声；左右各做一次。此法可增加椎间盘外压力改变突出物与神经根的位置。

③俯卧运腰法：患者俯卧位。施术者一手按住腰部，一手托住双下肢膝关节部，将两下肢左右各摇动 2～3 圈（此时腰部随之摇动），然后做腰过伸的扳腰动作 2～3 次。

④直腿抬高加强法：患者仰卧位。一助手一手扶住膝关节使其膝关节伸直，另一手握住踝部并徐徐将之抬高；同时，另一助手固定骨盆及对侧下肢膝关节，将下肢伸直抬高，并在最高位时，术者双手用力使踝关节做背伸动作；左右各做 3～5 次轻重不等的踝背伸，使下肢后侧有牵拉感，以患者能忍受为度，可起到松解粘连的作用。

⑤俯卧对抗牵引按压法：患者俯卧位。助手 2～3 人做腰部持续的拔伸；在充分拔伸的同时，施术者用掌根较重地按压第 4、5 腰椎棘突部 2～3 次，每次约 1 分钟。

（4）整理手法　用擦法、拿法、按揉法、弹拨法等，沿腰部及患侧坐骨神经分布区施术 3～5 分钟；在腰部施用擦法，以患处透热为佳。手法的作用在于改善血供，加速炎症吸收，进而使肌肉和神经逐渐恢复其功能。

2. 针灸治疗

（1）毫针刺法　舒筋通络、行气活血、消肿止痛为主。取足太阳以及督脉穴为主。肾俞、大肠俞、腰阳关、关元俞、腰夹脊、秩边、委中等穴毫针刺法，平补平泻。

（2）艾灸疗法　局部采用温和灸，灸至发红发热即可，寒证明显者可以适当延长艾灸时间。

（3）刺络拔罐　局部痛点可采用刺络拔罐，留罐 10～15 分钟。

（4）泻血疗法　取患侧委中穴，采用泻血疗法。

（5）骶管推注疗法　患者俯卧位，标记骶管裂孔，常规消毒，铺洞巾，2% 利多卡因 2ml 局麻，生理盐水 10ml、曲安奈德 2ml、注射用腺苷钴胺 10mg 混合，用 10 号针头沿骶管裂孔穿刺，有脱空感，回抽无回血，推注混合液无阻力，嘱患者平卧休息一小时，一周一次，3 次一疗程。

3. 传统运动疗法　传统运动疗法能提高腰背肌肉张力，改变和纠正异常力线，增强韧带弹性，活动椎间关节，维持脊柱稳定性和正常形态。早期可选择太极拳、八段锦、五禽戏中相对较缓和的动作进行练习；中后期可选择易筋经中卧虎扑食势等动作进行练习。

4. 中药外治　本病中药可选择外敷、熏洗、温熨等方法，能改善局部的血液循环、促进炎症吸收、改善神经功能。方药组成应依据辨证结果，一般早期以温经散寒、活血止痛为主，中晚期以补肝肾、强筋骨为主。

5. 其他疗法

（1）自我锻炼　病情好转后，应积极配合运动疗法，以早期可采用仰卧位的五点支撑法，或三点支撑法，直腿抬高、交叉蹬腿、俯卧位的飞燕式等。恢复期可采用站立位的体前屈，体后伸，体侧弯，弓步行走，后伸腿练习；仰卧位的提髋，蹬足练习；半悬拉单杠等训练。

（2）腰椎牵引　目前临床施行腰椎牵引的重量多用体重的 70%，一般不超过体重的10%。每次牵引时间 20～40 分钟，牵引重量和时间应结合患者具体情况而定，或用电动牵引床牵引。此法可使椎间隙增宽，降低盘内压力，同时可扩大椎间孔，减轻突出物对神经根的压迫。

（3）可配合各种具有镇痛、消炎作用的物理治疗，如直流电药物离子导入、电脑中频、超短波、红外线、石蜡、温水浴等疗法。

四、注意事项

1. 卧床休息，应卧硬板床，但注意还是应添加铺垫厚薄适中的褥垫为宜，注意保暖。下床活动需要佩戴专业腰带或者腰托，加以保护和支撑。

2. 急性期可使用 20%甘露醇+地塞米松 10mg 静脉滴注 3 天，口服消炎止痛药；肢体麻木较重者可使用甲钴胺、腺苷钴胺等营养神经药物及活血化瘀药物。

3. 避免久坐；防止外伤；不能弯腰提重物，捡拾地上物品宜下蹲拾取；工作时腰部姿势正确，劳逸结合，防止过度疲劳。

第四节　软组织损伤

扫码"学一学"

一、概述

（一）定义

软组织损伤系指人体运动系统、皮肤以下骨骼之外的组织（包括肌肉、韧带、筋膜、肌腱、滑膜、脂肪、关节囊等组织以及周围神经、血管）所发生的一系列急性损伤或者慢性劳损，导致软组织撕裂、毛细血管破裂出血，出现微循环障碍、无菌性炎症，致使局部肿胀疼痛为主要表现的一大类创伤综合征。

（二）病因病机

急性软组织损伤多钝性或锐性暴力或者劳损所致，包括擦伤、扭伤、挫伤、跌扑伤或撞击伤、扭转、负重造成肌体局部皮下软组织撕裂出血或渗出，疼痛、肿胀、功能障碍明显。

慢性损伤多由劳损或急性损伤失治、误治导致，出血、渗出刺激神经末梢引发疼痛；而后机化变性、疤痕化，引起粘连，活动度减小，勉强活动则牵扯粘连点而引发疼痛。

常见的软组织损伤有：落枕、慢性腰肌劳损、急性腰扭伤、膝关节创伤性滑膜炎、踝关节扭伤等。

二、诊断及评定

（一）诊断

1. 典型的外伤史或劳损史

2. 临床表现

（1）疼痛　急性损伤疼痛明显，动则痛甚；慢性损伤疼痛较轻；严重者疼痛可向相应部位放射。

（2）活动受限　急性损伤功能障碍明显，可及采取强迫体位，不能自由左右旋转、屈伸等活动；慢性损伤功能障碍相对较轻，活动到特定角度能引起疼痛。

（3）肌痉挛　可见相关肌肉的保护性痉挛，急性损伤明显。慢性损伤可因长时间的肌紧张带来姿势异常。

3. 检查

（1）在损伤部位可出现疼痛，急性损伤的活动受限明显。

（2）有明显压痛，压痛点局限。

（3）局部肌肉紧张，可触及条索状肌束。

（4）各项试验无神经根性压迫症状。

（5）X 线检查一般无特殊发现。

（二）评定

1. 疼痛的评定　多采用目测类比法、简化 McGill 疼痛问卷和压力测痛法（压力测痛仪）等。

2. 肢体运动功能评定　对受伤肢体的关节活动范围进行评定，下肢损伤可进行步行功能评定。在损伤后期必要时需进行肌力评定。

三、传统康复治疗

（一）康复策略

软组织损伤的康复治疗可分为急性期、稳定期、恢复期：

1. 急性期　多根据损伤情况采用"PRICE"的原则处理

（1）"P"保护（protection）：弹性绷带、夹板或矫形器固定患部。

（2）"R"休息（rest）：局部制动。

（3）"I"冰敷（ice）：伤后 24 小时或 48 小时内局部冰敷。

（4）"C"加压（compression）：早期用弹性绷带加压包扎。

（5）"E"抬高（elevation）：抬高患部以利于局部血液和淋巴循环，减轻水肿。

2. 稳定期　伤后 48 小时，出血停止，治疗重点是加速血液循环，促进血肿及渗出液的吸收、创伤恢复和愈合。

3. 恢复期　局部肿痛消失后，渐进进行损伤肢体肌力、关节活动度、平衡及协调性、柔韧性的训练；辅以物理治疗，促进疤痕软化，防止瘢痕挛缩。

（二）传统康复治疗

传统康复治疗多在软组织损伤稳定期和恢复期进行。

1. 推拿治疗

（1）松解放松手法　以轻柔的揉法或者拿揉法施术于损伤部位及周围 2～3 分钟，手法强度以患者感到患处酸胀、微痛为宜。缓解肌肉的紧张痉挛，同时可以配合相应肢体运动。

（2）解痉止痛手法　点按揉阿是穴及相关穴位，手法由轻到重，逐渐发力，按而留之，每穴要求点按 1 分钟，以酸胀为度；可弹拨痉挛处，以达到解痉止痛、松解粘连的作用。

（3）理筋整复法　在相应部位完全放松后，可进行损伤部位关节的拔伸、屈伸、旋转，动作从容和缓，逐渐增加活动度；最后给予扳法操作。

（4）整理手法　以拿揉、㨰法、揉法在相应部位操作，2～3 分钟；然后用擦法、拍法、击法等手法方式、结束操作。

2. 针灸治疗

（1）毫针刺法　以疏通经络、活血散瘀、解痉止痛为主，可取阿是穴及相应穴位。颈肩部部损伤可取风池、风门、肩中俞、秉风、肩井、天宗、肩外俞、合谷、列缺、落枕穴、后溪、悬钟等穴；腰部损伤可取肾俞、大肠俞、腰阳关、八髎、委中等穴；腕部可选阳溪、阳池、合谷、养老等穴；膝关节周围选取足三里穴、阳陵泉穴、阴陵泉穴、丰隆穴、三阴交等穴；踝部可选申脉、丘墟、绝骨、解溪等穴。平补平泻，1 天 1 次。

（2）艾灸疗法　急性出血停止后可在局部采用艾灸疗法，而艾灸对慢性损伤的风寒湿邪、瘀血内阻更为有效。取阿是穴和相关穴位，采用温和灸、隔姜灸或者温针灸等，每次灸 20 分钟，有条件者可以每天一次。

（3）拔罐疗法　局部痛点可采用火罐或者针罐，局部肿胀明显或痛剧者可以采用刺血拔罐。

3. 中药外治　急性损伤可以选用如意金黄散等中药散剂外敷以消炎止痛；慢性损伤可以选用损伤散、活血散等中药外敷，亦可中药熏洗和温熨，活血化瘀、温经散寒、柔筋缓急。

4. 传统运动疗法　在软组织损伤稳定期、恢复期可以根据损伤部位情况，有针对性地选择传统功法套路或单节动作进行训练，可舒展筋骨、滑利关节、增强肌力、修复学平衡，如颈部损伤可选用八段锦的"五劳七伤往后瞧"。

四、注意事项

1. 损伤急性期应制动、采用良姿位摆放，促进回流、减轻肿胀。

2. 注意损伤部位的保暖。

3. 急性损伤痊愈后和慢性损伤应加强相应部位的肌力训练，修复力学平衡，减少复发。

4. 传统康复治疗一定要根据损伤的具体情况，选择治疗方法并准确实施，切忌蛮干，以防意外。

5. 科学处理制动和运动的关系，既不能过度运动而疲劳，又不能长时间制动而肌肉萎缩、运动能力下降。

━━━━━━━━ 本 章 小 结 ━━━━━━━━

1. 中国传统康复治疗技术被广泛地运动系统常见病症的治疗，并取得良好效果，如颈椎病、肩周炎、腰椎间盘突出、急慢性软组织损伤等。临床治疗对所学知识的综合运用要求较高，必须熟练掌握所学知识，才能灵活运用，达到较好效果。

2. 临床实践中，要正确运用相关知识，如中医基础、中医诊断、病因学说等对疾病进行综合的判断，同时需通过临床的表现结合各种体格检查、辅助检查等对其作出正确的诊断评估。

3. 根据诊断评估选择选择推拿、中药外治等技术形成综合治疗的最佳方案，其中重点是推拿治疗的方式方法，对于针灸治疗该类疾病的方法要有一定的了解和认识。施术要力求准确，严格把握适应证、禁忌证、注意事项。

习 题

扫码"练一练"

一、选择题

1. 不适合推拿治疗的临床病证为

  A. 落枕   B. 脊髓型颈椎病

  C. 头痛   D. 骨折康复期

  E. 失眠

2. 直腿抬高试验阳性可见于

  A. 增生性膝关节炎   B. 髂胫束劳损

  C. 腰肌劳损   D. 腰肌扭伤

  E. 腰椎间盘突出

3. 腰椎间盘突出症的多发部位是

  A. L2~L3   B. L3~L4   C. L4~L5   D. L1~L2

  E. L1~L3

4. 椎动脉型颈椎病最具特点的症状是

  A. 颈部痉痛   B. 眩晕恶心、头晕视物不清

  C. 头痛胸闷、心慌、肢冷或热   D. 上肢或下肢麻木、酸软甚至瘫痪

  E. 四肢肌张力高

5. 颈椎病患者在平时进行功能锻炼时应遵循的原则是

  A. 仰头抬臂，协调平衡   B. 轻柔和缓，循序渐进

  C. 循序渐进，持之以恒   D. 以气带力，动静结合

  E. 积极锻炼，内功为主

6. 可以确诊颈椎间盘突出症的检查方法的是

  A. 体格检查   B. X线检查   C. 肌电图   D. CT 或 MRI

  E. 彩超

7. 反复出现"落枕"现象是哪型颈椎病的诊断要点之一

  A. 颈型   B. 神经根型   C. 脊髓型   D. 椎动脉型

  E. 交感神经型

8. 腰部斜扳法治疗"腰突症"，所起作用是

  A. 牵挂坐骨神经、松解粘连   B. 调节后关节、松解粘连

  C. 拉宽椎间隙、降低盘内压力   D. 促进血循、加速炎症吸收

  E. 拉宽椎间隙、减轻神经根压迫

9. 30 岁，男，患者右侧腰痛，渐牵涉下肢疼痛，伴有酸困，寒冷感，否认扭伤史。检查：L4、5 棘突旁有明显压痛，直腿抬高试验（+），诊断

  A. 坐骨神经痛   B. 第三腰椎横突综合征

  C. 急性腰扭伤   D. 腰椎间盘突出症

  E. 臀上皮神经痛

10. 腰椎间盘突出症发生的主要内因是

  A. 腰椎肥大   B. 外伤   C. 劳损   D. 受寒着凉

  E. 椎间盘退变

11. 患者正坐，医者用双手重叠按压患者头顶，并控制颈椎在不同角度下进行按压，如引起颈痛和上肢放射痛，提示

  A. 臂丛神经受压   B. 正中神经受压

  C. 桡神经受压   D. 颈神经根受压

  E. 尺神经受压

12. 患者站立、坐位或仰卧，两下肢伸直，主动屈颈（或者被动屈颈）1～2 分钟，引起腰痛或下肢放射痛者为屈颈试验阳性，提示

  A. 颈神经根受压   B. 腰神经根受压

  C. 坐骨神经受压   D. 股神经受压

  E. 腓神经受压

13. 患者仰卧，两下肢伸直，蹲趾用力背伸，与此同时用手指压姆趾甲部以相对抗，测定其肌力大小，并作两侧对比，患侧对抗力明显减弱，提示

  A. 颈椎间盘突出症   B. 腓神经受压

  C. 坐骨神经受压   D. 股神经受压

  E. 腰椎间盘突出症

14. 肩关节从外展到上举过程均有疼痛者，提示

  A. 肩关节脱位   B. 肩关节粘连

  C. 肩关节周围炎   D. 冈上肌肌腱炎

  E. 三角肌下滑囊炎

15. 直腿抬高加强试验阳性是检查

  A. 腰神经根受压   B. 骶髂关节损伤

  C. 髋关节脱位   D. 股骨颈骨折

  E. 髋关节损伤

16. 32、肩周炎好发年龄为

  A. 30 岁左右   B. 40 岁左右   C. 50 岁左右   D. 60 岁左右

  E. 70 岁左右

17. 症见肢体麻木，僵硬不灵活，握物不稳，步态不稳，下肢不完全性痉挛性瘫痪的颈椎病类型是

  A. 神经根型   B. 脊髓型   C. 椎动脉型   D. 交感神经型

  E. 颈型

18. 症见枕部痛，头晕，头痛，心慌，胸闷，眼睑下垂，眼窝胀痛，干涩或流泪，皮肤发凉感的颈椎病类型是

A. 神经根型　　　B. 脊髓型　　　C. 椎动脉型　　　D. 交感神经型

E. 颈型

19. 推拿治疗肩周炎初期痛甚，宜用

A. 点穴止痛手法　　　　　　　　B. 踩跷法

C. 整复关节　　　　　　　　　　D. 运动关节类手法

E. 提高肌张力手法

20. 肩周炎僵硬、恢复期的手法操作，宜用

A. 点穴止痛手法　　　　　　　　B. 踩跷法

C. 整复关节　　　　　　　　　　D. 运动关节类手法

E. 提高肌张力手法

二、思考题

1. 肩周炎在推拿治疗的时候可以选择哪些穴位？

2. 腰椎间盘突出症的推拿治疗手法有哪些？

3. 颈椎病在治疗后以及平时生活中有哪些需要注意的地方？

（谢　寒）

第十四章

内科常见疾病的传统康复治疗

扫码"学一学"

学习目标

1. **掌握** 内科常见疾病的康复评定方法和传统康复治疗方法。
2. **熟悉** 高血压分级；冠心病的危险因素、康复分期；注意事项。
3. **了解** 高血压、冠心病的临床表现。
4. 具有传统康复治疗基本理论，能进行传统康复技术的操作；能安排合适的康复环境。
5. 能与患者及家属进行有效沟通，开展与康复相关的健康教育，帮助和指导患者进行康复锻炼。

第一节 高 血 压

案例讨论

【案例】

患者男性，51 岁，外企职员。发现高血压 5 年，最高血压 180/120mmHg，就诊时正在服用复方降压片 2 片，一天三次；血压忽高忽低，在 160～150/100～90mmHg 范围；心脏超声示左心室肥厚：室间隔（IVS）及后壁（PW）均为 13mm，空腹血糖 6.3mmol/L，尿常规蛋白（＋），吸烟 20 年，20 支/日。

【讨论】

1. 该患者应如何进行高血压分级？
2. 该患者可采用那些传统康复治疗方法？

一、概述

正常人的血压随内、外环境的变化在一定范围内波动，由于血压波动与心血管和肾脏不良事件连续相关，临床上将收缩压≥140mmHg 和（或）舒张压≥90mmHg，根据随机临床试验的证据，通过降压治疗使血压下降有获益定义为高血压。

高血压可分为原发性高血压（primary hypertension）和继发性高血压。其中原发性高血压约占高血压患者的 95%，是指以原发性血压升高为主要临床表现伴或不伴有多种心血管危险阳素的综合征，是多种心、脑血管疾病的重要病因和危险因素，是心血管疾病死亡的主要原因之一。继发性高血压是指某些确定的疾病或病因引起的高血压，约占所有高血压的 5%。继发性高血压一般针对其原发病因治疗，不作为康复治疗的对象，本节重点介绍原发性高血压的传统康复治疗。

中医认为，高血压病的病因是饮食劳倦和情志失调，同时又与年龄、起居等因素密切有关。其病机表现为本为阴阳失调，标为内生之风、火、痰、虚、瘀。高血压病初期大多始于肝，进而影响到脾，最后归结于肾，属"阴虚阳亢"者为多。

高血压是全球分布的疾病，全球大约有 10 亿高血压患者。我国近 20 年来高血压的发病率逐年上升，1959 年为 5.11%，1979 年为 7.73%，1991 年为 11.88%，2002 年卫生部的调查资料表明我国 18 岁以上成年人高血压患者总数已达 1.6 亿，按 2010 年我国人口数量与结构计算，我国目前现有高血压患者 2 亿。

二、诊断及评定

（一）高血压的诊断标准及分期

1. 高血压的诊断标准　人群中血压是呈连续性正态分布，同时心脑血管病的危险性也随着血压的升高而逐渐增加。但正常血压和高血压之间没有一个明确的界限，为更好的减少高血压损害，我国采用 1999 年世界卫生组织（WHO）和国际高血压学会（ISH）提出的新标准，即收缩压≥140mmHg 和（或）舒张压≥90mmHg，且必须为非药物状态下二次或二次以上非同日多次重复测得的血压，即诊断为高血压。

2. 高血压分类　按照血压升高的水平进一步对高血压进行分级，血压水平的定义与分类见表 14−1。

表 14−1　血压水平的定义与分类

高血压类别	收缩压/mmHg	舒张压/mmHg
理想血压	<120	<80
正常血压	120～129	80～84
正常高限	130～139	85～89
1 级高血压（轻度）	140～159	90～99
2 级高血压（中度）	160～179	100～109
3 级高血压（重度）	≥180	≥110
单纯收缩期高血压	≥140	<90
亚组：临界收缩期高血压	140～149	<90

注：当收缩压和舒张压分属于不同分级时，以较高的级别作为标准

3. 高血压分期　参照 2018 年 ESH/ESC 高血压指南，根据血压分级、心血管危险因素、无症状器官损害情况和是否患有糖尿病、有症状的心血管疾病或慢性肾病（CKD）等对心血管风险进行分层（表 14−2）。

表 14−2　高血压分级

其他危险因素,无症状器官损害或疾病	血压（mmHg）			
	正常高值 SBP130～139 或 DBP85～89	1 级高血压 SBP140～159 或 DBP90～99	2 级高血压 SBP160～179 或 DBP100～109	3 级高血压 SBP≥180 或 DBP≥110
无其他危险因素		低危	中危	高危

续表

其他危险因素,无症状器官损害或疾病	血压（mmHg）			
	正常高值 SBP130～139 或DBP85～89	1级高血压 SBP140～159 或DBP90～99	2级高血压 SBP160～179 或DBP100～109	3级高血压 SBP≥180 或DBP≥110
1～2 个危险因素	低危	中危	中 – 高危	高危
≥3 个危险因素	低 – 中危	中 – 高危	高危	高危
OD，CKD3 期或糖尿病	中 – 高危	高危	高危	高 – 极危
有症状的 CVD，CKD≥4 期或糖尿病伴 OD/RF	极高危	极高危	极高危	极高危

注：CKD=慢性肾病；CVD=心血管疾病；DBP=舒张压；OD=器官损害；RF=危险因素；SBP=收缩压

（二）传统康复辨证

1. 肝阳上充　头晕胀痛，面红目赤，目胀耳鸣，急躁易怒，失眠多梦，尿黄便秘。舌红苔黄，脉弦数有力。

2. 肝肾阴虚　头晕目眩，双目干涩，五心烦热，腰腿酸软，口干欲饮，失眠或入睡易醒，尿黄，便干。舌红苔少，脉弦细数。

3. 阴阳两虚　头昏目花视糊，心悸气短，间有面部烘热，腰酸腿软，四肢清冷，便溏纳差，夜尿频数，遗精，阳痿。舌淡红或淡白，质胖，脉沉细或弦细。

4. 痰湿中阻　头晕头重，胸脘满闷，恶心欲呕，心悸时作，肢体麻木，胃纳不振，尿黄，便溏不爽。舌淡红，苔白腻，脉沉缓。

5. 气虚血瘀　头晕肢麻，倦怠乏力，活动欠灵，胃纳呆滞，动则气短，日轻夜重，甚至半身麻木，小便失禁。舌质暗红，边有瘀点，脉弦涩。

知识链接

　　高血压是常见的心血管病，是全球范围内的重大公共卫生问题。自 20 世纪 70 年代以来，各个国家都极其重视高血压的防治工作，成立了国际高血压学会（ISH），其主要任务是教育全民要有科学的、合理的生活方式，预防高血压发生，宣传治疗高血压的重要性等。2005 年，ISH 将每年 5 月的第二个星期六作为世界高血压日。2013 年世界高血压日的主题是：知晓你的血压。

三、传统康复治疗

（一）康复策略

　　高血压目前尚无根治方法，但大量临床试验证明，收缩压下降 10～20mmHg 或舒张压下降 5～6mmHg，3～5 年内脑卒中、心血管病死亡率与冠心病死亡率事件分别减少 38%、20%与 16%，心力衰竭减少 50%以上。因此，通过降压治疗最终达到减少高血压患者心、脑血管疾病的发生率和死亡率是治疗的根本。将原发性高血压患者血压降到最大耐受程度或理想水平的同时，全面降低心血管疾病的其他危险因素和高血压并发症所引起的致残率和病死率。

（二）治疗方法

1. 针灸治疗　针灸治疗原发性高血压有一定效果，高血压危象则非针炎治疗适应证，临床上应加以注意。

（1）毫针刺法　以育阴潜阳、理气活血、化痰降火为原则。主穴选用百会、膻中、曲池、太冲、太溪、丰隆等。头晕目胀者配风池、丘墟；偏头痛者配悬颅、侠溪；目赤面红者配耳尖、行间；耳鸣甚者配翳风；心悸失眠甚者配神门、三阴交、涌泉；心烦易怒者配期门、行间；胸闷甚者配内关。平补平泻，每日 1 次，每次留针 20～30 分钟，间隔行针，10 次为一个疗程。

（2）灸法　选取足三里、悬钟、曲池、肝俞、太冲、行间、太溪、三阴交、内关、丰隆等穴，每日取 4～5 个穴位即可；采用温和灸，以施灸处温热、舒适为度。每日 1 次，每次 10～15 分钟。

（3）三棱针　肝阳上亢、阴虚阳亢型高血压，可于太阳或耳尖点刺放血，具有清头泻火、明目止痛、平肝降压等功效，每穴出血 5～6 滴，隔日 1 次，10 次为一个疗程。

2. 推拿治疗　推拿可疏导气血，扩张血管，调节血压，改善症状。取穴同针灸治疗。手法可用点、按、揉、一指禅推；扫散法等，每穴 5～10 分钟，按揉风池、太阳及耳穴，抹额及掐内关、神门、合谷、足三里，可助降压和消除症状。不宜用重手法。

3. 传统运动疗法

（1）太极拳　太极拳是低强度的持续运动，可以扩张血管，给心脏以温和的锻炼。太极拳的特点是动作缓慢柔和，姿势放松，动中有静，刚柔相济，内外结合，上下相随，有类似气功的作用。练拳应循序渐进，开始时可先练成套的简化的太极拳，体力较差者也可以只打半套。能连续打两套后再改练老式太极拳，也可以在练拳时把架子打低一些，动作幅度大一些，或延长打拳的时间，以增加运动量。简化太极拳最高可使心率达 105 次/分，老式太极拳可达 134 次/分，一般而言简化太极拳更为适合。

（2）气功　气功是各种内功的总称，其特点是通过意念活动调节机体功能。气功不仅有运动训练的作用，还可以舒缓情绪、调整心理平衡，对降低血压效果明显。据上海市高血压研究所的报告，一次气功练习，松功 5 分钟后，血压可以降低 18/16mmHg，坚持练功 1 年降压的有效率可达 80%。

用于高血压的气功主要是松静功，练功的基本原则是放松、安静、自然、下降和协调。放松首先是精神松弛，同时肌肉也应松弛，肌肉的松弛可以使血流速度加快，外周血管阻力降低。练功时还要在"静"字上下功夫，使意念活动从复杂到简单，得以"入静"，使大脑皮层处于保护性的抑制状态。所谓自然，是指练功时姿势、意念和呼吸都要自然，只有自然才得以入静。下降是指血气下降，即"意守丹田"感觉血气下降，呼吸调和，头脑清醒，血压下降。协调指练功时姿势、意识、呼吸要协调，身心放松。

练功宜采用坐位，宽衣松带，解大小便，选择幽静的房间，练功时间一般以 30 分钟左右为宜。练功是否成功，降压是否有效，主要看是否能"入静"和"得气"，此时除注意力集中，头脑清醒外，还可感到肢端温度上升并有汗意。

（3）降压体操　参照太极拳、八段锦的优点，我国编制了适合高血压的降压体操，通过四肢较大幅度的活动，降低周围血管阻力，从而降低血压。在做降压体操的时候应按节次循序渐进，不宜做长时间低头动作，不要跳跃或快速旋转，不使劲憋气，不紧张用力，以避免血压波动或增加心脏负担。

运动量过大可使血压波动过大和心率加快，会引起头痛头晕甚至脑血管意外。因此，一般运动时心律控制在 102～125 次/分。

四、注意事项

1. 属于禁忌证范围的高血压患者，不宜安排传统康复治疗。

2. 治疗前，与患者及家属充分沟通，争取其积极配合治疗。

3. 治疗时，注意观察患者的反应，记录患者的心律、血压变化和出汗情况。

4. 嘱咐患者避免精神紧张，保持心情舒畅，不要过度劳累，树立战胜疾病的信心，坚持长期治疗。

5. 劳逸结合，纠正危险因素，调整生活作息习惯。

扫码"学一学"

第二节 冠 心 病

 案例讨论 -------------------------------------

【案例】

患者男，65岁，患冠心病已多年，经常心绞痛，胸痛，胸闷，胸满，短气，时有气喘，胸中恶寒，似有冷气直入胸中，尤其疼痛发作与天气变化密切相关，舌质暗淡，苔薄白，脉沉。

【讨论】

1. 试述患者的中医病名及证型。

2. 该患者可采用那些传统康复治疗方法？

一、概述

冠状动脉粥样硬化性心脏病或称冠状动脉性心脏病（coronary artery heartdisease，CHD），简称为冠心病，是由于血脂增高、血管壁损伤等导致冠状动脉壁脂质沉积形成粥样硬化斑块，在粥样硬化斑块的基础上逐渐形成血栓，造成冠状动脉管腔狭窄甚至阻塞，导致心肌缺血缺氧甚至坏死，主要表现为心绞痛、心律失常、心力衰竭，严重时发生急性心肌梗死或猝死。

冠心病是最常见的心血管疾病之一，多发生于40岁以后，男性多于女性，脑力劳动者多于体力劳动者，北方高于南方，城市多于农村。随着生活方式的改变，近年来我国冠心病患病年龄呈现年轻化趋势，发病率也在不断增加。

由于心肌供血不足，严重限制患者的体力活动和生活质量，而体力活动的降低加剧了全身失健和脂质代谢异常，使冠状动脉粥样硬化发展加快，病情恶化，形成恶性循环，冠心病已经成为主要致死和致残原因之一。

现代医学认为本病的病因大多是由于多种因素作用于不同环节而致冠状动脉粥样硬化。其中最重要的易患因素是高脂血症、高血压和吸烟，其次为肥胖、缺乏体力劳动、糖尿病、精神过度紧张等。

本病属中医"心痛""胸痹""厥心痛""真心痛""心悸""怔忡"等范畴。 其病因多为年老体虚，饮食不当，情志失调，寒邪内侵。主要病机为心气不足、心阳不振，以致寒凝气滞、血瘀和痰浊阻滞心脉，影响气血运行而导致本病。其病位在心，与肝、脾、肾三脏功能失调有关。本病病理变化主要表现为本虚标实，虚实夹杂。本虚主要有心气虚、心阳虚、心阴虚、心血虚，且又可阴损及阳，阳损及阴，而表现为气阴两虚、气血两亏、阴阳两虚，甚至阳微阴竭、心阳外越；标实为气滞、寒凝、痰浊、血瘀，且又可相互为病，如气滞血瘀、寒凝气滞、痰瘀交阻等。发作期多以标实为主，以血瘀最为突出；缓解期有心、脾、肾气血阴阳之亏虚，以心气虚为主。

二、诊断及评定

（一）冠心病的临床分型

冠心病临床上可分为心绞痛型、心肌梗死型、无症状型（隐匿型）、心力衰竭和心律失常型、心源性猝死等五种类型：

1. 心绞痛型　典型发作以突然发生胸骨上、中段压榨性、闷胀性或窒息性疼痛，可放射至心前区、左肩及左上肢，历时 1～5 分钟，休息或含服硝酸甘油片 1～2 分钟内消失。体力劳动、受寒、饮食、精神刺激等为常见的诱因。

2. 心肌梗死型　疼痛性质和部位类似心绞痛，但疼痛的程度较重，范围较广，持续时间也较长，休息或含服硝酸甘油不能缓解。常伴有烦躁不安、面色苍白、出冷汗、恐惧等症状。

3. 无症状型（隐匿型）　存在冠心病诱发因素，如高血压、超体重、糖尿病等，虽无明显症状，但静息或负荷试验有心电图 S－T 段压低、T 波倒置等心肌缺血的表现。

4. 心力衰竭和心律失常型　有心绞痛、心肌梗死病史，心脏逐渐增大，心律失常，最终心力衰竭。

5. 心源性猝死　突然发病，心脏骤停而突然死亡。多为缺血心肌局部发生电生理紊乱，引起严重的室性心律失常所致。

（二）康复分期

1990 年美国心肺康复学会建议，将冠心病康复的不同发展阶段分为住院期、恢复期、持续发展维持期和维持期等四期。

住院期（Ⅰ期）：急性心肌梗死发病后或心脏手术后住院阶段，主要康复内容为低水平体力活动和教育，一般为 1～2 周。

恢复期（Ⅱ期）：出院后回家或在疗养院，主要康复内容为逐渐增加体力活动继续接受卫生宣教，以取得最佳疗效，并经职业咨询恢复工作，一般为 8～12 周。

持续发展维持期（监护阶段Ⅲ期）：将患者依临床情况分低危、中危、高危三个组别。其中，中、高度危险组列为必须监护和防止在康复过程中发生意外的重点对象，本期持续 4～12 个月不等。

维持期（非监护Ⅲ期）：坚持冠心病的二级预防，进行合适的体育锻炼，是维持期康复治疗的主要内容。

（三）现代康复评定

1. 病史　冠状动脉粥样硬化的病程较长。

2. 症状　由于冠状动脉病变的部位、范围和程度的不同，本病有不同的临床表现，一般可分为 5 型。

①无症状性心肌缺血：无临床症状，但静息、动态时或负荷试验心电图有 S-T 段压低，T 波降低、变平或倒置等心肌缺血的客观证据；或心肌灌注不足的核素心肌显像表现。

②心绞痛型：表现为发作性胸骨后疼痛，常有压迫、憋闷和紧缩感，可放射至左肩、左上肢内侧、左颈部、上腹部等部位，持续时间一般为数分钟，很少超过 30 分钟。

心绞痛又可分为稳定型和不稳定型两类：稳定型心绞痛，常因劳累、情绪激动、饱食等增加心肌耗氧量的因素诱发，休息或舌下含服硝酸甘油后消失，病情相对稳定。不稳定型心绞痛与心肌耗氧量的增加无明显关系，而与冠状动脉血流储备量减少有关，一般疼痛程度较重，时限较长，并且含服硝酸甘油后不易缓解。

③心肌梗死型：为冠状动脉供血急剧减少或中断，导致局部心肌缺血性坏死所致，是冠心病中比较严重的类型。症状表现为持续性胸骨后剧烈疼痛、发热，甚至心律失常、休克、心力衰竭。

④缺血性心肌病：为长期心肌缺血导致心肌纤维化所引起。表现为心脏增大、心力衰竭和（或）心律失常。

⑤猝死：突发心脏停搏而死亡，多为心脏局部发生电生理紊乱，传导功能发生障碍引起严重心律失常所致。

3. 体征 冠心病心绞痛发作时常见心率增快、血压升高、表情焦虑、皮肤冷或出汗，有时出现第 4 或第 3 心音奔马律，可有暂时性心脏收缩期杂音，第 2 心音可出现逆分裂或出现交替脉。急性心肌梗死发生时患者血压可降低，心率增快，心音可出现异常。缺血性心肌病患者可出现心脏增大的体征。

4. 其他检查 临床常用的检查方法有代谢当量评定、心电运动负荷试验、心功能评定分级、六分钟步行试验等。

（四）传统康复辨证

2. 四诊辨证 临床一般将本病分为以下 6 型。

1. 心血瘀阻型 可见心胸剧痛，痛处固定不移，入夜痛甚，伴见心悸不宁，舌质紫黯或有瘀点，脉沉涩。

2. 痰浊闭阻型 可见胸闷如窒，痛引肩背，气短喘促，肢体沉重，体胖多痰，舌质淡胖，舌苔浊腻，脉弦滑。

3. 寒凝心脉型 可见胸痛彻背，感寒痛甚，胸闷气短，心悸喘息，不能平卧，面色苍白，四肢厥冷，舌苔薄白，脉沉细紧。

4. 心肾阴虚型 可见胸闷痛，心烦不寐，心悸盗汗，腰酸膝软，眩晕，耳鸣，舌红少津，或舌边有紫斑，脉细数或细涩。

5. 气阴两亏型 可见胸闷隐痛，时发时止，心悸短气，倦怠懒言，面色少华，晕目眩，遇劳即甚，舌质偏红或有齿印，脉细无力或结代。

6. 阳气虚衰型 可见胸闷气短，胸痛彻背，心悸汗出，畏寒肢冷，腰酸乏力，面色苍白，唇甲青紫，舌质淡白或有紫黯，脉象沉细或沉微欲绝。

三、传统康复治疗

（一）康复策略

本病的传统康复疗法主要有运动、推拿、针灸、饮食、中药、心理康复等方法。对冠心病患者进行传统康复治疗，可以使患者恢复到最佳生理、心理、职业状态，防止冠心病或有易患因素的患者动脉粥样硬化的进展，减少冠心病猝死和再梗死的危险，并缓解心绞痛。最终达到延长患者生命，并恢复患者的活动和工作能力的目的。

（二）治疗方法

1. 推拿治疗　治则是行气通阳，化瘀止痛。阳虚者，取命门、脾俞、心俞、厥阴俞、内关、至阳等穴，用按揉手法，并在肾俞、大肠俞、命门穴加用擦法；阴虚者，可选用肾俞、肝俞、心俞、厥阴俞、三阴交、太溪等穴，用推、揉、按等手法；若气阴不足者，可在阴虚取穴的基础之上，加用足三里、气海等穴。对较长时间卧床的患者，可适当按摩全身，以舒通全身血脉，预防静脉血栓和压疮的形成。

另可按揉耳郭，注意点按心、胸、神门等穴，也可以用胶布将王不留行子贴于上述耳穴上，轻轻按压，每日数次。

对有条件做自我按摩者，可嘱其每日做冠心病按摩功 2～3 次。

2. 针灸治疗　常用毫针刺法和艾灸进行治疗。

（1）毫针刺法　以疏通经络、活血化瘀、行气止痛为原则。主穴：膻中、内关、心俞、厥阴俞、鸠尾、巨阙。配穴：心阴虚加三阴交，神门、太溪；心阳虚加大椎、关元；心气虚加气海、足三里；心脉痹阻配通里，乳根；痰浊内阻加丰隆、肺俞。

采用平补平泻手法，每次选用 4～5 穴，交替使用，10 次为 1 个疗程，1 个疗程后休息 3～5 天，再进行下一个疗程的治疗。在针刺背部腧穴的同时可注意寻找敏感点进行针刺。对心阳不振，寒凝心脉者可用灸法。

（2）艾灸　取血海、膈俞、曲池，每穴每次 5～10 壮，每日 1 次。

3. 传统运动疗法　坚持适度而经常性的体育锻炼，可降低血脂，减少肥胖，增强体力，尤其是结合改变生活方式，减少冠心病易患因素后，能预防冠心病，并减少心肌梗死复发和猝死。如易筋经、八段锦、少林内功、六字诀、五禽戏等。

4. 其他传统康复疗法　常用的药膳方：①粳米粥：具有行气宽中、通阳散结的作用。②山楂粥：具有宽胸化痰、消食下气的作用。③何首乌粥：具有滋阴补虚、益气养血的作用。④菊楂决明饮：具有滋阴潜阳、活血清热的作用。⑤干姜粥：具有温补心脾的作用。⑥红花酒：具有活血通脉的作用。⑦丹参酒：具有活血通脉的作用。⑧葛根粥：具有生津止渴的作用。

四、注意事项

1. 冠心病病情危急，必须及时救治，慎重处理。推拿治疗对减轻和缓解心绞痛、心律不齐疗效确切，手法宜轻柔。

2. 治疗前，与患者及家属充分沟通，争取其积极配合治疗。

3. 间歇期坚持治疗，对于减少心绞痛发作、减轻症状和心电图的改善大有帮助。

4. 劳逸结合，坚持适当活动。

5. 患者应注意畅达情志，避免大喜大悲、过于激动，保持平静、愉快的心情，减少发作的频率。

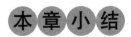

本章小结

1. 原发性高血压是危害居民健康的常见病、多发病，是多种心脑血管疾病的重要因素和危险因素，是心、脑血管疾病死亡的主要原因之一，且随着人民生活水平的不断提高，其发病率有逐年上升的趋势。世界卫生组织和国际高血压学会根据血压值将高血压分为轻、中、重三级和一个亚组，并根据靶器官损害程度将高血压分为1、2、3级。

2. 冠状动脉粥样硬化性心脏病是最常见的心血管疾病之一，其发作形式包括心绞痛、心肌梗死和心源性猝死。心绞痛是心肌缺血的发作形式，心肌梗死是心肌坏死的发作形式，而心源性猝死是最严重的发作形式。

3. 内科常见疾病的传统康复治疗主要有推拿、针灸、运动、饮食、心理康复等方法。通过传统康复治疗可以预防或延缓高血压的发生、发展，可减少冠心病猝死和再梗死的危险，并缓解心绞痛，改善症状，提高患者日常生活质量。在康复治疗中，要针对不同的疾病症状和功能障碍，综合运用多种传统康复治疗方法。功能锻炼应尽早开始，并以循序渐进、持之以恒为原则，充分发挥患者的主观能动性。最终达到延长患者生命、最大限度恢复患者的活动和工作能力的目的。

扫码"练一练"

习 题

一、选择题

1. 下列哪项不适合用于高血压的康复治疗

    A. 太极拳   B. 气功及放松训练

    C. 生活方式调整   D. 举重训练

    E. 心理疗法

2. 冠心病的针灸治疗，气阴不足患者可在阴虚取穴基础上增加的腧穴是

    A. 命门   B. 气海   C. 心俞   D. 内关

    E. 厥阴俞

3. 对冠心病心阳不振、寒凝心脉者，可选用的方法是

    A. 针刺法   B. 灸法   C. 运动   D. 饮食

    E. 调摄情绪

4. 存在冠心病诱发因素，无明显症状，但静息或负荷试验有心电图 S-T 段压低、T 波倒置等心肌缺血的表现，属于

    A. 心绞痛型   B. 心肌梗死型

    C. 无症状型   D. 心力衰竭和心律失常型

    E. 心源性猝死

5. 疼痛性质和部位类似心绞痛，但疼痛的程度较重，范围较广，持续时间也较长，休息或含服硝酸甘油不能缓解，属于

    A. 心绞痛型   B. 心肌梗死型

    C. 无症状型   D. 心力衰竭和心律失常型

    E. 心源性猝死

6. 突然发病，心脏骤停而突然死亡。多为缺血心肌局部发生电生理紊乱，引起严重的室性心律失常所致，属于

    A. 心绞痛型   B. 心肌梗死型

C. 无症状型   D. 心力衰竭和心律失常型

E. 心源性猝死

7. 突然发生胸骨上、中段压榨性、放射至心前区、左肩及左上肢休息或含服硝酸甘油片 1~2 分钟内消失，属于

   A. 心绞痛型   B. 心肌梗死型

   C. 无症状型   D. 心力衰竭和心律失常型

   E. 心源性猝死

8. 有心绞痛、心肌梗死病史，心脏逐渐增大，心律失常，最终心力衰竭，属于

   A. 心绞痛型   B. 心肌梗死型

   C. 无症状型   D. 心力衰竭和心律失常型

   E. 心源性猝死

9. 三肝阳上亢、阴虚阳亢型高血压，可于哪个穴位点刺放血治疗

   A. 足三里   B. 神阙   C. 内关   D. 耳尖

   E. 臂臑

10. 高血压病初期大多始于

   A. 心   B. 肝   C. 脾   D. 肺

   E. 肾

11. 高血压病多属

   A. 风寒外感   B. 脾胃不和   C. 湿阻中焦   D. 瘀血内阻

   E. 阴虚阳亢

12. 高血压病初期大多最后归结于

   A. 心   B. 肝   C. 脾   D. 肺

   E. 肾

13. 下列说法错误的是

   A. 针灸治疗原发性高血压有一定效果

   B. 高血压目前尚无根治方法

   C. 重手法治疗高血压显效快

   D. 一般而言简化太极拳更为适合高血压治疗

   E. 高血压危象则非针灸治疗适应证

二、思考题

作为一名康复治疗师，如何在临床实践中更好地应用传统康复治疗方法提高内科常见疾病患者的治疗效果？

（尹浣姝）

参考答案

第一章

1. A 2. C 3. D 4. A 5. A 6. D 7. B 8. D 9. B 10. B 11. C 12. D 13. C

第二章

1. C 2. A 3. B 4. B 5. B 6. C 7. B 8. D 9. A 10. D 11. D 12. B 13. E
14. C 15. D

第三章

1. A 2. A 3. C 4. C 5. C 6. B 7. B 8. D 9. A 10. C 11. C 12. C 13. D
14. C 15. B 16. D 17. D 18. D 19. B

第四章

1. A 2. E 3. B 4. C 5. E 6. B 7. A 8. D 9. A 10. B 11. C 12. C 13. E
14. B 15. D

第五章

1. D 2. A 3. A 4. E 5. C 6. A 7. C 8. D 9. E 10. C 11. B 12. B 13. D
14. A 15. A 16. B 17. D 18. B 19. D 20. B

第六章

1. D 2. A 3. C 4. A 5. B 6. C 7. D 8. E 9. B 10. B 11. D 12. E 13. E
14. C 15. D 16. B 17. B 18. B 19. D 20. B

第七章

1. A 2. C 3. E 4. C 5. E 6. E 7. C 8. B 9. D 10. A 11. B 12. C 13. B
14. E 15. A 16. D 17. B 18. A 19. B 20. A

第八章

1. B 2. A 3. C 4. D 5. C 6. A 7. D 8. D 9. B 10. C 11. A 12. E 13. C
14. B 15. E 16. D 17. D 18. C 19. B 20. D

第九章

1. B 2. C 3. C 4. C 5. E 6. C 7. E 8. D 9. E 10. C 11. A 12. B 13. B
14. B 15. A 16. C 17. A 18. C

第十章

1. D 2. D 3. E 4. C 5. D 6. B 7. D 8. D 9. B 10. D 11. E 12. C
13. C 14. E 15. D

第十一章

1. C 2. E 3. B 4. C 5. D 6. A 7. B 8. E 9. A 10. D 11. E 12. D
13. C

第十二章

1. C 2. B 3. B 4. D 5. A 6. D 7. D 8. C 9. D 10. B

第十三章

1. B 2. E 3. C 4. B 5. C 6. D 7. A 8. B 9. D 10. E 11. D 12. B 13. E
14. C 15. A 16. C 17. B 18. D 19. A 20. D

第十四章

1. D 2. B 3. B 4. C 5. B 6. E 7. A 8. D 9. D 10. B 11. E 12. D 13. C

参考文献

［1］谭工. 康复医学导论［M］. 北京：人民卫生出版社，2010.

［2］岳增辉. 刺法灸法［M］. 北京:中国中医药出版社，2015.

［3］陈健尔，甄德江. 中国传统康复技术［M］. 2版. 北京：人民卫生出版社，2014.

［4］刘茜. 针法灸法［M］. 3版. 北京：人民卫生出版社，2013.

［5］邓倩. 临床康复学［M］. 2版. 北京：人民卫生出版社，2013.

［6］张光宇. 推拿手法［M］. 北京:中国中医药出版社，2015.